Paul Musehold

Die Pest und ihre Bekämpfung

Verlag
der
Wissenschaften

Paul Musehold

Die Pest und ihre Bekämpfung

ISBN/EAN: 9783957007810

Auflage: 1

Erscheinungsjahr: 2016

Erscheinungsort: Norderstedt, Deutschland

Hergestellt in Europa, USA, Kanada, Australien, Japan
Verlag der Wissenschaften in Hansebooks GmbH, Norderstedt

Bibliothek v. Coler.

Sammlung von Werken

aus dem

Bereiche der medicinischen Wissenschaften

mit besonderer Berücksichtigung

der militärmedicinischen Gebiete.

Herausgegeben von

O. Schjerning.

Band 8.

Die Pest und ihre Bekämpfung

von

Dr. **P. Musehold.**

Berlin 1901.

Verlag von August Hirschwald.

NW. Unter den Linden 68.

Die Pest

und ihre Bekämpfung

von

Dr. P. Musehold

Oberstabsarzt, Vorstand der hygienisch-bakteriologischen
Untersuchungsstelle des XV. Armeecorps.

Berlin 1901.
Verlag von August Hirschwald.

NW. Unter den Linden 68.

Vorwort.

Die in den letzten Jahrzehnten beobachtete Ausbreitung der Pest von ihren innerasiatischen Stammesgebieten aus nach der Ost- und Südküste Asiens, nach Westen und Norden bis in das europäische Russland hinein — und weiterhin das Uebergreifen der Pest in grossen, den Wasserstrassen des modernen Weltverkehrs folgenden Sprüngen nach Australien, Afrika, Amerika und an die europäischen Küsten, lassen mit der Möglichkeit rechnen, dass die Pest gelegentlich einmal auch auf deutschen Boden den Fuss setzt. Die deutschen Handels- und Seemachtsinteressen, auf deren Entwickelung ein grosser Theil unseres nationalen Wohlstandes beruht, führen den deutschen Kaufmann, den deutschen Matrosen und deutschen Soldaten in alle Welt.

Das Reich, vor allem seine Küstenstaaten, haben bereits ihre Wachtposten aufgestellt, um den Feind unmittelbar an den Grenzen ausfindig und unschädlich zu machen. In mehreren Fällen (Bremen, Hamburg) haben sich diese Wachtposten mit glücklichstem Erfolge bereits wirksam zeigen können. Auch unsere Heeresleitung, rechnend mit der Innigkeit der Beziehungen von Heer und Volk, widmet dem Gange und der Abwehr der Pest ausserhalb unserer Reichsgrenzen grosse Aufmerksamkeit. Bei der praktischen Handhabung der zur Abwehr und Bekämpfung der Pest zu ergreifenden Maassnahmen haben die Aerzte, und unter diesen namentlich die ärztlich-technischen Berather der leitenden Behörden — beamtete Aerzte und Sanitätsofficiere, — hervorragenden Antheil; im gegebenen Falle werden sie sich unter Umständen ausserordentlich schwierigen Aufgaben gegenübersehen, deren Lösung völliges Vertrautsein mit der Ursache, Erscheinungs-

und Verbreitungsweise der Pest, ihren Abwehr- und Bekämpfungsmitteln zur Voraussetzung hat.

Das vorliegende Buch bezweckt, das Vertrautwerden mit allen für die Verhütung, für die Feststellung, Behandlung und Bekämpfung der Pest bedeutsamen Grundlagen zu erleichtern.

Verfasser verfehlt nicht, zum Ausdruck zu bringen, wie es ihm zu einer besonderen Freude gereicht, Eindrücke und Anschauungen, welche er während eines mehrjährigen Commandos zum Kaiserlichen Gesundheitsamte, namentlich auch als Leiter des dortigen bakteriologischen und Pest-Laboratoriums und als Theilnehmer an den im Gesundheitsamte u. s. w. zur Pest-Abwehr und -Bekämpfung abgehaltenen Besprechungen und Sitzungen gewonnen hat, gerade an dieser Stelle verwerthen und hierbei dem Präsidenten des Kaiserlichen Gesundheitsamtes, Wirklichen Geheimen Oberregierungsrath Dr. Köhler, für die zahlreichen Anregungen und für die Heranziehung zur Mitarbeit an wichtigen — gesundheitliche Interessen im Reiche angehenden Fragen seinen herzlichen Dank aussprechen zu können.

Strassburg i. Els. im Juni 1901.

P. Musehold.

Inhalts-Verzeichniss.

X   Inhalts-Verzeichniss.

Einleitung.

Die Krankheitsursache der epidemischen Pest — Bubonenpest, Beulenpest — ist der im Jahre 1894 von Yersin und unabhängig von diesem auch von Kitasato entdeckte Pesterreger. Seine specifische ursächliche Bedeutung für die Entstehung des als „Pest" bezeichneten Krankheitsbildes ist bewiesen vor allem durch das regelmässige Vorkommen dieses Erregers bei Pestkranken, — ferner durch den Umstand, dass bei Thieren durch Einimpfung von Reinkulturen dieses Bacillus eine der Menschenpest entsprechende Krankheit erzeugt werden kann, und schliesslich durch jene noch in frischer Erinnerung stehenden unglücklichen Pesterkrankungen in Wien, welche von Laboratoriumsversuchen mit diesem Bacillus ihren Ausgang genommen und unter so tragischen Umständen auch ein Mitglied der ein Jahr zuvor (1897) aus der Epidemie zu Bombay glücklich heimgekehrten österreichischen Pestcommission — Dr. Hermann Franz Müller — zum Opfer gefordert hatten.

Die Krankheitserscheinungen der Pest beim Menschen werden bestimmt von dem Sitz der Eingangspforte des Pesterregers, von der Verbreitungsweise des Erregers im menschlichen Körper, von dem Einfluss der biologischen und biochemischen Eigenschaften des Erregers auf die Thätigkeit der Körpergewebe, von der natürlichen oder erworbenen Widerstandsfähigkeit des menschlichen Körpers gegen den Erreger selbst, wie gegen die schädigenden Einflüsse seiner Gifte.

Die epidemische Verbreitung der Krankheit hängt im Wesentlichen ab von der Verstreuung des Krankheitskeimes in der Umgebung des Menschen, von der Widerstandsfähigkeit des Pesterregers gegen schädigende Einflüsse ausserhalb

des menschlichen oder thierischen Körpers, von der Gelegenheit des Menschen zur Aufnahme des Krankheitskeimes nach
Maassgabe der mehr oder minder engen Beziehungen von
Kranken und Gesunden, endlich von der Mitwirkung geeigneter Zwischenträger oder Vervielfältiger des Krankheitskeimes aus dem Thierreich.

Diese Bedeutung des Pesterregers für das Zustandekommen der Pest als Krankheit im einzelnen Falle, wie für
die Entwickelung mörderischer Pestepidemieen giebt auch den
Ausschlag für die Wahl der Bekämpfungsmittel. Es liegt in
der Natur der Pest, dass in dem vorliegenden Buche mit
dem Pesterreger, als der Grundursache der Pest, be-
gonnen und seinen Erscheinungsformen, seinen Lebensbedin-
gungen und Lebensäusserungen ein besonderes Augenmerk
zugewendet wird.

I. Der Pesterreger.

A. Morphologie und Kultur des Pesterregers.

Die Erscheinungen des Pesterregers sind sehr mannigfaltig und zeigen sich in bestimmter Abhängigkeit von seinen Wachsthumsbedingungen. Auch für die färberischen Eigenschaften des Pesterregers gilt dies in gewissem Grade. Die pestbacillenhaltigen Organsäfte und Krankheitsproducte von Mensch und Thier zeigen andere Formen des Pesterregers, wie die auf künstlichem Nährboden gezüchteten Kulturen und in letzteren stellen sich die Erscheinungsformen wiederum verschieden dar, je nachdem das Wachsthum auf zusagenden flüssigen oder auf festen oder auf nicht zusagenden Nährböden vor sich geht.

Diese Verhältnisse bringen es mit sich, dass eine völlig getrennte Behandlung der beiden nachfolgenden Abschnitte: Gestaltung und färberische Eigenschaften des Pesterregers, und: die Kultur des Pesterregers nicht durchzuführen ist; soweit es möglich war, ist es geschehen.

1. Gestaltung und färberische Eigenschaften des Pesterregers.

Der Pesterreger erscheint nach der Darstellung mittelst des gefärbten Ausstrichpräparates innerhalb der Körpergewebe und Organsäfte — Lymphdrüsensaft, Peritonealexsudat, Milz, Blut u. s. w. — als kurzes oder längeres, an den Enden abgerundetes, an den Längsseiten häufig gebauchtes Stäbchen, dessen Leibessubstanz für die Aufnahme von Farbstoff in ungleicher Weise empfänglich ist und mit gewisser Regelmässigkeit an bestimmten Stellen tiefere Färbungen zeigt (vergl. Tafel II, Fig. 7, 8).

1*

Um zunächst auf die färberischen Eigenschaften
einzugehen, so findet sich bei den meisten Stäbchen innerhalb einer auf den mittleren Theil und ringsum auf die
Ränder sich erstreckenden helleren Grundfärbung je ein dunkler
gefärbter Fleck an beiden Polen — Polfärbung.—. Bei
einer Anzahl anderer Stäbchen zeigt sich die tiefere Färbung
nur auf die Polränder beschränkt, bei einzelnen Stäbchen
zeigen auch die Ränder der Längsseiten einen tieferen Farbenton. Demnach verhält sich der Pesterreger in den Körpersäften u. s. w. färberisch ähnlich, wie der Erreger der Hühner-
cholera, der Schweineseuche (Swine plague Salmon's). Da
er auch hinsichtlich der Form grosse Aehnlichkeiten mit
diesen beiden anderen Erregern besitzt, so ist in Deckglas-
präparaten, deren Herstammung man nicht kennt, eine Ver-
wechselung ausserordentlich leicht. Als Unterscheidungsmerk-
mal ist anzuführen, dass die Polfärbung in der Weise, dass
innerhalb einer helleren Grundfärbung an beiden Polen je
ein dunklerer Kern erscheint, bei den Erregern der Hühner-
cholera und der Schweineseuche fast in jedem einzelnen Bacillus und namentlich bei dem Erreger der Hühnercholera
mit grosser Schärfe zum Ausdruck kommt, während die
daneben vorkommenden Formen mit Polrand- und Längs-
seitenrandfärbungen mehr dem Pesterreger eigenthümlich sind.
Die Polfärbung gelingt bei dem Erreger der Hühnercholera
leichter wie bei dem Pesterreger. So finden sich denn im
Ausstrichpräparat des Pesterregers auch eine Anzahl Bacillen, die einen gleichmässigen, sei es helleren, sei es dunk-
leren Farbenton zeigen. Eine Ueberfärbung der Pestbacillen
kommt leicht zu Stande. Die eigenartige Polfärbung des
Pesterregers ist nur in Ausstrichpräparaten aus den Gewebssäften des thierischen Körpers (oder des Menschen)
zur Darstellung zu bringen. Pestbacillen aus der auf künstlichen Nährböden gezüchteten Kultur färben sich trotz kürzester Farbstoffeinwirkung gleichmässig tief oder doch so,
dass in der alsdann in die Erscheinung tretenden ungleichen
Farbstoffvertheilung keinerlei Regelmässigkeit zu ersehen ist.
   Die für die Darstellung der Polfärbung brauchbaren
Färbemethoden sind auch für die Färbung des Pesterregers
aus Culturen verwendbar; sie können für den letzteren
Zweck vereinfacht werden. Im Allgemeinen gelingt die Polfärbung namentlich dann gut, wenn die Fixirung des Aus-
strichs auf dem Deckglaspräparat nicht über der Flamme,

sondern durch 25 Minuten lange Einwirkung von absolutem Alkohol erfolgt ist. Zur Färbung eignet sich eine verdünnte wässerige Methylenblaulösung, eine verdünnte Löffler'sche Methylenblaulösung, Boraxmethylenblau (5 pCt. Borax, 2 pCt. Methylenblau), verdünnte Ziehl'sche Lösung, verdünnte wässerige Gentianaviolett-Lösung, kurz die gebräuchlichen basischen Anilinfarbstoffe in verdünnten Lösungen. Zu empfehlen ist die genannte Borax-Methylenblau-Lösung; die einzelnen Theile der Präparatdarstellung sind: Aufgiessen der Farblösung, rasches Wiederabgiessen, kurze Wasserspülung, rasches Abtupfen der am Präparat anhaftenden Wassertropfen mit Fliesspapier, Trocknen, Einlegen mit Cedernöl (für Dauerpräparate nicht Canada-Balsam). — Bei Ueberfärbung eignet sich kurze Behandlung mit 70 procentigem Alkohol oder mit schwacher Essigsäure (z. B. 1 Tropfen Eisessig auf etwa 20 bis 30 ccm Wasser). Bei dieser Behandlung muss man vorsichtig zu Werke gehen, denn der Pesterreger nimmt den Farbstoff sehr rasch auf, giebt ihn aber auch verhältnissmässig rasch wieder ab.

Im Gram'schen Verfahren entfärbt sich der Pesterreger.

Für die differenzirte Färbung des Pesterregers in Gewebssäften und Gewebschnitten eignet sich besonders gut die von Kossel[1]) in nachstehender Weise modificirte Romanowsky'sche Färbemethode: „Concentrirte wässerige Methylenblaulösung (Methylenblau medicin. Höchst) wird mit der zehnfachen Menge destillirten Wassers verdünnt und auf jeden Cubikcentimeter der concentrirten Stammlösung werden 3 Tropfen einer 5 procentigen wässerigen Lösung von krystallisirter Soda hinzugefügt. Nun wird unter Umschütteln 1 procentige wässerige Lösung Eosin B. A. extra Höchst tropfenweise hinzugesetzt. Auf jeden Cubikcentimeter der obenerwähnten Stammlösung des Methylenblau kommen 0,5 bis 1,0 Eosin-Lösung. Im Gegensatz zu der für die Chromatinfärbung nach Romanowsky erforderlichen Färbemischung muss für den vorliegenden Zweck das Auftreten eines Niederschlages vermieden werden. In diesem alkalischen Eosin-Methylenblau-Gemisch bleiben Schnitte etwa 2 Stunden, werden dann nach kurzem Abspülen in Wasser in sehr stark verdünnter Essigsäure differenzirt, bis der Schnitt den Rosa-

1) Arb. aus dem Kaiserl. Gesundheitsamte. Bd. XVII. (Zur Zeit der Drucklegung dieses Buches im Erscheinen begriffen.)

Eosinton zeigt, werden mit Wasser ausgewaschen und nun
schnell in 70 procentigem Alkohol und dann in absolutem Alkohol entwässert, in Xylol aufgehellt und in Oel eingebettet."
Um nun zur Betrachtung der Gestaltungen des Pesterregers zurückzukehren, so erscheinen in den Gewebssäften
meist kurze Formen, in denen die Länge etwa das Doppelte
der Breite beträgt. Der Längsdurchmesser kann so kurz
werden, dass einzelne Stäbchen als kurz ovale Gebilde, ja
sogar wie Kokken erscheinen. Bei den längeren Stäbchen-
formen geht der Längsdurchmesser in der Regel nicht über
das Dreifache der Breite hinweg. Diese Verschiedenheiten
im Verhalten der Durchmesser zu einander erklären die Abweichungen in den ersten Beschreibungen des Pesterregers
durch Kitasato, Yersin, Aoyama, Wilm, Ogata.
Die Länge der in den Organsäften u. s. w. vorkommenden typischen Formen beträgt nach Albrecht und Ghon[1])
1,5 bis 1,7 μ, die Breite 0,5 bis 0,7 μ.
Längere als Fäden anzusprechende Gebilde kommen in
den Organsäften u. s. w. nicht vor.[2]) Dahingegen findet
man nicht selten zwei zusammenhängende Bazillen (Diplo-
bazillen), ja wohl auch drei zusammenhängende Bazillen, und
in dünnflüssigeren Exsudaten und Sekreten (Auswurf bei
Pestlungenentzündung) sogar ganze Ketten von Bazillen.
Diese Verbände zweier und mehr Bazillen sind der Ausdruck
eines die Theilung des Bakterienleibes überdauernden Zusammenhangs der Bazillen an den Theilstellen. In längeren
Ketten erscheinen die einzelnen Bazillen kürzer. Man trifft
die Doppelbazillen und Kettenverbände in der Regel bei
besonders lebhaftem Wachsthum in flüssigen Nährböden: Die
Theilungen vollziehen sich, bevor ein Auswachsen des einzelnen
Bazillus zu einer längeren Form und bevor eine vollständige

---

1) Albrecht u. Ghon, Beulenpest in Bombay im Jahre 1897.
Denkschriften der mathemat.-naturwissenschaftl. Klasse der Kaiserl.
Akademie der Wissensch. Bakteriologische Untersuchungen, Theil IIc
(vergl. auch H. F. Müller u. R. Poech, Die Pest. Wien 1900. Bd. V
Theil IV der Speciellen Pathologie und Therapie von Hermann Noth-
nagel. S. 50).

2) Vergl. Bericht über die Thätigkeit der zur Erforschung der
Pest im Jahre 1897 nach Indien entsandten Commission, erstattet von
Gaffky, Pfeiffer, Sticker, Dieudonné. Verl. Julius Springer.
Berlin 1899. Arb. aus dem Kaiserl. Gesundheitsamte. Bd. XVI. S. 254.

Trennung des Zusammenhangs der durch Theilung aus der Mutterzelle entstandenen Bazillen zu Stande kommt.

In Bouillon sowie im Presswasser von Agarröhrchen und Serumröhrchen wächst der Pesterreger fast ausschliesslich in Kettenverbänden, die unter Umständen eine erstaunliche über das ganze Gesichtsfeld reichende Länge zeigen. Die einzelnen Bazillen sind dabei so kurz, dass die Ketten an einander gereihten Perlenschnüren gleichen. In ganz frischen Culturen sind die schönsten Ketten zu finden. Zu ihrer Darstellung ist vorsichtiges Ausstreichen auf dem Deckglas wegen der leichten Zerreisslichkeit der Verbände erforderlich.

Auf Löffler'schen Serum und Blutserum wächst der Pestbazillus fast ausschliesslich in kurzen Formen.

In älteren Ansiedelungsherden in den Organen, z. B. in einschmelzenden Bubonen nehmen die Pesterreger ganz eigenartige atypische oder Involutionsformen an. Sie erscheinen als runde bläschen- oder scheibenförmige Gebilde verschiedener Grösse, zum Theil ziemlich klein, kokkenartig, meist grösser, an Hefezellen erinnernd. Die kokkenartigen Gebilde sind nach Untersuchungen von N. K. Schulz[1]) vielleicht durch einen Schrumpfungs- oder Verdichtungsvorgang im Zellinhalt entstanden. Nach dem Bericht der deutschen Commission[2]) wurden namentlich die runden kokkenartig bläschenförmigen und hefezellenartigen Formen in den Organen an Pest verstorbener Menschen oder Thiere regelmässig in Leichen, welche einige Stunden bei der in Bombay herrschenden hohen Temperatur (30° C. durchschnittlich) gelegen hatten, gefunden, so dass es den Eindruck machte, als ob die sich post mortem abspielenden Fäulnissvorgänge, namentlich die eintretende saure Reaktion der Gewebe, das Zustandekommen dieser eigenartigen Umwandlungsform des Pesterregers fördern. Alle Uebergänge von der typischen bis zu dieser Bläschenform sind vorhanden.

Farbstoffe werden von diesen Gebilden meist nur schwach und in ungleicher Vertheilung aufgenommen. Die Gebilde haben ihre Infektionstüchtigkeit nicht verloren; nach dieser Richtung haben namentlich die deutsche und österreichische

---

1) N. K. Schultz, Ueber Lebensdauer von Bacillus pestis hominis in Reinkulturen. Centralbl. f. Bakteriol. XXIX. H. 5. S. 169.

2) a. a. O. S. 256.

Commission, sowie Sata[1]), Skschivan[2]) u. a. Untersuchungen
angestellt. Nach Sata fangen die Pestbazillen in den Organen
schon vom 2. Tage nach dem Tode an ihre Form zu ändern
und am 4. Tage zeigen sie deutliche Involutionsformen; besonders schön zeigt sich dies in· Ausstrichpräparaten der
Milz; derartig veränderte Pestbazillen aus einer 16 Tage
lang aufbewahrten Leiche erzeugten typische Pest.

Sehr schön und in grösserer Formenmannig-
faltigkeit bilden sich die Involutionsformen des
Pesterregers auf Agar, der 3—4 pCt. Kochsalz enthält — Hankin, deutsche Commission (Gaffky)[3]).

Neben den runden kokken- und hefezellenartigen,
bläschenförmigen Gebilden zeigen sich hier auch noch selt-
same birnförmige, amöboide, spermatozoenähnliche Gebilde
mit länger oder kürzer ausgezogenen schweifartigen Aus-
wüchsen, Doppelkolben, Y-förmige, geweihartige und ver-
zweigte Formen.

Abimpfungen derartig veränderter Bazillen auf frische
Nährböden zusagender Zusammensetzung geben echte Pest-
bazillen-Culturen. Also es handelt sich nicht um absterbende
Formen. Skschivan[2]) hat deshalb namentlich für die verzweigten Formen die Bezeichnung als Heteromorphismus
vorgeschlagen. Da sich indessen für derartige Gebilde die
Bezeichnung Involutionsformen allgemein eingebürgert hat, —
z. B. auch beim Diphtheriebazillus, und jeder weiss, was damit gemeint ist, — so steht nichts entgegen, auch weiter
an dieser Bezeichnung festzuhalten.

Die Involutionsformen bilden sich auf Nährböden, denen
3 bis 4 pCt. Kochsalz (5 bis 6 pCt. Kochsalz verhindern
nach Skschivan das Wachsthum ganz) oder auch andere das
Wachsthum hemmende Stoffe, z. B. Carbolsäure (Gaffky)
zugesetzt sind. Auch unter anderen das Wachsthum benach-
theiligenden Bedingungen, z. B. auf sehr trockenen Nährböden
(Gaffky[3] — Haffkine) erscheinen Involutionsformen
des Pesterregers; demnach sind die in Rede stehenden Bil-

1) A. Sata, Ueber Fütterungspest und das Verhalten des Pestbacillus im thierischen Körper nach dem Tode des Organismus. Arch.
f. Hyg. Bd. XXXIX. 1900. H. 1.
2) T. Skschivan, Zur Morphologie der Pestbacillen. Centralbl.
f. Bakteriol. XXVIII. S. 289.
3) Bericht der deutschen Commission u. s. w. S. 256.

dungen als Hemmungsbildungen aufzufassen. Auf
trockenem Agar mit 3 bis 4 pCt. Kochsalz kommen die Involutionsformen am schönsten zur Darstellung (Hankin,
Kolle[1]).

Die Hemmung besteht vor allem in einer Hemmung
der Theilung bei Zunahme des Zellinhalts. Ein grosser Theil
dieser Gebilde erweckt denn auch denEindruck, als ob der auf-
gequollene Inhalt des Bazillenleibes die Umhüllungsmembran
an einzelnen Stellen grösserer Nachgiebigkeit gewaltsam zu
längeren Fortsätzen ausgestülpt hätte, um den nothwendig
gewordenen grösseren Platz zu schaffen; hiermit stimmt
auch die von Skschivan angegebene Beobachtung, dass die
Peststäbchen, bevor sie sich in die plumpen Formen um-
wandeln, dicker und länger werden, verstärkte Fadenbildung und Verzweigung zeigen. Gamaleia und Skschivan[2])
wollten diese Formen, letzterer namentlich die verzweigten
Formen, als Ausdruck eines verstärkten Wachsthums nach
einem besonderen höheren Typus ansehen. Skschivan ging
sogar soweit, daraufhin den Pesterreger in nächste Verwandt-
schaft mit dem Tuberkelbacillus, dem Rotzbacillus und den
Actinomycesformen zu bringen.

Aehnliche Involutions- (Degenerations-) formen wie
beim Pesterreger — an die Form der Sprosspilze, Monaden,
Amöben erinnernd — haben Fischer und Russel bei
Meeresbakterien auf 3 procentiger Kochsalzgelatine und zwar
schon nach 2 und 3 Tagen gefunden[3]). Buchner hat häufig
Degenerationsformen beim Prodigiosus beobachtet; namentlich
neigen auch Vibrionen, besonders der Finkler-Prior'sche,
zu Bildung von Monaden- und Flaschenformen. Wernicke
hob hervor, dass auch der Diplococcus lanceolatus in sehr
kurzer Zeit — oft schon nach 24 Stunden — Involutionsformen bilde. Fischer erwähnte, dass der Erreger der
Hühnercholera Involutions- und Degenerationsformen, ähnlich
denjenigen des Milzbrandbacillus auf schlechteren Nährböden,

---

1) W. Kolle, Bericht über die Thätigkeit in der zu Studien über
Pest eingerichteten Station des Instituts für Infectionskrankheiten.
1899/1900. Zeitschr. f. Hyg. u. Inf. 1901. XXXII. S. 397 ff.

2) Centralbl. f. Bakt. XXVIII. S. 291.

3) Die Angaben im laufenden Absatz entstammen der wissenschaftlichen Besprechung über die Pestfrage im Kaiserl. Gesundheitsamte am 19. und 20. October 1899.

nicht aber hefezellenähnliche Formen, wie sie dem Pesterreger eigen seien, bildete. Löffler machte auf die Degenerationsformen von Streptokokken und Coli aufmerksam.
Gaffky empfahl Culturen auf 2 bis 4 procentigem Kochsalz-
Agar, betonte die grosse Schnelligkeit, mit der sich diese
Involutionsformen beim Pesterreger bildeten, — und dass er
bei anderen pathogenen Bakterien derartige Involutionsformen
wie beim Pesterreger nie gesehen habe.

Die Vielgestaltigkeit und Schnelligkeit (1 Tag) der
Entwickelung der Involutionsformen auf den hierfür
besonders geeigneten Nährböden (Agar mit 3 bis
4 pCt. NaCl) geben dem Pesterreger jedenfalls ein
eigenartiges für die Differentialdiagnose verwerth-
bares Gepräge, das allerdings im gegebenen Falle
für sich allein nicht als ausschlaggebend anzusehen
ist, sondern nur eines seiner vielen zusammen-
gehörenden Merkmale darstellt. —

Auf die Formerscheinungen der auf festen Nährböden
(Agar, Gelatine) unter günstigen Culturbedingungen gezüchteten
Pesterreger wird bei der Betrachtung der Culturerscheinungen
näher eingegangen werden.

Kapseln. — In den Abstrichpräparaten von Pestorganen
lassen sich am Pesterreger Kapseln zur Darstellung bringen.
In Gewebsschnitten gelang dies Albrecht und Ghon[1]) nicht;
es liegt dies wahrscheinlich an der für Gewebsschnitte erforderlichen besonderen Präparationsmethode (Härtung u. s. w.).
Auch in Culturen zeigt sich der Pesterreger von Kapseln
umgeben, wiewohl hier der Nachweis auf grössere Schwierigkeit stösst, wie bei den in den Säften des thierischen oder
menschlichen Körpers gewachsenen Pestbazillen. Bei der
Färbung kommt es darauf an, dass die zwischen den einzelnen Bacillen liegenden Flächen des Gesichtsfeldes einen
gefärbten Hintergrund des Präparates darstellen; hierzu gehört eine sichere Fixirung auch der in den Gewebssäften u. s. w.
enthaltenen Eiweisse und alsdann eine intensivere Färbung
des ganzen Präparates. Bei zu starker Färbung des ganzen
Präparates färben sich auch die Kapseln und entziehen sich
so dem Auge. Aus Culturen gelingt der Nachweis von
Kapseln an den Pesterregern in der Regel nicht.

---

1) Vergl. H. Albrecht u. A. Ghon, Ueber die Beulenpest in
Bombay u. s. w. Theil IIc. S. 603.

In dem richtig gefärbten Präparat erscheint der eigentliche Bacillenleib dunkelgefärbt, die Kapsel hellglänzend und farblos oder ganz schwach gefärbt; die Kapsel hebt sich von dem einen mittleren Farbenton annehmenden Hintergrund deutlich ab. Jeder einzelne Bacillus hat übrigens seine eigene Kapsel; gemeinschaftliche Kapseln wie beim Diplococcus lanceolatus sind beim Pesterreger nicht anzutreffen. Icilio Boni[1]) hat eine Methode zur Darstellung von Kapseln bei allen Bakterien, die auch für den Pesterreger brauchbar ist, angegeben; wesentlich ist dabei das Vermischen der Kultur mit einer Flüssigkeit, welche aus 50 ccm Glycerin und 2 Tropfen Formalin (Schütteln und Filtriren) besteht und gleichzeitig zum Fixiren und zur Darstellung eines hell gefärbten Hintergrundes dient.

Albrecht und Ghon[2]) empfehlen zur Kapseldarstellung eine Farblösung, die von Pittfield ursprünglich für Geisselfärbung angegeben war. Die in dünner Schicht aufgestrichenen und vorsichtig fixirten Deckglaspräparate werden mit einem Gemenge gefärbt, das unmittelbar vor dem Gebrauch aus folgenden Lösungen zu gleichen Theilen hergestellt wird:

I. Solut. Alumin. conc. 1,00
   Gentianaviolett alcohol. conc. 10,00
II. Ac. tannic. 1,00
    Aq. dest. 10,00.

Die Färbung geschieht unter leichtem mehrere Minuten langem Erwärmen und mit nachheriger Differenzirung in Alkohol oder in verdünnter Essigsäure.

Die Bacillen erscheinen dunkel, die Kapseln hellgefärbt.

Geisseln? — Von einzelnen Forschern ist angegeben worden, dass der Pesterreger Eigenbewegung und natürlich auch Geisseln besitzt. Gordon[3]) z. B. berichtet über den Nachweis von Geisselfäden mittelst der van Ermengemschen Silbermethode.

---

1) Icilio Boni, Centralbl. f. Bakt. XXIII. S. 705.
2) H. Albrecht u. A. Ghon, Ueber die Beulenpest in Bombay im Jahre 1897. Theil IIc. (a. a. O.) S. 604.
3) M. Gordon, Centralbl. f. Bakteriol. Bd. 22. 1897. S. 170.

F. Ibrahim[1]) berichtete, dass er sowohl an den aus der
Pestepidemie in Alexandrien wie aus derjenigen in Djeddah
stammenden Pestculturen deutliche Beweglichkeit der Pestbacillen gesehen habe; diese Beweglichkeit sei deutlicher bei
denjenigen Culturen, bei denen die Virulenz abnähme.

Auch Kitasato[2]) will an von ihm bei der Hongkong-
Epidemie isolirten Pestbacillen Eigenbewegung beobachtet
haben, während Yersin den von ihm isolirten Pesterreger
als unbeweglich schildert. Aoyama[3]), der ebenfalls mit
Pestbacillen der Hongkong-Epidemie arbeitete, hält den Pesterreger für unbeweglich.

Die deutsche Commission[4]) sah an der grossen Zahl der
von ihnen isolirten Pestculturen, sofern es unzweifelhafte
Reinculturen waren, nie Eigenbewegung oder Geisseln. Wo
von Forschern Eigenbewegung und Geisseln beobachtet sind,
habe es sich „wohl am wahrscheinlichsten um falsche Deutung
von Molekularbewegung und zufällige Silberniederschläge"
gehandelt.

R. Pfeiffer[5]) demonstrirte gelegentlich der erwähnten, im
Kais. Gesundheitsamte abgehaltenen Besprechung über die
Pestfrage ein Präparat, das auf den ersten Blick den Eindruck
machte, als ob sich an jedem einzelnen Bacillus ein ganzer
Bart von Geisseln befände; Pfeiffer legte dar, dass es sich
lediglich um Kunstproducte handelte, die ihr Dasein wahrscheinlich dem büschelartigen Ausziehen der Kapsel verdanken; thatsächlich waren die Bärte im Präparate sämmtlich nach nur einer und derselben Richtung ausgezogen, und
selbst die feinsten Mikroskope und grössten Vergrösserungen
vermochten die Bärte nicht in einzelne Geisselfäden aufzu-
lösen; nirgends fanden sich Gebilde, die ihren scharfen Con-
turen nach als abgebrochene Geisselfäden hätten gedeutet
werden können.

---

1) Ibrahim F. Bey, De la motilité et de la sporulation du bacille pesteux. La médecine moderne. 1899. No. 75.

2) S. Kitasato, Preliminary note of the bacillus of bubonic
plague. Hongkong 1894. 2. Bd. No. 8.

3) F. Aoyama, Mittheilungen über die Pestepidemie im Jahre
1894 in Hongkong. Mittheil. der med. Facult. des Kaiserl. japan. Uni-
vers. zu Tokio. 1895. 3. Bd.

4) a. a. O. S. 255.

5) Berathung am 19. u. 20. Oct. 1899. Sitzungsprotok. S. 3 u. 4.

Die Oesterreichische Commission[1]) vertritt ebenfalls die Anschauung, dass der Pesterreger nicht eigenbeweglich sei. Mit Eigenbewegung (und Geisseln) ausgestattete Bacillen innerhalb einer vermeintlichen Pestcultur werden demnach immer vermuthen lassen, dass es sich zum mindesten nicht um eine reine Pestcultur handele. Vor Missdeutungen vorhandener Molekularbewegung wird eine genaue Beobachtung der Lage der einzelnen Bazillen zu einander und etwaigen Bewegungen der Flüssigkeit im Präparat in Folge von Austrocknung u. s. w. bewahren.

Sporen? — Von grosser Bedeutung für die Kenntniss der Verbreitungsweise der Pest ist die Frage, ob der Pesterreger Sporen bildet.

Der deutschen Commission[2]) gelang es trotz der mannigfachsten Versuchsanordnung mit allen bekannten Nährböden nicht, Sporen zu erhalten; kurz dauerndes Erwärmen auf 55 bis 60⁰ tödtete alle Culturen, mochten sie jung oder älter gewesen sein, ab. Auch nach Belassung in sterilisirtem Erdboden war nichts von Sporenbildung nachzuweisen; diese Thatsache ist wichtig mit Bezug auf Versuche von Yersin, welcher den Pesterreger auch aus dem Boden gezüchtet haben wollte — und wichtig auch mit Bezug auf die von Hankin ausgesprochene Vermuthung, dass der Pesterreger vielleicht im Boden Conservirung und Kräftigung seiner Virulenz erhalte.

Auch N. K. Schulz[3]) vermochte aus Bazillenculturen verschiedenen Alters, die 1³/₄ Stunden bei 50⁰ gestanden hatten, keine positiven Ueberimpfungsergebnisse zu erhalten.

Die Ansicht, dass der Pestbacillus Sporen bilde, vertrat in bestimmter Weise F. Ibrahim[4]). Sporenbildung solle auf jedem der üblichen Nährböden eintreten, bei 45⁰ C. am lebhaftesten, bei niedrigerer Temperatur langsamer, bei Temperatur über 50⁰ C. gar nicht. Die Sporen sollen gegen chemische und physikalische Einflüsse widerstandsfähiger gewesen sein, indessen blieb der Thierinfectionsversuch mit derartig beeinflussten Sporencolonien negativ.

---

1) H. Albrecht u. A. Ghon, a. a. O. S. 605/606.

2) a. a. O. S. 257.

3) N. K. Schulz, Ueber die Lebensdauer von Bac. pestis hominis in Reinkulturen. Centralbl. f. Bakteriol. XXIX. H. 5. S. 171.

4) Ibrahim F. Bey, De la motilité et de la sporulation du bacille pesteux. Centralbl. f. Bakteriol. XXVII. H. 16/17. S. 611.

Die ganze Sporenangelegenheit scheint auf eine unrichtige Deutung der eigenartigen Ungleichheiten der Farbstoff-
aufnahme des Pesterregers hinauszuko̅mmen.

Dass die nach ihren färberischen Eigenschaften
sporenähnlich erscheinenden Gebilde thatsächlich
keine Sporen sind, ist vor allem dadurch bewiesen,
dass die vermeintlichen sporenhaltigen Kulturen
niederen Hitzegraden von etwa 50—55⁰ gegenüber
sich im Wesentlichen ebenso wenig widerstandsfähig
verhalten, wie nicht sporenbildende gegen Hitze
besonders empfindliche Bacillen.

Mit der einmal als festgestellt anzunehmenden Thatsache,
dass der Pesterreger keine Sporen bildet, ist der Umstand,
dass Pestkulturen unter ganz besonderen Umständen Jahre
lang lebensfähig bleiben, wie wir im Kapitel über die Widerstandsfähigkeit des Pesterregers ausserhalb der menschlichen
und thierischen Körper sehen werden, wohl vereinbar —
ebenso wie für diese Thatsache andererseits der Umstand
spricht, dass der Pesterreger ausserhalb des menschlichen
und thierischen Körpers den mannigfachen Schädigungen,
denen er unter natürlichen Verhältnissen ausgesetzt ist, im
Allgemeinen sehr rasch erliegt.

2. Kultur.

Kulturbedingungen.

Der Pesterreger verlangt Sauerstoff, hochconcentrirte
Nährstoffe, mässigen Grad von Alkalescenz, eine mittlere
Feuchtigkeit, und hat auf künstlichen Nährböden sein Tem-
peraturoptimum unterhalb der Bluttemperatur; er gedeiht am
besten um etwa 31⁰ C. herum. Nach Untersuchungen von
Albrecht und Ghon[1]) vermochten virulente Kulturen 13 Tage
lang eine Temperatur von 36⁰ ertragen, ohne irgend welche
Schädigung zu erleiden.

Das **grosse Sauerstoffbedürfniss** wird erwiesen durch
sein lebhaftes Wachsthum auf der Oberfläche und am Rande
der Bouillon (im Röhrchen Häutchenbildung), in dünnen
Bouillonschichten in 'der Schale, von oberflächlich in der
Bouillon schwimmenden Substraten aus (Butter, Korkstücke),
— ferner durch geringere Entwickelung tiefer in festen Nähr-

---

1) Ueber die Beulenpest in Bombay im Jahre 1897. Gesammt-
bericht u. s. w. Theil II c. S, 752.

böden gelegener Colonien und durch das langsame Wachsthum längs des Impfstiches in Agar und Gelatine.

Nach dem Berichte der deutschen Commission[1]) ist der
Pestbacillus ein strenger Aërobier; als beweisend wird angeführt, dass bei völligem Fehlen von freiem Sauerstoff die
Entwickelung ganz ausbleibt, selbst bei reichlichster Einsaat;
Bouillon, welche durch Auskochen oder durch Einleitung
von Wasserstoff von Sauerstoff befreit ist, bleibt auch nach
der Impfung völlig klar, und die eingebrachte Bazillen-
flocke bleibt eine Zeit lang unverändert am Boden des Röhrchens liegen; sie beginnt zu wachsen, sobald wieder Sauerstoff absorbirt ist. Albrecht und Ghon[2]) sahen in Zucker-
schüttelculturen in allen Schichten Wachsthum (ohne Gas-
bildung) und schlossen daraus, dass der Pesterreger fakultativ
anaërob sei. Da die zuckerhaltigen Nährböden dabei eine
saure Reaktion annehmen, während zuckerfreie Nährböden
weiterhin alkalisch reagiren, so ist an die Möglichkeit zu
denken, dass das Sauerstoffbedürfniss des Pesterregers durch
Abspaltung aus dem Zuckermolekül in gewissem Grade be-
friedigt wird; — dass der Pesterreger in zuckerhaltigen Nährböden Gas nicht bildet, wenigstens nicht in messbaren Mengen,
spricht nicht gegen diese Möglichkeit. Auch die Möglichkeit ist
nicht von der Hand zu weisen, dass die zuckerhaltigen Nährböden Albrecht's und Ghon's garnicht sauerstofffrei waren.

Das an älteren Stichculturen in Agar und noch deutlicher in
Gelatine zu beobachtende Wachsthum in büschelförmigen Fortsätzen vom Impfstich in seiner ganzen Länge aus spricht allerdings dafür, dass der Pesterreger kein strenger Aërobier sei.

Für die Beurtheilung dieser Verhältnisse vom wissenschaftlich praktischen Standpunkte aus ist die Entscheidung
der Frage, ob streng aërob oder fakultativ aërob nicht
wesentlich; es genügt die Anerkennung der Thatsache, dass
der Pesterreger ein grosses Sauerstoffbedürfniss besitzt und sich in dieser Beziehung den strengen
Aërobiern nähert.

Dass die Pestbacillen eine ziemlich **hohe Concentration
von Nährstoffen** verlangen, ist durch Versuche der deutschen
Commission[3]) nachgewiesen. Verdünnungen einer gewöhn-

---

1) a. a. O. S. 257.
2) H. Albrecht u. F. Ghon, a. a. O. Theil IIc. S. 617.
3) a. a. O. S. 259.

lichen Nährbouillon im Verhältniss 1 zu 1 liessen die Bacillen
sich noch üppig entwickeln, während in Verdünnungen von
4 10 das Wachsthum bereits spärlich und langsam war und
in Verdünnungen von 1 10 so gut wie ganz ausblieb.

Gut geeignet für die Züchtung des Pesterregers
sind unsere gebräuchlichen Nährböden (Agar, Gelatine, Bouillon) mit Zusatz von 1 pCt. Pepton und
½ pCt. Kochsalz; eine mässige Erhöhung des Pepton-
gehalts schadet nicht.

Auf Serum-Agar wachsen die Pesterreger nicht üppiger
wie auf dem Nähragar ohne Serumzusatz. Löffler[1]) hat
sein Traubenzuckerserum als gut geeigneten Nährboden auch
für den Pesterreger empfohlen. Die Pesterreger wachsen da
besonders üppig im Presswasser (in Kettenformen).

Glycerinzusatz bis etwa 2 pCt. zeigt keinen Vortheil,
aber auch keinen Nachtheil; bei höher procentigem Glycerinzusatz tritt Wachsthumshemmung ein (Involutionsformen).

Die **Alkalität** des Nährbodens soll eine geringe
sein. Auf stärker alkalisch reagirenden Nährböden, wie sie
z. B. für das Wachsthum des Choleravibrio besonders günstig
sind, ist das Wachsthum des Pesterregers im Vergleich zu
schwach alkalischen Nährböden deutlich verlangsamt. Nach
Albrecht und Ghon[2]) ist die neutrale Reaktion des Näh-
bodens für die Züchtung des Pesterregers am günstigsten;
nach ihren Beobachtungen wirkt bereits ein geringer Zusatz
von Alkali zum Nährboden verlangsamend auf das Wachsthum, ebenso ein Zusatz von Normalsalzsäure oder Normal-
milchsäure. Die von denselben Forschern hervorgehobene
Beobachtung, dass durch Erhöhung des Säuregehalts die
Entwickelung der Culturen verhältnissmässig rascher verlangsamt wird, wie durch eine entsprechende Erhöhung der
Alkalität, — und andererseits die Erscheinung, dass in nicht
ganz zuckerfreien Nährböden durch den Pestbacillus Säure
gebildet wird —, sind Umstände, die zusammen mehr dafür
sprechen, dass den Nährböden für den Pesterreger von vornherein ein geringer Grad von Alkalität gegeben wird.

---

1) Aufzeichnungen über die am 19. und 20. October 1899 im
Kaiserl. Gesundheitsamte abgehaltene wissenschaftliche Besprechung
über die Pestfrage. S. 5.

2) a. a. O. Theil IIc. S. 618.

Wernicke[1]) empfahl für Bouillon einen Zusatz von 0,02 bis
0,1 g Normal-Natronlauge über den Lakmusneutralpunkt
hinaus.

Noch besser eignen sich zur Alkalisirung Zusätze von
krystallisirter Soda und zwar in folgenden Mengeverhältnissen:
Für die Bereitung von Agar genügt ein Zusatz von
0,5 gr krystallisirter Soda mit 1 l der auf den Lakmusneutralpunkt eingestellten Bouillon, — für Gelatine-Cultur
ebenfalls ein Zusatz von 0,5 g Soda zu der auf den Lakmusneutralpunkt eingestellten verflüssigten Gelatine — und für
Bouillon-Kulturen ein Zusatz von nur 0,2 g krystallisirter
Soda zu 1 l der auf den Lakmusneutralpunkt eingestellten
Bouillon.

In sterilisirter Milch, in Lakmuswolke auf Kartoffeln,
gekochten Bananen wachsen die Pestbacillen sehr spärlich;
es spielen dabei geringe Concentration, Fehlen der nöthigen
Salze, säuerliche Reaktion als ungünstige Factoren mit.

Der Pesterreger verlangt eine gewisse Feuchtigkeit
der Nährböden. Auf zu trocknen Nährböden, auf älteren
Agar-Röhrchen, in denen das Condenswasser verdunstet ist,
auch auf älterer Gelatine bilden sich Involutionsformen.
Frisch bereitete Nährböden mit nicht zu feuchter Oberfläche
und etwas Presswasser (Vorrathswasser für die weitere Feucht-
erhaltung) eignen sich am besten.

Das **Temperatur**-Optimum für das Wachsthum auf künstlichen Nährböden liegt unterhalb 37 ⁰ und über 25 ⁰. In den
Säften des lebenden Körpers, namentlich im Lymphdrüsensaft tritt auch bei höheren (Fieber-) Temperaturen eine
ausserordentlich lebhafte Vermehrung des Pesterregers ein;
man darf deshalb die Grenzen des Temperaturoptimum nicht
zu eng stecken und namentlich die Verhältnisse für die
künstlichen Nährböden nicht ohne Weiteres auf diejenigen
im thierischen und menschlichen Körper beziehen. Nach
den Beobachtungen der deutschen Commission[2]) zeigten die
Pestbacillen in der Temperaturbreite zwischen 30 und 37⁰ C.
kein deutliches Temperaturoptimum; eher machte es den

1) Sitzungsberichte der Gesellschaft zur Beförderung der gesammten
Naturwissenschaften in Marburg. Februar 1898. No. 2.

2) a. a. O. S. 257.

Eindruck, als ob eine etwas unter 30⁰ C. gelegene Temperatur
dem Wachsthum günstiger war, als- die Körpertemperatur.

R. Pfeiffer gab als Temperaturoptimum eine Temperatur
zwischen 30 und 32⁰ an; der Pesterreger wuchs noch ganz
gut bei Temperaturen zwischen 27 und 30⁰, bei Temperaturen
zwischen 20 und 25⁰ brauchte er etwa die doppelte Zeit.

Wernicke hat bei 35⁰ und 37⁰ C. ein schnelleres
Wachsthum gesehen, als bei 30⁰ C. oder Zimmertemperatur.
Dies ist für das Wachsthum der Pesterreger innerhalb der
ersten 24 Stunden thatsächlich zutreffend; demnach sind zur
ersten Anreicherung der Pestbacillen in Culturen für die
Dauer von 1 bis 2 Tagen Temperaturen, die nahe der Bluttemperatur liegen, vortheilhaft.

Nach den Erfahrungen der österreichischen Commission
ist das Ergebniss der Züchtungen des Pesterregers bei
Temperaturen zwischen 37 und 25⁰ C. in den ersten 18 bis
24 Stunden wesentlich gleich, nach mehr als 24 Stunden
zeigt sich jedoch bei Temperaturen unter 36⁰ ein üppigeres
Wachsthum. Bei höheren Temperaturen erscheinen in den
wenige Tage alten Culturen Involutionsformen, — wahrscheinlich auch in Folge der raschen Austrocknung. Die
länger dauernde Züchtung bei Bluttemperatur und darüber
eignet sich also auch für die Darstellung der Involutionsformen des Pesterregers.

Nach den im Pestlaboratorium des Kaiserl. Gesundheitsamtes gemachten Erfahrungen können Agar- und Serum-
Culturen für die ersten 24 Stunden zweckmässig bei Blut-
Temperatur (36—37⁰) gehalten werden; für längere als eintägige Züchtungen (z. B. für Bouillon-Culturen zur Anreicherung der Gifte der Pesterreger) sind Temperaturen von
etwa 30⁰ C. vorzuziehen.

Die Temperatur-Wachsthumsgrenzen liegen beim Pesterreger im Vergleich zu anderen pathogenen Bakterien sehr
weit auseinander. Die obere Temperaturgrenze für das
Wachsthum liegt um 43⁰, die untere Grenze liegt noch unter
4⁰, aber über 0⁰ (Wachsthum im Eisschrank). Forster[1]
beobachtete Wachsthum bei Temperaturen zwischen 4 und 7⁰,
aber innerhalb 2 Monaten nicht bei 0⁰. Die deutsche Com-

---

[1] Wissenschaftliche Besprechung im Kaiserlichen Gesundheitsamte u. s. w.

mission[1]) beobachtete auf Gelatine die Entwickelung mikroskopisch sichtbarer Colonien bei Temperatur von $3\frac{1}{2}-5^0$
innerhalb 20 Tagen.

Für die Züchtung des Pesterregers aus Körpersäften oder Sekreten, in denen noch andere Bakterienarten sich befinden, — namentlich auch für die Züchtung aus
dem Sputum Pestpneumonischer — empfiehlt sich zur Gewinnung von Reinkulturen des Pesterregers Züchtung bei
Temperaturen von 21° C.

Albrecht und Ghon empfehlen zu diesem besonderen
Zwecke Temperaturen von 20°, die deutsche Commission
Temperaturen von 22° C. Die Pesterreger gedeihen bei
dieser Temperatur noch leidlich lebhaft, während die concurrirenden Bakterien in ihren Wachsthum zurückbleiben.

Aus den Ausführungen über den Einfluss der Temperatur auf das Wachsthum des Pesterregers in künstlichen
Nährböden ergiebt sich, dass für ein vollkommen ausgestat-
tetes Pestlaboratorium 3 Brutschränke gebraucht werden,
nämlich je einer für die Temperaturen von 21°, 30° und
für Bluttemperatur. Steht man vor der Wahl, einen dieser
Brutschränke missen zu müssen, so kann es derjenige
von 21° sein, indem an seine Stelle die Zimmertemperatur tritt.

Kulturerscheinungen.

In geeigneten **flüssigen Nährböden**, deren Hauptreprä-
sentant die Bouillon ($\frac{1}{2}$ Kilo fettfreies Fleisch auf 1 l Wasser,
Zusatz von 1 pCt. Pepton und $\frac{1}{2}$ pCt. Kochsalz, Neutrali-
sation auf den Lakmusneutralpunkt, Zusatz von 0,5 g kristal-
lisirter Soda) ist, entsteht im Verlauf des Wachsthums der
Pestbacillen eine durch schwebende feine Flöckchen (Bacillen)
bedingte Trübung, die sich schon innerhalb 24 Stunden bemerkbar macht; das Nährmedium selbst bewahrt dabei seine
Klarheit, denn die Flocken sammeln sich am Boden zu grö-
beren Flocken an, und nach einiger Zeit klärt sich die
Bouillon wieder; diese Trübung verhält sich also anders, wie
z. B. die Trübung der Bouillon beim Wachsthum des Coli
oder Typhus; sie ähnelt mehr der durch Diphtheriebacillen
hervorgebrachten Bouillontrübung. Wenn das Bouillonröhrchen
keinerlei Erschütterungen ausgesetzt ist, zeigt sich — nach

---

1) a. a. O. S. 257.

2 bis 3 Tagen — auf der Oberfläche der Bouillon, namentlich ringsherum an der Glaswand, ein zarter, grauweisser Wucherungsring, von dem aus sich schliesslich die ganze Oberfläche mit einem zarten, durchscheinenden Häutchen überziehen kann. Bei minimalen Erschütterungen lösen sich von der unteren Fläche dieses Häutchens kleine Partikelchen ab und sinken zu Boden; durch Zurückbleiben kleinster Theilchen entstehen fadenförmige Trübungen, die von dem Häutchen bis zum Boden des Röhrchens reichen können. Schon geringe Erschütterungen genügen, um das ganze schwimmende Häutchen einschliesslich Randwucherungsring zum Sinken zu bringen. Wird der Pesterreger auf Bouillon in grösseren Kolben in der Weise gezüchtet, dass er an einem indifferenten, auf der Oberfläche schwimmenden Substrat — schwimmende Butter, Korkstückchen[1]) — einen dauernden Halt und so die beste Gelegenheit zu üppigster Oberflächenvegetation (reichlichere Sauerstoffzufuhr) findet, so bilden sich von der Oberfläche aus nach abwärts mächtige „stalaktitenartig" herabhängende und bis zum Boden der Bouillon reichende Fortsätze. Diese Fortsätze bestehen aus Bacillenketten mit äusserst leicht zerreisslichen Verbänden der aneinander stossenden Bacillen von kurz ovaler oder kokkenartiger Form. Die Wuchsform der Pesterreger in locker zusammenhängenden Kettenverbänden ist bestimmend für die Erscheinungen der Kultur in flüssigen Nährböden.

Für die Kultur des Pesterregers in Bouillon aus Organen empfiehlt die deutsche Commission[2]) möglichst reichliche Einsaat, weil vereinzelte Keime nicht mit Sicherheit aufgehen. Sterilbleiben von Bouillonröhrchen, die z. B. mit geringer Menge Blut eines Pestverdächtigen geimpft sind, würde noch nicht den Schluss gestatten, dass das Blut keinen einzigen Pestbacillus enthalten hat.

Der Pesterreger bildet weder in der gewöhnlichen, noch in der zuckerhaltigen Bouillon Gas. Die deutsche Commission[3]) hat diese Erscheinung an vier Zuckerarten: Dextrose, Lävulose, Milchzucker und Mannit geprüft.

---

1) W Kolle, Bericht über die Peststation des Instituts für Infectionskrankheiten. Zeitschr. f. Hyg. u. Inf. XXXVI. S. 417.

2) a. a. O. S. 258.

3) Ebenda.

Auf festen Nährböden zeigen die Kulturen des Pesterregers eine eigenartige, dicklich schleimige, faden-
ziehende Beschaffenheit und eine grosse Mannigfaltigkeit
der Colonienformen, aus denen sich einzelne Typen abtrennen
lassen.

Der Pesterreger zeigt auf der Oberfläche der **Gelatine**
eine ausgesprochene Neigung, in längere Stäbchen bis zur
Fadenbildung auszuwachsen und Ketten von aneinander
gereihten kürzeren und längeren Bacillen zu bilden; er hat
darin etwas Aehnliches mit dem Milzbranderreger auf Agar;
aber während dieser die Neigung zeigt, einzelne oder
mehr Bacillenketten in zopfartigen, unter sich verschlungenen
Gebilden aus der Hauptmasse der Colonie hinauszu-
treiben, zeigen die durch das Wachsthum des Pesterregers
gebildeten Ketten eine besondere Neigung, sich in gewisser
Ordnung an- und nebeneinander zu legen und den engeren
Bereich der Colonie möglichst nicht zu verlassen. Diese
Erscheinung findet besonders schön Ausdruck bei der
Züchtung auf der Oberfläche einer fest erstarrten Gelatine
(mindestens 10 pCt., besser noch 12 pCt.), — sofern die Ausbreitung der Colonie in der Fläche nicht durch zu nah liegende Nachbarcolonien gestört ist. Zur Beobachtung dieses
Wachsthums sind am besten Schälchenkulturen anzulegen,
damit die eigenartigen Kulturerscheinungen schon dann, wenn
die Colonien noch kaum makroskopisch sichtbar sind, mikroskopisch verfolgt werden können.

Der Pesterreger verflüssigt die Gelatine nicht.
In der Schälchencultur sind bei schwachen Vergrösserungen
schon nach 1—2 Tagen sehr feine Colonien von unregelmässiger Begrenzung mit mehr oder weniger gebuchtetem
Rande zu sehen, welche um einen feinkörnigen mittleren
Theil einen glashellen nahezu homogenen Saum zeigen. Mit
der Lupe erkennt man diese Colonien als feinste Tröpfchen.
Nach 2 Tagen werden die Colonien als feine thauartige
Tröpfchen von flach halbkugeliger Form mit einer mehr und
mehr einen grauweissen Ton annehmenden Färbung auch
makroskopisch sichtbar. Der körnige mittlere Theil ist breiter
und mächtiger und damit mikroskopisch betrachtet auch grob-
körniger, etwa wie die auf Serum-Agar (z. B. auf Joos'schem
Nährboden) erscheinenden Diphtherie-Colonien, geworden, und
der homogene Ringsaum hat sich verbreitert; weiterhin kann
sich über den ersten homogenen Randsaum von verschiedenen

Stellen des grobkörnigen mittleren Theils ein zweiter ebenfalls homogen erscheinender Randsaum vorschieben; jede dieser Schichten hat ihre besondere zarte gebuchtete Randbegrenzung; an Stellen, an denen die nächst höhere Schicht der Randzone bis zum Rande der .unteren sich hervorschiebt, fallen die Randbegrenzungen zusammen und bilden so einen steileren Abfall.

Im gefärbten Klatschpräparat von ganz jungen, nämlich von höchstens zweitägigen Gelatine-Culturen erscheint die homogene Randzone zusammengesetzt aus in der Fläche der Gelatine unmittelbar an einander gelagerten Bacillenketten; es handelt sich also um eine Wachsthumsausbreitung hart an der Oberfläche des Nährbodens: es liegt Kette an Kette ohne Lücken zu lassen, jede für sich in unmittelbarer Berührung mit der Gelatine-Oberfläche. (Fig. 2).

In dem gekörnten mittleren Theil liegen dichte Bacillenzüge über und durcheinander zusammen, deshalb wölbt sich auch dieser mittlere Theil mehr oder weniger über die Gelatineoberfläche hervor und zeigt an den Stellen, wo sich der homogene Saum ansetzt, seinerseits einen mehr oder weniger gebuchteten Rand, bisweilen von wallartiger Mächtigkeit und sowohl zu dem homogenen Saum, wie auch nach der Mitte der Colonie abfallend (kraterförm. Colonien). Das Vorschieben der homogenen Randzone von dem körnigen mittleren Theil aus, ist am schönsten bei einzeln stehenden Colonien, aber auch an Strich-Colonien des Schälchens zu verfolgen. (Fig. 1).

Der vorstehend geschilderte Typus der Oberflächen-Colonien des Pesterregers — körniger mittlerer Theil, homogene Randzone — ist zwar als ein für den Pesterreger charakteristischer anzusehen, jedoch nicht als ausschlaggebendes differential-diagnostisches Merkmal zu verwerthen, weil ähnliche Wuchsformen auch bei anderen Bakterien vorkommen, namentlich auf weniger gut erstarrter Gelatine. So schieben sich z. B. auch beim Bac. aërogenes und Mäusetyphus ähnliche homogene Randzonen vor; . der Bac. aërogenes besitzt auch in der Form der Stäbchen und in der Bildung von Scheinfäden Aehnlichkeiten mit dem Pesterreger.

Albrecht und Ghon[1]) weisen ganz besonders auf Aehnlichkeiten der Culturform des Pesterregers mit gelegent-

_____

1) a. a. O. Theil IIc. S. 619.

lich auftretenden Culturformen des Influenzabacillus hin; die
in Frage kommenden Colonien des letzteren zeigen jedoch
eine feinere Körnung der mittleren und eine geringere
Buchtung der Randzone.

Neben diesen charakteristischen Colonien mit homogener
Randzone sind auf der Gelatine-Oberfläche auch Colonien ohne homogene Randzone zu sehen. Letztere
zeigen sich flach-erhaben bis halbkugelig und sind in ihrer
Gesammtheit mehr oder weniger grobkörnig in der Weise,
wie dies bei dem erstbeschriebenen Typus nur im mittleren Theil der Colonien zu sehen war; die Ränder dieser
Colonien fallen steiler ab, wie diejenigen der mit homogener
Randzone versehenen. Die Colonien des zweiten Typus
machen den Eindruck, als ob aus irgend einem Grunde das
Anlegen der Bacillenketten nebeneinander gestört worden
sei, — vielleicht wegen zu raschen Wachsthums, so dass
eben die Fläche allein für die Ausbreitung auch in den
peripheren Theilen nicht mehr ausreichend war, — vielleicht
auch deshalb, weil die Fläche nicht an allen Stellen für das
Vorschieben und Anlagern der Bacillenketten gleich günstig
war (Verschiedenheiten in der Glätte?)

Liegen die Colonien auf der Oberfläche der Gelatine
sehr nahe zusammen, so entstehen keine Colonien mit homogener Randzone, sondern lediglich Colonien, die mehr und
mehr Kugelform (Halbkugelform) — grösste Raumausnutzung
nach allen Richtungen — annehmen. Sie nähern sich in
ihrem Aussehen immer mehr den unter Gelatine-Oberfläche
wachsenden Colonien von Kugel- oder Ellipsoid- (Wetzstein-)
form. Die in der Tiefe wachsenden Colonien zeichnen sich —
wahrscheinlich in Folge des dichten Gefüges und der gleichmässigen Krümmung der Grenzflächen der Colonie — durch
stärkere Lichtbrechung aus.

In Gelatine-Schälchen-Culturen, bei denen das Impfmaterial in der Gelatine vor dem Ausgiessen derselben vertheilt worden war, können sämmtliche geschilderte Typen
von Colonien nebeneinander und dazu alle Uebergangsformen
neben den durch die homogene Randzone ausgezeichneten
Colonien (erster Typus) beobachtet werden.

Auf wenig fester Gelatine oder auf solcher, die in Folge
zu hoher Temperaturen des Brutschrankes der Verflüssigung
nahe war, zeigen sich bisweilen Ausläufer der Colonien, die
denselben das als proteusartig bekannte Aussehen geben;

andere Colonien können an die Colonieform des Bac. subtilis erinnern.

In mehrtägigen Culturen fällt noch eine Unregelmässigkeit der Entwickelung der Colonien in der Grösse auf; es giebt neben grösseren Colonien stets auch sehr kleine, die denn auch weiterhin klein bleiben. Diese Erscheinung ist sowohl auf der Gelatine-, wie auf der Agar-Oberfläche zu beobachten. Löffler glaubte beobachtet zu haben, dass nach Abimpfung von den kleinen Colonien immer wieder nur kleine Colonien wuchsen; Gaffky konnte dieses nach seinen Beobachtungen nicht bestätigen.[1]

Die Stichculturen im Gelatine-Röhrchen bieten ebenso wie diejenigen im Agar-Röhrchen kaum etwas Charakteristisches. Im Verlauf des ganzen Stiches findet spärliches Wachsthum statt, später werden von dem Impfstrich aus zarte büschelförmige Culturfortsätze in die Gelatine hineingetrieben. Das Wachsthum auf der Oberfläche im Röhrchen spielt sich im Wesentlichen ebenso wie auf der Gelatine-Oberfläche im Doppelschälchen ab.

Auf **Agar** entwickeln sich die Pestcolonien aus dem Grunde, weil sie hier bei dem Temperaturoptimum oder doch bei einer dem Wachsthum förderlicheren höheren Temperatur als 21° C., gezüchtet werden können, rascher wie auf Gelatine. Deshalb eignet sich die Agar-Cultur besonders gut zur raschen Gewinnung von Culturen aus Organtheilen und Gewebeflüssigkeiten, zumal da das Anwachsen der unmittelbar aus den Geweben des Kranken oder der Leiche übertragenen Pesterreger an sich erheblich viel langsamer vor sich geht, wie das Anwachsen des aus bereits vorhandenen Reinculturen übertragenen. Auch dann, wenn Reinculturen des Pesterregers aus Geweben, die mehrere Bakterienarten enthalten, durch Züchtung bei niederer Temperatur (21°) gewonnen werden sollen, wird Agar-Agar mit Rücksicht auf etwa vorhandene peptonisirende Bakterien nicht zu entbehren sein.

Diesen Vortheilen, welche die Verwendung von Agar als Nährboden bietet, stehen im Vergleich zur Gelatine auch Nachtheile gegenüber. Die charakteristische Form des ersten Typus der auf Gelatine gewachsenen Colonien — körniger mittlerer Theil, homogene Randzone — kommt auf Agar in

---

[1] Aufzeichnungen über die im Kaiserl. Gesundheitsamte am 19. und 20. October 1899 abgehaltene wissenschaftl. Besprechung u. s. w.

geringerer Ausprägung zu Stande. Die österreichische Commission[1]) und neuerdings W. Kolle[2]) geben zwar auch in
dieser Hinsicht dem Agar fast noch den Vorzug. Nach den
im Gesundheitsamte ausgeführten Untersuchungen über das
Wachsthum des Pesterregers auf Gelatine müssen wir in
Uebereinstimmung mit den Anschauungen der deutschen
Commission in differential-diagnostischer Hinsicht der Gelatine
den Vorzug vor dem Agar einräumen. Die Abbildungen
am Schlusse dieser Arbeit erläutern diese Anschauung. Es
kommt dabei in Betracht, dass mit der Züchtung auf
Gelatine auch die eigenartigen Formerscheinungen des Pesterregers, wie sie sich am besten färberisch im Klatschpräparat darstellen lassen, als weiteres Merkmal gewonnen
werden.

Bezüglich der Verwendung von Gelatine und Agar
für die Züchtung des Pesterregers halten wir somit fest,
dass zur Gewinnung von Reinculturen aus Geweben
und Körperflüssigkeiten von Kranken oder Leichen,
sowie zur beschleunigten Gewinnung von Culturen
der Agar (Serum-Agar) geeigneter ist als die Gelatine, dass aber die Gelatine-Oberflächencultur für
die Gewinnung differential-diagnostischer Merkmale
der Agar-Cultur vorzuziehen ist.

Plan für färberische und kulturelle (diagnostische) Untersuchung.

Für die mikroskopische Untersuchung und die Kultur
des Pesterregers aus Leichentheilen etc. giebt der im Anschluss an die mehrerwähnte wissenschaftliche Besprechung
im Kaiserlichen Gesundheitsamte ausgearbeitete Untersuchungsplan[3]) folgende Vorschriften:

1) a. a. O. Theil IIc. S. 619.
2) Zeitschr. f. Hygiene u. Inf. Bd. XXXVI. 1901. S. 397. Bericht
über die Thätigkeit in der zu Studien über Pest eingerichteten Station
des Instituts für Infectionskrankheiten. 1899/1900.
3) Anleitung für die bakteriologische Feststellung der Pestfälle.
Anl. 3 der durch Beschluss des Bundesraths vom 4. October 1900 fest-
gelegten „Grundsätze, die bei der Bekämpfung der Pest zu beobachten sind."

A. Mikroskopische Untersuchung.

Von dem zu untersuchenden Material sind zunächst reichlich Deckglaspräparate anzufertigen. Ein Theil derselben wird unfixirt und ungefärbt in einem Deckglasschächtelchen aufgehoben, um bei etwaiger Nachprüfung des Untersuchungsergebnisses benutzt zu werden. Die anderen Ausstriche werden nach einer der folgenden Färbungsmethoden behandelt und ebenfalls für spätere Nachprüfung aufgehoben.

Färbung: Mit Methylenblau — alkalisches Methylenblau nach Löffler, Boraxmethylenblau (5 pCt. Borax, 2 pCt. Methylenblau in Wasser) —, verdünnter Ziehl'scher Lösung, Gentianaviolett.

Charakteristische Polfärbung: Trockenpräparate 25 Minuten in absolutem Alkohol oder für wenige Sekunden in einer Mischung von Aether und Alkohol und Aether zu gleichen Theilen, dann mit einem der genannten Farbstoffe färben. (Die Farbe wird aufgegossen und sofort wieder ablaufen gelassen; Abspülung in Wasser und schnelles Abtrocknen mit Fliesspapier. Bei Ueberfärbung vorsichtiges Differenziren in 70 proc. Alkohol oder ganz schwacher Essigsäure.)

B. Kultur.

1. Fleischwasseragar (0,5 pCt. Kochsalz, 1 pCt. Pepton): Schwach alkalisch, nicht zu trocken, zu Platten ausgegossen, in weiten Reagensgläschen schräg erstarrt; Temperaturoptimum etwa 32 Grad.

   Anzuwenden bei Blut und anderem möglichst reinem Untersuchungsmateriale.

2. Blutserum nach Löffler: Rinderserum mit dem vierten oder fünften Theile einer 1 pCt. Traubenzucker enthaltenden alkalisirten Peptonbouillon, in weiten Röhrchen schräg oder in Platten erstarrt.

   Anzuwenden wie Agar.

3. Fleischwassergelatine (0,5 pCt. Kochsalz, 1 pCt. Pepton): Schwach alkalisch, Plattengiessen oder Ausstrich auf der Oberfläche der erstarrten Platte.

   Anwendung in jedem Falle erforderlich, besonders werthvoll bei Material, das mikroskopisch andere Bakterien neben Pestbacillen enthält, z. B. Sputum, Urin, Koth, Leichentheile. Bei stark verunreinigtem Material ist die Züchtung auf Gelatine bei niederer Temperatur (Eisschrank) zu versuchen.

Aus den Originalausstrichen sind die Pestbacillen rein zu züchten und Reinkulturen derselben auf Agar oder Löffler'schem Blutserum zur etwaigen Nachprüfung aufzubewahren.

Zur genaueren Bestimmung einer auf den unter 1—3 genannten Nährböden aus verdächtigem Materiale gezüchteten Kultur dient: Prüfung auf Beweglichkeit(unbeweglich), Färbung nach Gram(Entfärbung), Züchtung auf Agar mit 3 pCt. Kochsalzgehalt (zur Darstellung der Involutions- und Degenerationsformen)[1]), in schwach alkalischer Bouillon (zur Darstellung der Ketten), eventuell Gährungsprobe (keine Gasentwickelung).

Dass die mikroskopische Untersuchung und die Züchtung des Erregers auf diesen verschiedenen Nährböden des Pesterregers nicht als ausschlaggebend für die Differentialdiagnose zu erachten ist, wird in dem Untersuchungsplan in bestimmtester Weise dadurch zum Ausdruck gebracht, dass. die Ausführungen über den Gang der Untersuchung eingeleitet werden mit den Worten:

„Bei jeder bakteriologischen Untersuchung von Leichentheilen ist ausser der Untersuchung durch das Mikroskop und die Kultur auf Agar und Gelatine möglichst stets der Thierversuch heranzuziehen. Derselbe ist unerlässlich, wenn es sich um Feststellung des ersten Falles in einer Ortschaft handelt."

Die vorstehende Anleitung zur mikroskopischen und kulturellen Untersuchung des Pesterregers stellt eine praktische Nutzanwendung der bisher über Morphologie (färberische Eigenschaften), Kulturerscheinungen und Kulturbedingungen gewonnenen Erfahrungen dar und bildet somit ihrem Inhalte nach einen zweckmässigen Abschluss für die Ausführungen über Morphologie und Kultur des Pesterregers.

---

1) Die bei anderen Bakterien unter der Einwirkung des Kochsalzgehaltes des Nährbodens zu Stande kommenden Wuchsformen (Involutionsformen) veranschaulicht eine unter Gaffky's Leitung von Matzuschita ausgeführte Arbeit (Zeitschr. f. Hyg. u. Inf. Bd. XXXV. S.495) durch zahlreiche Photogramme. (Verf.)

B. Lebensdauer des Pesterregers ausserhalb des menschlichen oder thierischen Körpers.

1. Widerstandsfähigkeit gegenüber natürlichen Einflüssen.

Von einer Vermehrung des Pesterregers ausserhalb des menschlichen oder thierischen Körpers kann nach den für seine künstliche Züchtung kennen gelernten Bedingungen kaum die Rede sein. — Auch die Lebensdauer des Pesterregers ist unter den gleichen Verhältnissen eine begrenzte.

Der Pesterreger erliegt vor allem ziemlich rasch der

a) Austrocknung.

Bei Untersuchungen, die im Flügge'schen Laboratorium über Luftinfection im Allgemeinen[1]) und namentlich auch über die Frage angestellt worden sind, ob eine Uebertragung der Pestkeime durch die Luft auf den Menschen möglich ist[2]), zeigte sich, dass der Pesterreger durch Austrocknung mit feinsten Staubtheilchen zusammen sehr bald abgetödtet wird. Wilm's Beobachtung, dass von 150 Leuten, die mit Reinigung und Desinfection von Pesthäusern beschäftigt waren, keiner an Pest erkrankte, — ferner die in Bombay gemachte Beobachtung, dass Strassenkehrer verhältnissmässig selten an Pest erkrankten, — bilden für das Ergebniss der Flügge-schen Staubversuche die praktische Bestätigung.

Wilm und Kitasato fanden an Deckgläschen angetrocknete Pestbacillen nach $4^{1}/_{2}$ bezw. 4 Tagen abgetödtet.

Hohe Austrocknungsgrade, wie sie bei warmen Aussentemperaturen und im Exsiccator zu Stande kommen, beschleunigen das Absterben des Pesterregers erheblich.

Ueber die Einflüsse der Austrocknung auf den Pesterreger in und auf verschiedenen Substraten hat namentlich die deutsche Pestcommission[3]) zahlreiche Untersuchungen angestellt.

---

1) Flügge, Ueber Luftinfection. Zeitschr. f. Hygiene u. Inf. Bd. XXV. S. 179.

2) Edoardo Germano, Die Uebertragung der Cholera, der Pest und der Cerebrospinalmeningitis durch die Luft. Zeitschr. f. Hygiene u. Inf. Bd. XXVI. S. 273.

3) Arb. a. d. Kaiserl. Gesundheitsamte. Bd. 16. S. 275.

Das zu den Versuchen verwendete infectiöse Material bestand aus Aufschwemmungen von Reinculturen des Pesterregers, aus Aufschwemmungen von Pestorganen, aus bacillenhaltigem Auswurf von Pestpneumonie, aus Buboneneiter und Peritonealexsudat eines an Pest eingegangenen Meerschweinchens. Als Substrate waren Glassplitter, Filtrirpapier, Seidenfäden, Seiden- Wolle- und Leinwandstückchen gewählt worden. Die Aufbewahrung geschah bei Temperaturen von 30 bis 32⁰ und bei solchen von 22 bis 24⁰ C., an einem vor Licht geschützten Ort, theils im Exsiccator, theils unter natürlichen Luftverhältnissen. Die Prüfung der Lebensfähigkeit der Pestbacillen geschah nicht nur durch die Cultur, sondern auch mittelst des Thierversuchs (Mäuse).

Die längste Lebensdauer der Pestbacillen auf Woll-, Seiden- oder Gazestückchen betrug 6 Tage, auf Seidenfäden 5 Tage, auf Filtrirpapier und Glassplitter höchstens 2 Tage; im Exsiccator waren die Pestbacillen auf Glassplittern, Filtrirpapier, Seidenfäden und Seidenstückchen in längstens 1 Tage, auf Wollstückchen in längstens 2 Tagen abgetödtet.

Im Allgemeinen hielt sich die Lebensfähigkeit der Pestbacillen länger auf denjenigen Substraten, die ihrer Beschaffenheit nach gewisse Mengen von Feuchtigkeit längere Zeit zurückbehielten, also z. B. in Wollstückchen länger als auf Filtrirpapier, auf grossen Stücken Leinwand länger wie auf Seiden- und Wollestückchen. In dem angetrockneten Bubonen- eiter war die Infectiosität auf Wollstückchen schon nach 24 Stunden, auf Glassplittern schon nach 6 Stunden aufgehoben.

Auch die mit Faeces zusammen verriebenen und angetrockneten Pestbacillen waren bei 29⁰ C. in spätestens 8 Tagen nicht mehr infectiös. Die getrocknete Haut zweier an Pest eingegangener Mäuse war in dem einen Falle schon nach 4, im anderen nach 6 Tagen nicht mehr infectiös. In getrockneten Organstückchen blieben die Pestbacillen für Mäuse höchstens 7 Tage infectionstüchtig.

Wesentlich anders stellen sich die Ergebnisse, wenn die Austrocknung bei unter 20⁰ C. gelegenen Temperaturen, wie sie etwa unserem gemässigten Klima entsprechen würden, vorgenommen wurde. An Seidenfäden angetrocknetes pestbacillenhaltiges Material, vor Licht geschützt bei 15 bis 18⁰ C. aufbewahrt, war bis 18 Tage lang infectiös und enthielt wachsthumsfähige Pestbacillen 28 Tage lang; Parallelversuche

mit dem Material bei 30⁰ C. ergaben Aufhören der Infectiosität bereits nach 3 bis 5 Tagen.

Nach Wernicke[1]) blieben die Pestbacillen in dickeren
Schichten glashart eingetrocknet 10 bis 14 Tage lebend und
virulent. Pestbacillen im Blut und Organsaft von inficirten
Mäusen feucht oder trocken auf Leinwand gebracht, waren
nach 2 bis 8 Tagen zu Grunde gegangen.

Nach Wilm enthielten Leinwandstücke, die mit einer
Bouilloncultur von Pestbacillen getränkt und in Petri-
Schälchen aufbewahrt wurden, noch nach 4 Wochen Pest-
bacillen, die auf Agar wuchsen.

Hankin[2]) berichtet über Beobachtungen aus der Epidemie
in Bombay, nach denen sich der Pestbacillus in Kleidern 17,
ja 36 Tage lang virulent erhalten haben muss.

Abel[3]) fand an Leinwandstückchen angetrocknete Pestbacillen bei 16 bis 20⁰ C. ebenfalls noch nach 30 Tagen
lebend. Giaxa und Gosio[4]) berichten über ähnliche Versuchsergebnisse.

Batzaroff[5]) machte bei seinen im Roux'schen Laboratorium angestellten Versuchen über Erzeugung primärer
Pestpneumonie von der Nasenschleimhaut aus die Beobachtung, dass auf diesem Wege mittelst ausgetrockneter und
pulverisirter Organe von an Pestsepticämie eingegangenen
Thieren noch nach 38 Tagen Pestinfection zu erzielen war.

Löffler[6]) und Forster[7]) bekamen von an Sciden- bezw.
Wollfäden angetrockneten und bei Zimmertemperatur aufbewahrten Pestbacillen noch nach 56 bezw. 45 Tagen Pestculturen.

Anzuführen sind hier noch die Beobachtungen von Martin

---

1) Wernicke, Sitzungsberichte der Gesellschaft zur Beförderung
der gesammten Naturwissenschaften zu Marburg. 1898. No. 2. S. 49.

2) E. H. Hankin, La propagation de la peste. Annal. Pasteur.
1898. No. 11. p. 759.

3) R. Abel, Zur Kenntniss des Pestbacillus. Centralbl. f. Bakt.
Bd. XXI. S. 497.

4) V. de Giaxa e B. Gosio, Ricerche sul bacillo della peste
bubbonica in apporto alla profilassi. Giorn. internat. delle scienze med.
1897. No. 7, 8.

5) Batzaroff, La pneumonie pesteuse expérimentale. Annal. de
l'instit. Pasteur. 1899. T. XIII. p. 385.

6, 7) Wissenschaftl. Besprechung über die Pestfrage im Kaiserl.
Gesundheitsamte am 19. und 20. Oct. 1899.

Ficker[1]), dass Abwechseln von Austrocknung und
Feuchtigkeit das Absterben der Bacterien beschleunigt
(innerhalb 20 bis 28 Stunden Abtödtung) und dass eine
rasche Austrocknung unter Umständen wegen der sich
alsdann bildenden oberflächlichen trocknen Schicht, die ihrerseits die tieferen Schichten vor weiterer Austrocknung schützt,
die Bacterien weniger rasch abtödtet als eine langsame.

Im Fussbodenstaub von Wohnungen, in denen Pestkranke gelegen hatten, fanden Leumann[2]) und Kitasato
lebende Pestbacillen. —

Aus den vorstehenden experimentellen Ergebnissen über
die Beeinflussung des Pesterregers durch Austrocknung sind
folgende für die Verbreitungsweise der Pest wichtige Gesichtspunkte herzuleiten:

1. Bei der natürlichen Vernichtung des ausserhalb des menschlichen oder thierischen Körpers abgesetzten Pestbacillen ist in den heissen Klimaten, wie
z. B. auch in Bombay, der Austrocknung ein hervor-
ragender Antheil beizumessen.

2. In dem Klima der gemässigten Zone wird die
Austrocknung für sich wesentlich geringere Wirk-
samkeit haben. Man kann annehmen, dass dieser
Nachtheil wieder ausgeglichen wird durch den im
gemässigten Klima häufigen Wechsel zwischen
Trockenheit und Feuchtigkeit.

3. In Wäschestücken und Kleidern, namentlich in
solchen aus Leinwand, wird pestbacillenhaltiges
Material sich wochenlang infectiös halten können,
wenn nicht eine gründliche Austrocknung erfolgt;
in zusammengelegten nicht völlig trockenen Wäschestücken von Pestkranken können sich die Pesterreger über einen Monat lang in infectionstüchtigem
Zustande halten.

4. In feuchten Wohnungen, namentlich in feuchten
Ecken und Winkeln, wird sich infectiöses an Woll- oder
Tuchlappen, Verbandgegenständen u. s. w. angetrock-
netes Material wochenlang infectiös halten können.

---

1) Martin Ficker, Ueber Lebensdauer und Absterben von pathogenen Keimen. Zeitschr. f. Hygiene u. Inf. 1898. Bd. 29. S. 1.

2) Leumann, Leaves of my plague note-book. Indian medical
Gazette. 1898.

5. In **trocknen**, für die Luft gut zugänglichen **Wohnungen** wird infectiöses Material unter dem Einfluss der Austrocknung in der warmen Jahreszeit verhältmässig rasch seine Infectionstüchtigkeit einbüssen, dagegen kaum in der kalten Jahreszeit, — wenn nicht etwa durch gründliches Heizen Austrocknungs- und Temperaturverhältnisse geschaffen werden, wie sie der warmen Jahreszeit entsprechen. —
Gegen die Einwirkung

b) feuchter Hitze

ist der Pesterreger ebenfalls sehr empfindlich. Nach Untersuchungen der deutschen Commission[1]) waren die Pestbacillen bei 55°, 60° und 70° C. bereits nach 10 Minuten abgestorben, bei 80° C. schon nach 5 Minuten. Dementsprechend genügte Erhitzung bis zum Siedepunkte, um Bouillonaufschwemmungen von Pestculturen steril zu machen.

Albrecht und Ghon[2]) sahen von Temperaturen von 55 bis 60° eine wesentlich geringere Schädigung der Pestbacillen; die Infectionstüchtigkeit war nämlich selbst nach einstündigem Erhitzen noch nicht aufgehoben. Dieses Ergebniss ist von Wichtigkeit für die Behandlung der zur Schutzimpfung benutzten Pestculturen; unvollkommene Abtödtung bringt statt des erhofften Impfschutzes eine Pesterkrankung.

Es kommt bei allen diesen Versuchen darauf an, dass überall in den die Pestbacillen enthaltenden Medien thatsächlich eine gleichmässige Erhitzung erreicht wird; nach Kolle[3]) werden concentrirte Aufschwemmungen des Pesterregers bei mehrstündigem Aufenthalt im auf 65° C. eingestellten Thermostaten nicht sicher steril, jedoch zuverlässig innerhalb einer Stunde, wenn sie gleichzeitig geschüttelt werden. —
Dahingegen ist der Pestbacillus gegen

c) Kälte

ziemlich unempfindlich. Er wächst, wie schon in den Ausführungen über die Culturbedingungen erwähnt ist, selbst im

---

1) a. a. O. S. 278.
2) a. a. O., vergl. auch H. F. Müller u. R. Poech, Die Pest. Wien 1900. Verlag von Alfred Hölder. S. 21.
3) Zeitschr. f. Hyg. u. Inf. 1901. Bd. 36. S. 419.

Eisschrank bei Temperaturen von etwa 4° C, dagegen nicht mehr bei Temperaturen von 0° C. (Forster). Nach Arbeiten von Gabritschewsky, Gladin, Wladimiroff und Kres- ling[1]), ertragen Pestbacillen eine künstliche Kälte von —22°C. 12 bis 40 Tage lang. Nach Untersuchungen von Kasansky[2]) enthielten von drei 7 bis 10 Tage alten Agarculturen des Pestbacillus die eine noch nach 4 Monaten, die beiden anderen noch nach 5 bis 5½ monatlicher Einwirkung der Winterkälte lebensfähige Pestbacillen. Pestbacillen, die 4 Monate lang vollständig durchgefroren waren und Temperaturen bis — 31° C ausgehalten hatten, waren allerdings in ihrer krankmachenden Wirkung erheblich abgeschwächt, so dass eine mit 2 bis 3 Oesen einer eintägigen Bouilloncultur geimpfte Maus erst nach 14 Tagen an Pest einging.

Diese Versuchsergebnisse stimmen zu den epidemio- logischen Thatsachen insofern, als nach Hirsch von 87 in Europa (mit Ausnahme der Türkei) beobachteten Pest- epidemieen 17 auf die Wintermonate Januar bis März, je 22 auf den Frühling und Herbst, 26 auf den Sommer entfallen. Nach Florinsky sind die vom 14. bis 18. Jahrhundert in Russland aufgetretenen Pestepidemieen im Winter gewöhnlich schwächer geworden oder gar zum Stillstand gekommen.

Jedenfalls werden mässige Kältegrade unter 0° auf den Gang der Epidemieen ohne wesentlichen Ein- fluss sein.

Höhere Kältegrade werden auf den Fortgang einer Pestepidemie im Allgemeinen abschwächend wirken; es bleibt dahingestellt, ob diese epidemie-ab- schwächende Wirkung auf die Schädigung verstreuter Pest- erreger durch die Kälte, oder vielmehr auf die grössere Unterbindung des menschlichen Verkehrs in Folge der Kälte, sowie auf die erhöhte Austrocknung der Wohnungen in Folge stärkeren Heizens zu schieben ist. —

---

1) A. Wladimiroff u. K. Kresling, Zur Frage der Nährmedien für den Bacillus der Bubonenpest und sein Verhalten zu niederen Tem- peraturgraden. Deutsche med. Wochenschr. 1897. S. 430.

2) M. W. Kasansky, Die Einwirkung der Winterkälte auf die Pest- und Diphtheriebacillen. Centralbl. f. Bakteriol. I. Abth. Bd. 25. S. 122.

Gegen

d) direktes Sonnenlicht

sind die Pestbacillen im wesentlichen ebenso empfindlich, wie andere, nicht Sporen bildende Bacterien.

Nach Kitasato[1]) werden an Deckgläschen angetrocknete Pestbacillen durch directes Sonnenlicht in 3 bis 4 Stunden getödtet; wahrscheinlich wirkte hier Austrocknung und Erwärmung zusammen besonders schädigend.

Albrecht und Ghon[2]) fanden die Pestbacillen in einem Peritonealexsudat, das in einem Röhrchen 6 Stunden dem directen Sonnenlicht ausgesetzt war, nicht merklich abgeschwächt.

Die von der deutschen Pestcommission angestellten Versuche ergaben, dass Agarkulturen nach 2 stündiger Besonnung noch lebensfähige Keime enthielten; nach Einwirkung der Sonne über den ganzen Tag hin jedoch nicht mehr. In dickeren Schichten an Deckgläschen angetrocknet waren die Pestbacillen nach 4 stündiger Besonnung abgetödtet, nach 2 stündiger jedoch nicht. Wenn die Einwirkung der strahlenden Wärme, die das Sonnenlicht entwickelt, ausgeschaltet wurde, halten sich die Kulturen widerstandsfähiger gegen das Sonnenlicht. —

Ueber das Verhalten der Pestbacillen

e) im Wasser und in der Erde

liegen nur wenige Beobachtungen vor.

Im **Wasser** hielten sich die Pestbacillen nach Versuchen der deutschen Pestcommission[3]) höchstens 10 Tage virulent, wenn das Wasser vor Einbringen der Pestbacillen (von 48-stündiger Agarkultur) sterilisirt war; im nicht sterilisirten Wasser hielten sie sich höchstens 5 Tage. An Fäden, welche mit Milzblut einer Pestratte getränkt waren, blieben nach Versuchen von Drozdowsky[4]) die Pestbacillen im nicht

1) S. Kitasato, Preliminary note of the bacillus of bubonic plague. Hongkong 1894.
2) Vergl. auch Müller u. Poech, Die Pest u. s. w. S. 61.
3) a. a. O. S. 280.
4) P. Drozdowsky, Influence de l'eau potable de composition chimique diverse sur la virulence du bacille pesteux. Wratsch 1898. No. 3.

stagnirenden Flusswasser 7 Tage, in Quellwasser 14 Tage lang virulent.

Wilm[1]) gelang es während der Pestepidemie in Hongkong, Pestbacillen in dem Wasser eines sehr tief gelegenen und rings von Pesthäusern umgebenen Brunnens nachzuweisen. Pfeiffer[2]) hingegen vermochte auch in Wasserproben, die unmittelbar mit pestbacillenhaltigen Stoffen verunreinigt waren, Pestbacillen nicht zu finden.

Nach Wernicke[3]) gehen die Pestbacillen in Wasser innerhalb 8 Tagen zu Grunde.

Abel[4]) wies in sterilisirtem Leitungswasser 20 Tage lang lebende Pestbacillen nach.

Nach Würtz und Bourges können die Pestbacillen sich im Meerwasser 47 Tage lebend und etwa 40 Tage virulent erhalten[5]).

Hiernach ist anzunehmen, dass die Lebensdauer der Pestbacillen im gewöhnlichen Fluss-, See- und Brunnenwasser im Allgemeinen kurz begrenzt ist, — kaum über 14 Tage hinausgehend; im salzhaltigen Meereswasser können sie länger lebensfähig und virulent bleiben.

Wilm hatte während der Hongkonger Epidemie 1894 die Anschauung gewonnen, dass das Wasser bei der Pestübertragung eine Rolle spielen könne. Wenn auch nach den Beobachtungen der meisten Pestforscher anzunehmen ist, dass pestbacillenhaltiges Wasser als solches dem Menschen wenig Gefahr bringt, so wird doch der Umstand, dass Ratten häufig im Wasser sterben und dass an Bord die Ratten gern an frisches Wasser herangehen, bei der praktischen Pestbekämpfung Berücksichtigung finden müssen, — zumal da Ratten für die primäre Lokalisation der Pest im Darmcanal empfäng-

---

1) Hygienische Rundschau. 1897. No. 5 u. 6.

2) Besprechung über die Pestfrage im Kaiserl. Gesundheitsamt am 19. und 20. October 1899.

3) Sitzungsbericht der Gesellschaft zur Förderung der ges. Naturwissenschaften zu Marburg. 1898. No. 2. S. 49.

4) R. Abel, Zur Kenntniss der Pestbacillen. Centralbl. f. Bakt. 1897. Bd. 21. S. 497.

5) Zehnter internationaler Congress für Hygiene und Demographie zu Paris vom 10. bis 17. August 1900. Deutsche Vierteljahrsschr. für öffentl. Gesundheitspflege. Bd. XXXII. 1900. H. 4, S. 709.

lich sind; und es ist nicht ausgeschlossen, dass die Ratten unter Umständen durch Vermittelung eines inficirten Wassers an Pest erkranken, — namentlich wenn sie Verletzungen in der Umgebung des Maules oder an der Schleimhautauskleidung desselben aufweisen.

Auch in der **Erde** verlieren die Pestbacillen ihre Virulenz und Lebensfähigkeit in verhältnissmässig kurzer Zeit.

E. Klein[1]) in London fand in den in Erde oder Sand eingegrabenen Kadavern an Pest eingegangener Meerschweinchen noch nach 17 Tagen virulente Pestbacillen, — jedoch nicht mehr nach 21 Tagen; das Ergebniss war im Wesentlichen unabhängig davon, ob die Kadaver innerhalb von Holzsärgen oder ohne Umhüllung eingescharrt waren.

Yokoté[2]) beobachtete, dass die Lebensfähigkeit der Pestbacillen in verscharrten Thierkadavern bei Aussentemperaturen von 22 bis 30 °C. 7 Tage, bei Aussentemperaturen von 6 bis 10 ° C. jedoch 20 bis 30 Tage andauerte; die obere Grenze schien 1 Monat zu sein. Je höher die Temperatur, und je lebhafter in Folge dessen die Fäulniss vor sich ging, um so kürzer wurde die Lebensdauer der Pestbacillen. Schottelius hat lebende Bacillen in der Erde im Umkreise von 20 cm um verscharrte Kadaver von Pestratten gefunden.

An Forschern, welche dem Boden eine conservirende, ja sogar Virulenz erhaltende Rolle gegenüber dem Pestbacillus beizumessen geneigt sind, fehlt es nicht. Hankin[3]) z. B. wurde zu einer solchen Anschauung durch die Vormeinung geleitet, dass der Pestbacillus durch die Passage von Ratte zu Ratte keine Steigerung, sondern im Gegentheil eine Abschwächung seiner Wirksamkeit für die Ratte, wie auch für den Menschen erfahre, und dass demnach zur Erklärung von heftigerem Wiederaufflackern von Pestepidemien an demselben Ort nach längeren Pausen die Annahme einer latent gebliebenen Fortzüchtung des Keimes unmittelbar von Ratte zu Ratte nicht ausreiche; es fehle dabei das Bindeglied, in dem der Pesterreger den erforderlichen Wirkungsgrad (Virulenz)

---

1) E. Klein, Zur Kenntniss des Schicksals pathogener Bakterien in der beerdigten Leiche. Centralbl. f. Bakt. I. Abth. 25. Bd. S. 737.

2) Z. Yokoté, Ueber die Lebensdauer des Pestbacillus in eingescharrten Thiercadavern. Ebendas. Bd. 23. S. 1030.

3) E. K. Hankin, a. a. O. S. 747.

für den Menschen wiedergewinnt; auch müssten die Ratten-
epizootien sehr bald ein Ende erreichen, wenn es sich dabei
nur um eine unmittelbare Uebertragung von Thier zu Thier
handele. Auch hier müsse ebenfalls ein Bindeglied, in dem
die Pestbacillen wieder Virulenz gewinnen, vorhanden sein.
Dieses Bindeglied glaubte Hankin im Boden vermuthen zu
können.

Yersin's[1]) Angabe, dass er im Boden von Pesthäusern
Bakterien gefunden habe, die morphologisch und culturell
den Pestbacillen glichen, jedoch keine Virulenz besassen,
würde selbst in dem Falle, wenn man diese Bakterien als
Abkömmlinge echter Pestbacillen auffassen wollte, nur be-
weisen, dass der Pestbacillus in der Erde seine Infectionstüchtigkeit verliert.

Wilm hat in Honkong zahlreiche Bodenuntersuchungen
stets mit negativem Erfolge ausgeführt.

Nach Allem' stellt der Erdboden für den Pest-
bacillus eine schützende Zufluchtsstätte etwa in
dem Sinne, wie für den Typhusbacillus, nicht dar. —
Von grosser Bedeutung für die Widerstandsfähigkeit des
Pesterregers ausserhalb des menschlichen und thierischen
Körpers ist auch sein Verhalten im

f) Zusammenleben mit anderen Bakterien
(Fäulniss u. s. w.).

Es ist bereits angeführt, dass die Lebensdauer der Pestbacillen in Thierkadavern wesentlich abgekürzt wird durch
einen raschen Ablauf der Fäulnissvorgänge.

Im Bericht der deutschen Pestcommission[2]) wird ein Versuch angegeben, in dem in einer faulenden Milz einer Pestleiche nach 2 und 4 Tagen mittelst Cultur und Thierversuchs
noch lebende Bacillen nachzuweisen waren, nach 6 Tagen
jedoch nicht mehr; die nach der letzteren Zeitdauer heraus-
gezüchteten reichlichen Colonien waren koliähnlich und die
geimpften Mäuse gingen an malignem Oedem zu Grunde;
die Commission gab der Vermuthung Raum, dass die Pestbacillen vielleicht nur überwuchert waren.

---

1) Von Pfeiffer in der Besprechung im Kaiserl. Gesundheitsamt
citirt. a. a. O. S. 5.
2) a. a. O. S. 280.

Albrecht und Ghon[1]) vermochten in bacillenreichen
Faeces, die bei Zimmertemperatur gehalten wurden, (mittels
Einreibung auf rasirte Hautstellen bei Mäusen) virulente Pestbacillen 3 Tage lang nachweisen. Da nach Untersuchungen
der deutschen Commission die Pestbacillen nach Einbringung
in vorher sterilisirte Faeces nur 4 Tage lang lebensfähig
geblieben waren, so ist anzunehmen, dass ihre Lebensdauer in
Faeces mit dem natürlichen Bakterienreichthum über diese
Zeit auch nicht hinausgeht.

Nach Albrecht und Ghon sind es nicht die Stoff-
wechselproducte der concurrirenden Bakterien, welche die
Pestbacillen in Bakteriengemischen schädigen; die Beeinflussung des Wachsthums des Pestbacillus habe vielmehr
darin ihren Grund, dass ihm vermöge seiner geringen Wachs-
thumsenergie die anderen rascher wachsenden Bakterien in
der Ausnutzung des Nährbodens zuvorkommen. —

Das Unterliegen der Pestbacillen in Concurrenz mit
anderen Bakterien ist entscheidend auch für ihr Verhalten

g) auf Nahrungsmitteln.

Auf der Kartoffel, auf Reisbrei, in Milch, auf Fleisch-
brühe, Gallerte vermag der Pesterreger sich zu vermehren,
wenn die genannten Nährmedien steril sind, wenn sie keinen,
oder einen nur geringen Säuregrad haben, und wenn höhere
Temperaturen (30—37°) das Wachsthum begünstigen; sein
Wachsthum ist auf der Kartoffel, in der Milch, auf Reisbrei
selbst unter den günstigsten Bedingungen ein sehr langsames
und kümmerliches. Demnach wird auf Nahrungsmitteln
in Wirklichkeit ein Wachsthum der Pestbacillen schon
wegen der überwiegenden Zahl concurrirender Saprophyten ausbleiben oder ganz untergeordnet sein.

Von Bedeutung könnte unter Umständen die verhältnissmässig lange Lebensdauer der Pestbacillen in gepökeltem
Fleisch sein; nach Versuchen von Stadler[2]) waren Pestbacillen nach einem 16 tägigen Pöckelprocess in 10 procentiger
Salzlake noch nicht abgetödtet.

---

1) a. a. O. vergl. auch H. F. Müller u. R. Poech, Die Pest etc. S. 95.

2) E. Stadler, Ueber die Einwirkung von Kochsalz auf Bakterien.
die bei den sogenannten Fleischvergiftungen eine Rolle spielen. Arch.
f. Hygiene. Bd. 25. S. 40.

2. Widerstandsfähigkeit des Pestbacillus gegenüber Desinfectionsmitteln.

Die deutsche Commission[1]) stellte in Bombay umfangreichere Untersuchungen nach dieser Richtung in zweierlei Weise an. Entweder wurde der zu prüfenden Desinfectionsflüssigkeit sehr reichlich eine frischbereitete Bouillonaufschwemmung einer vollvirulenten Agarcultur beigemischt und von dieser Mischung bestimmte Mengen von Zeit zu Zeit auf Bouillonröhrchen verimpft oder mit Gelatine oder Agar auf Platten gegossen; oder es wurden sterile Seidenfäden, an denen eine frische Pestbacillen-Aufschwemmung in dicker Schicht angetrocknet war, in die zu prüfende mittelst sterilen Leitungswassers frisch bereitete Desinfectionsflüssigkeit gelegt und in bestimmten Zeiträumen nach gründlicher Abspülung mit sterilisirtem Leitungswasser in Bouillon übertragen oder auf Mäuse verimpft.

Die hierher gehörenden Versuche der Frau N. Schultz[2]) haben mit denjenigen der deutschen Commission vor Allem das gemeinsam, dass vor der Einbringung der von den Desinfectionsmitteln beeinflussten Pestbacillen in frische Nährböden für die Entfernung des etwa anhaftenden desinficirenden Mittels auf das gründlichste gesorgt war. Wenn die Wirkung einzelner Desinfectionsmittel in den von der deutschen Commission angestellten Versuchen eine raschere war, als die der gleichen Desinfectionsmittel in gleicher Concentration in den Versuchen der Frau N. Schultz, so erklärt sich dies aus den verhältnissmässig hohen Temperaturen (30° C.), die bei den Versuchen der deutschen Commission den Desinfectionserfolg beschleunigten. Die beiderseitigen Versuchsergebnisse sind im grossen Ganzen übereinstimmend, wie nachstehende Tabelle (S. 40) zeigt:

Sublimat in 1%₀-Lösung mit Zusatz von 0,5 pCt. Chlornatrium ist am wirksamsten. Das Sublimat ist wegen seiner hohen Giftigkeit unter den für die öffentliche Desinfection empfohlenen Desinfectionsmitteln bisher nicht aufgeführt worden.

---

1) a. a. O. S. 278.
2) Mme. N. K. Schultz, De l'action des antiseptiques sur le bacille pestis hominis et de la desinfection d'affects et de locaux contaminés par la peste bubonique. Arch. des sciences biol. p. p. l'Inst. imp. de méd. expérim. à St. Pétersbourg. Tome IV. 1898. No. 5.

Desinfectionsmittel	Lösungsverhältniss (wässerige Lösung)	Abtödtung der Pestbacillen nach ? Minuten		Pestbacillen waren noch nicht abgetödtet nach ? Minuten	
		Deutsche Commission	N. Schultz	Deutsche Commission	N. Schultz
Sublimat	0,5:1000	—	unzuverlässig	—	—
	1:1000	in wenigen Augenblicken	2 Min.	—	—
„ mit 0,5 pCt. Na Cl	0,05:1000	—	2 Min.	—	—
Carbolsäure	0.25u.0,5:100	—	—	60—100 Min.	—
	1:100	10 Min.	30 Min.	—	—
	2:100	—	2 Min.	—	—
	2,5u.5,0:100	1 Min.	—	—	—
Lysol	1,0:100	5 Min.	—	—	—
	2,5:100	1 Min.	—	—	—
Parachlorphenol	0,3:100	—	5 Min.	—	—
	0,5:100	—	2 Min.	—	—
Schwefelsäure	0,5:1000	5 Min.	—	—	—
Salzsäure	0,5:1000	—	—	—	60 Min.
	1,0:1000	30 Min.	30 Min.	—	—
	2,5u.5,0:1000	—	10 Min.	—	—
Essigsäure	5:1000	—	—	—	30 Min.
Milchsäure	1:1000	—	—	—	60—100 Min.
Formaldehyd	0,5:100	—	—	—	30—60 Min.
(in wässeriger Lösung)	1,0:100	—	30 Min.	—	—
	2,0:100	—	2 Min.	—	—
Schmierseifenlösung	1,0:100	—	—	60 Min.	—
	3,0:100	30 Min.	—	5—15 Min.	—
Chlorkalk	1,0:100	15 Min.	30 Min.	—	—
	5,0:100	—	in kaum 2 Min.	—	—
Aetzkalk	1,0:100	30 Min.	—	—	—
Kalkmilch	zu gleichen Theilen mit Faeces	60 Min.	—	30 Min.	—
Schwefelsäure	1 Theil zu 1000 Theilen Faeces	30 Min.	—	—	—

Mit Carbolsäure ist in der desinficirenden Wirksamkeit das im Arzneibuch f. d. deutsche Reich vorgesehene Präparat Liqu. Cresoli saponatus annähernd gleich zu stellen. Lysol ist beiden in einem für die praktischen Verhältnisse nicht gerade belangreichen Grade überlegen; es ist in einem von K. K. Oesterreichischen Sanitätsrath unter dem 8. 7. 99 abgegebenen Gutachten: „Belehrung über die Pest und die sanitären Maassnahmen zur Verhütung und Tilgung derselben" in 3 procentiger Lösung in erster Linie als verwendbares Desinfectionsmittel genannt.

Carbolsäure und Lysol müssen in wenigstens 2,5 pCt. Lösung für trockene Gegenstände, in entsprechend stärkerer Lösung für die Desinfection flüssiger Medien angewandt werden; der officinelle Liqu. Cresol. sapon., der eine Mischung von Rohcresol und Seife zu gleichen Theilen darstellt, würde in dem Concentrationsverhältniss anzuwenden sein, dass die fertige Desinfectionslösung zum mindesten 2,5 pCt. Rohcresol enthält. In der nachfolgenden Desinfectionsanweisung (S. 42) ist unter a 1. eine 2,5 proc. Rohcresol- und eine 3 proc. Carbolsäurelösung vorgesehen; das Phenol steht an desinficirender Wirkung dem Cresolgemisch des Rohcresols etwas nach.

Ein kräftiges Desinfectionsmittel ist auch Parachlorphenol in wenigstens 0,5 procentiger Lösung (aber zu theuer).

Der Chlorkalk in 5 procentiger Lösung wirkt etwa wie Carbolsäure und Lysol in 2,5 procentiger Lösung; es ist dabei zu bedenken, dass der ungleichmässige Gehalt des Chlorkalks an unterchloriger Säure die Desinfectionswirkung dieses Mittels schwankend macht.

Zur Desinfection von Faeces ist Zusatz einer Lösung von Schwefelsäure in dem Maasse, dass 1 Theil Schwefelsäure auf 1000 Theile Faeces kommt, wirksamer wie frisch bereitete Kalkmilch, die gleichen Theilen Faeces zugesetzt ist. —

Dem Formaldehyd in Gasform setzt der Pestbacillus unter sonst gleichen Verhältnissen keinen grösseren Widerstand entgegen als die anderen nicht sporenbildenden Krankheitserreger; besondere Versuche sind hierüber angestellt von R. Abel[1]) und von N. Schultz[2]). Formaldehyd in Gasform ist in die Desinfectionsanweisung bei Pest, welche als Anl. 1 der unter dem 6. Oktober 1900 erfolgten Bekanntmachung betr. Bestimmungen zur Ausführung des Gesetzes über die Bekämpfung gemeingefährlicher Krankheiten beigefügt ist, aufgenommen; über die Gebrauchsanwendung geben die Ausführungen unter I a. und II 7. dieser Anweisung Aufschluss.

Erwähnt sei noch, dass nach Catherina[3]) der Ver-

1) R. Abel, Centralbl. f. Bakter. Bd. 21. 1897. S. 511.
2) a. a. O.
3) G. Catherina, Contributo alla conoscenza del bacillo della peste bubonica ref. Centralbl. f. Bakter. 1898. 24. S. 891.

brennungsrauch von Tannenholz auf Pestbacillen binnen
20 Minuten abtödtend wirkt. — Schwefeldämpfe versagen
auch beim Pestbacillus (Hankin[1]).

Der Pesterreger wird, wie, Seite 32 erwähnt, durch
feuchte Hitze bereits bei Temperaturen von 55° C. in verhältnissmässig kurzer Zeit (in etwa 10 Minuten) abgetödtet
und erliegt dem gesättigten Wasserdampfe von 100° C. sofort.

Was die Auswahl der Desinfectionsmittel für die
öffentliche Desinfection anbetrifft, so führt die Anl. 1 zu
der am 6. Oktober 1900 erlassenen Bekanntmachung, betr.
Bestimmungen zur Ausführung des Gesetzes über die Bekämpfung gemeingefährlicher Krankheiten[2]), folgende Mittel auf:

a) Kresol, Karbolsäure.

1. Verdünntes Kresolwasser. Zur Herstellung wird 1 Gewichtstheil Kresolseifenlösung (Liquor Cresoli saponatus des Arzneibuches für
das Deutsche Reich, 4. Ausgabe) mit 19 Gewichtstheilen Wasser gemischt. 100 Theile enthalten annähernd 2,5 Theile rohes Kresol. —
Das Kresolwasser (Aqua cresolica des Arzneibuches für das Deutsche
Reich, 4. Ausgabe) enthält in 100 Theilen 5 Theile rohes Kresol, ist
also vor dem Gebrauche mit gleichen Theilen Wasser zu verdünnen —.

2. Karbolsäurelösung. 1 Gewichtstheil verflüssigte Karbolsäure
(Acidum carbolicum liquefactum) wird mit 30 Gewichtstheilen Wasser
gemischt.

b) Chlorkalk.

Der Chlorkalk hat nur dann eine ausreichende desinficirende Wirkung, wenn er frisch bereitet und in wohlverschlossenen Gefässen aufbewahrt ist; er muss stark nach Chlor riechen. Er wird in Mischung
von 1:50 Gewichtstheilen Wasser verwendet.

c) Kalk, und zwar:

1. Kalkmilch. Zur Herstellung derselben wird 1 l zerkleinerter,
reiner, gebrannter Kalk, sogenannter Fettkalk, mit 4 l Wasser gemischt,
und zwar in folgender Weise:

Es wird von dem Wasser etwa $3/4$ l in das zum Mischen bestimmte
Gefäss gegossen und dann der Kalk hineingelegt. Nachdem der Kalk

---

1) E. K. Hankin, The plague in India. 1896/97. (Vergl. Müller-
Poech, Die Pest etc. S. 62.)

2) Besondere Beilage zu den „Veröffentlichungen des Kaiserl. Gesundheitsamtes". 1900. No. 42. S. 1031 und R. G. Bl. S. 849.

das Wasser aufgesogen hat und dabei zu Pulver zerfallen ist, wird er mit dem übrigen Wasser zu Kalkmilch verrührt.

2. Kalkbrühe, welche durch Verdünnung von 1 Theile Kalkmilch mit 9 Theilen Wasser frisch bereitet wird.

d) Kaliseife.

3 Gewichtstheile Kaliseife (sogenannte Schmierseife oder grüne Seife oder schwarze Seife) werden in 100 Gewichtstheilen siedend heissem Wasser gelöst (z. B. $^1/_2$ kg Seife in 17 l Wasser). Diese Lösung ist heiss zu verwenden.

e) Formaldehyd.

Der Formaldehyd ist ein stark riechendes, auf die Schleimhäute der Luftwege, der Nase, der Augen reizend wirkendes Gas, das aus Formalin, einer im Handel vorkommenden, etwa 35 procentigen wässerigen Lösung des Formaldehyds (Formaldehydum solutum des Arzneibuchs) durch Kochen oder Zerstäubung mit Wasserdampf oder Erhitzen sich entwickeln lässt. Das Formalin ist bis zur Benutzung gut verschlossen und vor Licht geschützt aufzubewahren.

Der Formaldehyd in Gasform ist für die Desinfection geschlossener oder allseitig gut abschliessbarer Räume verwendbar und eignet sich zur Vernichtung von Krankheitskeimen, die an frei liegenden Flächen oberflächlich oder doch nur in geringer Tiefe haften. Zum Zustandekommen der desinficirenden Wirkung sind erforderlich:

vorgängiger, allseitig dichter Abschluss des zu desinficirenden Raumes durch Verklebung, Verkittung aller Undichtigkeiten der Fenster und Thüren, der Ventilationsöffnungen und dergleichen,

Entwickelung von Formaldehyd in einem Mengenverhältnisse von wenigstens 5 g auf je 1 cbm Luftraum,

gleichzeitige Entwickelung von Wasserdampf bis zu einer vollständigen Sättigung der Luft des zu desinficirenden Raumes (auf 100 cbm Raum sind 3 l Wasser zu verdampfen),

wenigstens sieben Stunden andauerndes ununterbrochenes Verschlossenbleiben des mit Formaldehyd und Wasserdampf erfüllten Raumes; diese Zeit kann bei Entwickelung doppelt grosser Mengen von Formaldehyd auf die Hälfte abgekürzt werden.

Formaldehyd kann in Verbindung mit Wasserdampf von aussen her durch Schlüssellöcher, durch kleine in die Thür gebohrte Oeffnungen und dergleichen in den zu desinficirenden Raum geleitet werden. Werden Thüren und Fenster geschlossen vorgefunden und sind keine anderen Oeffnungen (z. B. für Ventilation, offene Ofenthüren) vorhanden, so empfiehlt es sich, die Desinfection mittels Formaldehyds auszuführen, ohne vorher das Zimmer zu betreten, beziehungsweise ohne die vorherigen Abdichtungen vorzunehmen; für diesen Fall ist die Entwickelung wenigstens viermal grösserer Mengen Formaldehyds, als sie für die Desinfection nach geschehener Abdichtung angegeben sind, erforderlich. Die Desinfection mittels Formaldehyds darf nur nach bewährten Methoden ausgeübt und nur geübten Desinfectoren anvertraut werden, die für jeden einzelnen Fall mit genauer Anweisung zu versehen sind. Nach Beendigung der Desinfection empfiehlt es sich, zur Beseitigung des den Räumen noch anhaftenden Formaldehydgeruchs Ammoniakgas einzuleiten.

f) Dampfapparate.

Als geeignet können nur solche Apparate und Einrichtungen angesehen werden, welche von Sachverständigen geprüft sind.

Auch Nothbehelfseinrichtungen können unter Umständen ausreichen.

Die Prüfung derartiger Apparate und Einrichtungen hat sich zu erstrecken namentlich auf die Anordnung der Dampfzuleitung und -Ableitung, auf die Handhabungsweise und die für eine gründliche Desinfection erforderliche Dauer der Dampfeinwirkung.

Die Bedienung der Apparate u. s. w. ist, wenn irgend angängig, wohl unterrichteten Desinfectoren zu übertragen.

g) Siedehitze.

Auskochen in Wasser, Salzwasser oder Lauge wirkt desinficirend. Die Flüssigkeit muss die Gegenstände vollständig bedecken und mindestens zehn Minuten lang im Sieden gehalten werden.

Schliesslich wird allen noch zu erwartenden Fortschritten in der Desinfectionstechnik sowie dem besonderen Vertrauen zu gewissen anderen Desinfectionsmethoden durch den nachstehenden Zusatz Rechnung getragen:

„Unter den angeführten Desinfectionsmitteln ist die Wahl nach Lage der Umstände zu treffen. Es ist zulässig, dass seitens der beamteten Aerzte unter Umständen auch andere in Bezug auf ihre desinficirende Wirksamkeit erprobte Mittel angewendet werden; die Mischungs-bezw. Lösungsverhältnisse, sowie die Verwendungsweise solcher Mittel sind so zu wählen, dass der Erfolg der Desinfection nicht nachsteht einer mit den unter a bis g bezeichneten Mitteln ausgeführten Desinfection."

Neu im Vergleich zu den für Cholera u. s. w. gegebenen Desinfectionsanweisungen sind in dieser Aufzählung der für die öffentliche Desinfection anempfohlenen Mittel der Formal-

dehyd und das Kresol; die Anführung des letzteren stützt
sich auf die in die 4. Ausgabe des deutschen Arzneibuches
aufgenommenen Präparate Cresolum crudum und Liquor
Cresoli saponatus. Die Anwendung des Formaldehyds er-
fährt in derselben Desinfectionsanweisung unter II. Ziffer 7
eine bemerkenswerthe der Eigenartigkeit der Formaldehyd-
Wirkung Rechnung tragende Einschränkung:

Die Anwendung des Formaldehyds empfiehlt sich besonders zur
sogenannten Oberflächendesinfection. Ausserdem gewährt sie den Desinfectoren einen gewissen Schutz vor einer Infection bei den nach
Ziffer 6 auszuführenden mechanischen Desinfectionsarbeiten und ist
möglichst vor dem Beginne sonstiger Desinfection in der Weise auszuführen, dass die zu desinficirenden Räumlichkeiten erst nach der beendeten
Formaldehyddesinfection betreten zu werden brauchen (vgl. I e, Abs. 3).

Nach voraufgegangener Desinfection mittels Formaldehyds können
nur die Wände, die Zimmerdecke, die freien glatten Flächen der Geräthschaften als desinficirt gelten.

Unter den als bewährt anzusehenden Methoden der Formal-
dehyd-Desinfection ist der sogenannten Breslauer Methode
(vermittest verdünnter wässeriger Formaldehyd-Lösungen)
wegen der Einfachheit der zu verwendenden Apparate, wegen
der Einfachheit ihrer Ausführung, wegen der Sicherheit der
Entwickelung wirksamen Formaldehyds und wegen der verhältnissmässig geringen Kosten der Vorzug einzuräumen.

Die in der Friedens-Sanitäts-Ordnung vom
16. Mai 1891, Beilage 34 zu § 140,4 enthaltene Anleitung
zur Vernichtung und Beseitigung der Ansteckungsstoffe zählt im § 1 unter den Desinfectionsmitteln ausser
dem Quecksilbersublimat, der Carbolsäure, dem gebrannten
Kalk, Chlorkalk, dem strömenden gesättigten Wasserdampf,
kochendem Wasser, Ausglühen und Verbrennen auch die
rohe Schwefel-Carbolsäure auf, die sich gerade wegen ihres
Gehalts an Schwefelsäure (10 l rohe — sog. 25 procentige
Carbolsäure mit $5\frac{1}{2}$ l roher Schwefelsäure vermischt, hiervon 5 procentige wässerige Lösungen) zur Abtödtung des
Pesterregers gut eignet. Dahingegen finden sich nicht erwähnt das Kresol und der Formaldehyd. Der Anwendung
von Kresol an Stelle der Carbolsäure in der Weise, wie sie
unter I a. 1 der vorerwähnten für die öffentliche Desinfection
gegebenen Anweisung (v. 6. 10. 1900) empfohlen ist, steht
nichts entgegen. Auch gegen die Verwendung von Formaldehyd wird in geeigneten Fällen nichts zu erinnern sein.

Schon die in der Friedens-Sanitäts-Ordnung,
Beil. 34, aufgezählten Desinfectionsmittel reichen
zur Desinfection bei der Pest aus.

Ueberblicken wir schliesslich die gesammten Ausführungen
über die Widerstandsfähigkeit des Pesterregers ausserhalb des
menschlichen und thierischen Körpers, so sind als bedeutsam
für die Pestbekämpfung und für den Mechanismus der Pestverbreitung hauptsächlich folgende Punkte hervorzuheben:

1. Der Pesterreger erliegt den mannigfachen
Schädigungen, die sein Dasein ausserhalb des Menschen oder des Thierkörpers bedrohen, verhältnissmässig rasch;

namentlich der Austrocknung, dem Sonnenlicht, der
Conkurrenz der anderen Bakterien; höhere Aussentemperaturen
beschleunigen sein Absterben.

2. Niedere Temperaturen und gleichmässige
Feuchtigkeit wirken erhaltend auf den Pesterreger;

aber auch diese Factoren können ihn nur auf begrenzte
Zeit vor dem Untergange bewahren.

3. In der Erde und im Wasser ist seine Lebensfähigkeit von verhältnissmässig kurzer Dauer.

4. Mit den gebräuchlichen Desinfectionsmitteln
ist er leicht abzutödten.

C. Virulenz und Giftwirkung.

Virulenz und Giftwirkung sind an sich von einander
wohl zu scheidende Begriffe; sie stehen beim Pesterreger in
engerer Beziehung zu einander.

Die Virulenz umfasst im Wesentlichen die Wachsthums-
und Vermehrungsfähigkeit des lebenden Krankheitserregers
im Thierkörper und die mit der Lebhaftigkeit der Vermehrung
sich steigernden krankmachenden Wirkungen (Virulenzgrad).
Zum Studium der Virulenz ist ausschliesslich das lebende
Virus, der lebende Krankheitserreger verwendbar.

Die Giftwirkung bezieht sich auf diejenigen Schädigungen des Thierkörpers, welche durch die von dem Erreger
gebildeten ihm eigenen Gifte hervorgebracht werden. Zum

Studium der Giftwirkungen eines Krankheitserregers ist das
Moment seiner Vermehrungsenergie in den Körpersäften des
Thieres u. s. w. auszuschalten; es sind also entweder abgetödtete Culturen und deren (chemische) Auszüge, oder aber
bakterienfreie Culturfiltrate zu verwenden.

Die ohne den lebenden Erreger oder mit dem abgetödteten Erreger in den Körper eines Versuchsthieres eingeführten Gifte können im Thierkörper keine Vermehrung
erfahren, sind demnach ausserordentlich fein abmessbar; dieses
Verhältniss ist mit Vortheil zur Gewinnung von Schutzimpf-
stoffen zu verwerthen, weil die Gifte in den Säften des
Körpers beziehungsweise in den Zellen (Seitenkettentheorie
Ehrlich's) die Bildung von bestimmten Gegenstoffen, welche
sich ihrer Menge nach methodisch steigern lassen, auslösen.

Der in den Thierkörper eingeführte lebende Erreger vermehrt sich in demselben: je grösser die Einsaat, je grösser
die individuelle Empfänglichkeit des Thieres, um so lebhafter
die Vermehrung, um so gewaltiger die stetig fortschreitende
Wirkung. Eine Abmessung des lebenden Virus seinem
Wirkungsgrade nach lässt sich nicht mit derselben Genauig-
keit und Sicherheit durchführen, wie die Abmessung der Gifte.

Es giebt Krankheitserreger, die dem Thierkörper gegenüber sich in hohem Grade virulent erzeigen, — die im Stande
sind, in kurzer Zeit den ganzen Körper des Thieres förmlich
zu überschwemmen und die doch so gut wie gar keine
intoxikatorischen (Gift-) Wirkungen ausüben. Hierher gehört
z. B. der Milzbranderreger. — Andrerseits giebt es Krankheitserreger, die sich im Thierkörper nur in geringem Maasse
vermehren und doch vermöge der von ihnen gebildeten
schweren Gifte hochgradige (toxische) Schädigungen des
Thieres zu Stande bringen, — z. B. der Erreger des Tetanus.

Der Pesterreger steht zwischen diesen beiden Categorien,
und zwar nicht in der Mitte, sondern er nähert sich in Bezug auf Virulenz und Giftwirkung mehr dem Typus des Milzbrandbacillus.

Virulenz und Giftwirkung des Pesterregers werden in
dem Abschnitte über das Verhalten des thierischen Körpers
gegenüber dem Pesterreger sowie in den Ausführungen über
Schutzimpfung noch öfters Erörterung finden. Das vorliegende Capitel beschränkt sich auf die Betrachtung der
Bedingungen für die Virulenzerhaltung und künstliche Virulenz-
steigerung, sowie auf die Anführung einiger Versuche, welche

darthun, dass der Pesterreger das von vielen Seiten ange-
zweifelte Vermögen ein eigenes, für sich abzutrennendes Gift
zu bilden, thatsächlich besitzt.

1. Virulenz (Erhaltung, Steigerung).

Alle die Lebensfähigkeit des Pesterregers schädigenden
Einflüsse (vergl. die Abschnitte: Culturbedingungen und Wider-
standsfähigkeit gegenüber natürlichen Einflüssen S. 14 und
S. 28 ff.) schädigen auch seine Virulenz.

Zur Erhaltung der Virulenz in Culturen auf künstlichen Nährböden ist also Fernhaltung aller Schädigungen und
günstigste Zusammensetzung des Nährbodens Grundbedingung.

Nach Albrecht und Ghon[1]) wirken stärkere Alkalescenz oder Säuregehalt des Nährbodens, oder ein höherer Zusatz von Glycerin (5 pCt.) weniger nachtheilig auf die Virulenz,
als andauernde Temperaturen von 36° C.; in einzelnen Versuchsreihen stellte es sich heraus, dass die Virulenz bei
14 tägiger Einwirkungsdauer einer Temperatur von 36° keine
wesentliche Abnahme erlitten hatte, — dass hingegen nach
längerer Andauer dieser Temperatur eine zunehmend stärkere
Virulenzabnahme bis zum völligen Virulenzverlust eintrat.

Die Virulenz von Pestculturen lässt sich auch bei regelmässiger Fortimpfung auf frische Nährböden erhalten. Jedoch
spielen dabei sicherlich Einflüsse mit, die nicht genau con-
trolirbar sind. Denn von derartig fortgezüchteten und unter
gleichen Bedingungen aufbewahrten Culturen zeigen immer
einzelne eine starke Abnahme der Virulenz. Diese Erfahrung
wurde mit den im Kaiserlichen Gesundheitsamte aufbewahrten
und fortgezüchteten Culturen gemacht, — und gelegentlich
der in demselben Amte am 18. und 19. Oktober 1899 abgehaltenen wissenschaftlichen Besprechung über die Pestfrage
wurde von mehreren Seiten zur Sprache gebracht, dass die
in den bakteriologischen Instituten auf diese Weise fortgezüchteten Stämme ihre Virulenz bald eingebüsst hätten.

Albrecht und Ghon[1]) hingegen besassen einen Pest-
stamm, dessen durch Fortzüchtung in einem Zeitraum von
13 Monaten erzielte 19. Generation noch so hochvirulent
war, dass eine Millionstel Oese der frisch angewachsenen
Cultur ein Meerschweinchen von über 200 g Gewicht unter

---

1) a. a. O. Theil II c. Bakteriologische Untersuchungen. S. 749.

der Form der schwersten hämorrhagischen Pestinfection zu
tödten vermochte. Von 31 von Albrecht und Ghon aus
Bombay mitgebrachten Culturen, die in einem Zeitraum von
114 bis 166 Tagen sechs bis siebenmal übergeimpft worden
waren, hatten 27 Stämme eine hohe Virulenz behalten, 4 dagegen hatten nur noch sehr geringe Virulenz.

Von Hause aus hatten diese verschiedenen Peststämme
übrigens keine wesentlichen Virulenzunterschiede gezeigt; die
Prüfung geschah durch Einimpfung einer vollen Oese (2 mg)
in die Bauchhöhle. Es war auch für den ursprünglichen
Virulenzgrad ohne wesentlichen Belang, ob die Peststämme
von einem Falle reiner Pestinfection oder von einem solchen
einer Misch-Infection, — ob sie von einem leichten oder
schweren Pestfalle stammten.

Der ständige Besitz virulenter Peststämme ist für diejenigen bakteriologischen und hygienischen Laboratorien[1]),
welche für den Fall eines Uebergreifens der Pest auf deutschen
Boden als Untersuchungsstellen für die bakteriologische Pest-
Diagnose ausersehen sind, von besonderem Werth, damit
stets ein zuverlässiges Vergleichsmaterial zur Hand ist.
Da bei der periodischen Ueberimpfung des Pesterregers auf
frische Nährböden eine Sicherheit für die Virulenzerhaltung
nicht gegeben ist und da bei diesen wiederholten Ueber-
impfungen auch mit der Möglichkeit einer zufälligen Verunreinigung gerechnet werden muss, so erscheint es nicht
überflüssig, auf ein im bakteriologischen Laboratorium des
Kaiserlichen Gesundheitsamtes von R. Maassen angewendetes
Verfahren zur Erhaltung der Art- und Stammeseigenschaften
aufbewahrter Kulturen, das sich vortrefflich für den Pesterreger eignet, näher einzugehen.

Bereits bei der mehrerwähnten am 19. und 20. October 1899
im Kaiserlichen Gesundheitsamte abgehaltenen Besprechung
war mitgetheilt worden, dass eine unter diesen besonderen

---

1) Die Aufbewahrung von lebenden Erregern der Pest, sowie die
Vornahme von wissenschaftlichen Versuchen mit diesen Erregern ist
übrigens nur mit Erlaubniss der Landes-Centralbehörde gestattet. Für
das Kaiserl. Gesundheitsamt tritt an Stelle derselben das Reichsamt des
Innern, für Militär- und Marineanstalten das zuständige Kriegsministerium, beziehungsweise das Reichs-Marineamt. (§ 1 der Vorschr. über
das Arbeiten und den Verkehr mit Pesterregern. R. G. Bl. S. 849 ff.)

Bedingungen über 2 Jahre lang aufbewahrte Pestcultur ihre
Virulenz erhalten hatte, während eine von demselben Pest-
stamme abgeimpfte und in mehreren Generationen fortge-
züchtete Cultur ihre Virulenz verloren hatte. Eine weisse
Ratte, welcher eine flach gefüllte Oese der virulenten Cultur
in die Bauchhöhle eingeführt wurde, starb innerhalb drei
Tagen an Pest; eine zweite Ratte, welche die Eingeweide
der ersten Ratte gefressen hatte, starb nach drei Tagen
ebenfalls an Pest; der Virulenzgrad der in Rede stehenden
Cultur war demnach so, dass die Cultur für Vergleichs-
versuche zu diagnostischen Zwecken gut geeignet war.

Die Bedingungen, unter welchen diese Erhaltung der
Virulenz ohne Umzüchtung auf so lange Zeitdauer hin gelang,
haben nicht nur für Kulturen des Pesterregers, sondern —
um dies hier beiläufig zu erwähnen — namentlich auch für
die Erhaltung der biologischen Eigenschaften von Typhuskulturen, welche für die Anstellung der Agglutinationsprobe brauchbar erhalten werden sollen, Geltung:

Es handelt sich im Wesentlichen darum, 1. dass Nährböden günstigster Zusammensetzung, also mit reichlichem Gehalt an den für das beste Wachsthum der Bakterien erforderlichen Stoffen, angewendet werden, 2. dass der Nährboden
vor Veränderungen seiner chemischen Zusammensetzung durch
äussere Einwirkungen geschützt wird, und zwar schon vor
seiner Besäung, 3. dass für einen verlangsamten Auf-
brauch dieser Stoffe durch Hintanhalten des Wachsthums gesorgt wird, damit keine Erschöpfung des Nährbodens eintrete,
4. dass die Feuchtigkeit dauernd eine gleiche bleibt, 5. dass
die Sauerstoffzufuhr eine beschränkte ist und endlich 6. dass
alle schädigenden Einflüsse, namentlich das Licht, von der
Kultur fern gehalten werden. — Für solche Dauerkulturen
des Pesterregers ist es demnach wichtig, dass der nöthige
geringe Alkalescenzgrad durch Zusatz von höchstens 0,2 bis
0,6 pM. Soda über den Lakmusneutralpunkt hinaus hergestellt wird, dass der Nährboden (Fleischwasser-Agar) 1 pCt.
Pepton und $\frac{1}{2}$ pCt. Kochsalz enthält, dass Zucker- und
Glycerinzusatz (zu Fleischwasser-Agar) unterbleibt, dass die
Nährböden frisch verwendet werden und dass sie vor ihrer
Verwendung vor allem nicht zu lange dem Licht, namentlich
nicht dem Sonnenlicht, ausgesetzt werden, dass die Glas-
röhrchen unmittelbar nach der Beimpfung zugeschmolzen
werden, dass sie im Dunkeln bei Zimmertemperatur, jeden-

falls möglichst bei Temperaturen, die eher unter 21° liegen, aufbewahrt werden; kurzdauernde Unterbringung im Brutschrank bei 30—36° bis zum Anwachsen der Kultur schadet nicht.

Das Oeffnen der zugeschmolzenen Röhrchen geschieht am einfachsten in der Weise, dass das Röhrchen an dem ausgezogenen Theil vorsichtig eingefeilt und alsdann mit dem Feilenstrich über ein kleines Flämmchen gehalten wird. Das Röhrchen ist dabei so weit nach der Horizontalen zu halten, als es das vorhandene Presswasser zulässt. Das Wiederzuschmelzen gelingt leicht mit Hülfe eines an dem einen Ende anzuschmelzenden Glasstabes.

Schliesslich ist zu erwähnen, dass im Gesundheitsamte für das Anlegen solcher Dauerkulturen Kulturröhrchen aus durchsichtigem Glase von gelbbrauner Farbe mit dickeren Wandungen, grösserem Durchmesser und von grösserer Länge als die gebräuchlichen Reagensröhrchen farblosen Glases mit Vortheil Verwendung finden (Maassen). Diese gelbbraunen Röhrchen bieten dem Nährboden von vornherein und späterhin den Kulturen besseren Schutz vor dem Licht, gestatten eine grössere Flächenausbreitung der Kultur, ein leichteres Zuschmelzen und vermindern die Gefahr des Zerbrechens. —

In abgeschwächten Kulturen lässt sich die Virulenz wieder steigern durch Thierpassagen; es gehören hierzu besonders pestempfängliche Thiere (Ratten, Meerschweinchen — vergl. S. 58, 59). Die Steigerung der Virulenz gelingt nach Untersuchungen von Albrecht und Ghon nicht über den ursprünglichen Grad der vollen Virulenz hinaus.

Yersin, Calmette Borrel (Annales de l'Institut Pasteur. 1895) vertraten die Meinung, dass die Steigerung der Virulenz eines Peststammes für eine Thierart (Ratten) eine Abnahme der Virulenz für andere Thierarten zur Folge habe. Auch Hankin schloss sich dieser Meinung an und zog daraus die Folgerung, dass der durch die Ratte geschickte Pesterreger für den Menschen weniger gefährlich werde, wenn er nicht durch andere, ausserhalb des Thieres (und auch ausserhalb des Menschen) belegene Verhältnisse eine Steigerung seiner Virulenz auch für den Menschen erführe.

Nach einer Anzahl von Versuchsreihen Albrecht's und Ghon's[1]) gilt die vermittelst der Thierpassage (ohne

1) a. a. O. Theil IIc. Bakteriol. Untersuchungen. S. 772.

4*

Zwischenkultur) erzielte Steigerung der Virulenz sowohl für die zu den Passagen benutzte Thierart, wie
auch für die anderen empfänglichen Thierarten. Ein
Stamm z. B., der von Albrecht und Ghon mit einer einzigen Zwischenzüchtung innerhalb 8 Monaten 44 Meerschweinchen passirt hatte, zeigte auch für Kaninchen, graue Ratten,
weisse Mäuse und Affen eine entsprechende Steigerung der
Virulenz. Dieses Gesetz ist wichtig für das Verständniss des
Mechanismus der Pestübertragung von Thier zu Mensch.

Dazu kommt, dass Pesterreger in ihrer Virulenz auch
in dem Grade abgeschwächt sein können, dass sie zwar
noch tödtlich auf sehr empfängliche Thiere wirken, aber dem
Menschen im Allgemeinen nur wenig anhaben; unter diesen
Verhältnissen würden im Anschluss an ein Rattensterben
zunächst leichtere Pestfälle unter den Einwohnern vorkommen, — wie dies in ähnlicher Weise im Anfang der
Portenser Epidemie 1899 beobachtet worden ist.

Albrecht und Ghon schlossen weiterhin aus ihren
Versuchsreihen, dass beim Pesterreger zwischen dem
Grade der Virulenzabschwächung und der für die
Wiedergewinnung der vollen Virulenz nöthigen Anzahl von Thierpassagen ein gewisses gerades Verhältniss bestehe. — Ein solches Verhältniss würde erklären, dass unter Umständen in unmittelbarer Nähe des
Menschen im Laufe einer gewissen Zeit ein umfangreiches
Ratten-Peststerben zu Stande kommt, ohne dass die in naher
räumlicher Beziehung zu den Ratten stehenden Menschen erkranken. Hier ist z. B. des Ratten-Peststerbens auf dem
am 15. Januar 1901 vom Mittelmeer aus auf der Elbe (Hamburg) eingetroffenen Dampfer Pergamon zu gedenken; von der
Schiffsbesatzung war Niemand erkrankt.

Wir werden in dem Abschnitt über das Verhalten des
thierischen Körpers gegenüber dem Pesterreger — S. 57 ff. —
sehen, dass der Virulenzgrad einer Kultur die Krankheitserscheinungen und den Krankheitsverlauf in hohem Maasse
beeinflussen.

2. Giftbildung.

Giftbildung und Virulenz stehen beim Pesterreger insofern
in innigster Beziehung, als die giftig wirkenden Stoffe im
Wesentlichen an die Leibessubstanz des Erregers gebunden sind.

Yersin, Calmette und Borrel[1]) fanden, dass Meerschweinchen und Kaninchen durch intravenöse oder intraperitoneale Einverleibung von Kulturen, welche durch länger dauernde Einwirkung einer Temperatur von 58°C. abgetödtet waren, unter Vergiftungserscheinungen zu Grunde gingen; dahingegen gelang dies nicht mit Kulturfiltraten. Lustig und Galeotti[2]) erhielten durch 12—24stündige Behandlung von Pestkulturen mittelst 0,75—1,0proc. Lösungen von Kali causticum und durch nachherige Fällung mittelst Essig- oder Salzsäure einen Niederschlag, von dem bei Essigsäurefällung 5,25 mg, bei Salzsäurefällung 8,35 mg als Dosis letalis minima für 100 g Thiergewicht (Ratten, Mäuse, Kaninchen) sich herausstellte.

Die deutsche Commission[3]) gewann ein brauchbares, aus abgetödteten Bacillen bestehendes Impfmaterial aus üppig gewachsenen Agarkulturen durch Abschwemmung mittelst Kochsalzlösung, Centrifugiren, Trocknen des Centrifugensatzes (Bacillen) im Exsikkator, weiterhin durch Sterilisirung der im Exsikkator getrockneten Bacillenmengen entweder mittelst einstündiger Erwärmung auf 65° oder mit zweistündigem Erwärmen auf 51° oder endlich mit 30stündiger Einwirkung von Chloroformdämpfen; je 80 mg dieser drei verschiedenartig sterilisirten Bacillenpräparate je einem Affen intraperitoneal einverleibt hatten, wie eine 6 Tage nach der Impfung vorgenommene Section der mittelst Chloroform getödteten Affen ergab, Nekrosen namentlich in der Magenschleimhaut und im vorderen linken Leberlappen, sowie punktförmige Petechien in der linken Niere zur Folge; 55 mg derselben Bacillenpräparate hatten keine nachtheilige Wirkung, ebensowenig 80 mg eines mittelst 0,5proc. Carbolsäure sterilisirten Präparates. Die deutsche Commission schloss aus diesen Versuchen, dass in Pestbacillen zwar ein Gift enthalten ist, dass dasselbe aber lange nicht so heftige toxische Wirkungen ausübt, wie z. B. die im Zellleib des Cholera- und des Typhuserregers enthaltenen Gifte.

---

1) Yersin, Calmette et Borrel, La peste bubonique. Annales de l'Institut Pasteur. 1895.

2) A. Lustig u. G. Galeotti, Versuche mit Pestschutzimpfungen bei Thieren. Deutsche med. Wochenschr. 1897.

3) a. a. O. S. 301.

Bandi und Stagnita Balistreri[1]) beobachteten, dass
Meerschweinchen die intraperitoneale Einspritzung hoher Dosen
1 Stunde lang bei 58⁰ C. gehaltener 1 Monat alter Kulturen
vertrugen.

Wernicke[2]) konnte mit 8 bis 12 Wochen alten Bouillonkulturen, welche mit 5pCt. Chloroform oder 0,5 pCt. Carbolsäure versetzt waren, oder 1 Stunde lang auf 65⁰ erhitzt waren,
bei Mäusen und Meerschweinchen eine Giftwirkung nicht nachweisen; dahingegen gelang es ihm, durch Abscheidung mittelst
Ammoniumsulfats und durch nachherige Trocknung der ausgeschiedenen Stoffe auf Thontellern ein Präparat zu gewinnen,
von dem 1 g genügte, um 40- bis 72000 g Mäusegewicht zu
tödten; bei Meerschweinchen wurden durch 0,2 bis 0,4 mg des
Giftes nur Nekrosen erzeugt; Ziegen reagirten schon auf geringe
Dosen mit schnell ansteigendem und wieder abfallendem Fieber.

Babes[3]) schreibt den Pestbacillen eine starke Giftwirkung zu.

Albrecht und Ghon[4]) vermochten in 48 Stunden alten,
mit Hitze von 55—60⁰ abgetödteten Kulturen Giftstoffe nachzuweisen; die Einverleibung derartiger abgetödteter Kulturen
hatte einen chronischen Vergiftungsverlauf (Marasmus) zur Folge.

G. Markl[5]) fand, ebenso wie Wernicke, dass die Gifte
des Pesterregers durch Hitze sehr leicht verändert und un-
wirksam gemacht werden. Auch Chloroform- und Phenol-
zusatz verändert sie.

In dieser Veränderlichkeit der Gifte des Pesterregers
haben wir die Erklärung für die Ungleichheit der Ergebnisse
der zum Nachweis der Pestgifte von den verschiedenen Forschern angestellten Versuche, insoweit dabei nämlich mit
abgetödteten Pesterregern oder mit aus diesen auf chemischem

---

1) J. Bandi u. F. St. Balistreri, Die Verbreitung der Bubonenpest durch den Verdauungsweg. Zeitschr. f. Hyg. 1898. 28. Bd. S. 261.

2) E. Wernicke, Ueber Immunisirungsversuche bei der Beulenpest. Refer. im Centralbl. f. Bakter. 1898. Bd. 24. S. 859.

3) V. Babes u. C. Livadite, Ueber einige durch den Pestbacillus
verursachte histologische Veränderungen. Virchow's Archiv. 1897.
Bd. 150. S. 343.

4) H. Albrecht u. A. Ghon, Beulenpest. a. a. O. Theil II c.
S. 804.

5) G. Markl, Beitrag zur Kenntniss der Pesttoxine. Centralbl. f.
Bakt. 1898. Bd. 24. S. 641 u. 728.

Wege gewonnenen Substanzen experimentirt wurde, zu suchen. Der gelungene Nachweis der Gifte ist wichtiger, als der misslungene. Es spielen dabei auch die Resorptionsverhältnisse in den verschiedenen Geweben mit. Wenn die Gifte hauptsächlich an die Bacillenleiber gebunden sind, so werden dieselben nach Einverleibung der abgetödteten Bacillen im Thierkörper erst dann zur Wirkung gelangen, wenn die Bacillen resorbirt werden. — Die Resorptionsfähigkeit der Gewebe ist aber eine verschiedengradige, diejenige vom Bauchfelle aus sicherlich eine raschere, wie vom Unterhautzellgewebe aus; allmählich vor sich gehende Resorption führt zu chronischer Vergiftung (Marasmus), eine rasch vor sich gehende Resorption der Gifte wirkt meist in kurzer Zeit tödtlich.

Für die Darstellung der Gifte des Pesterregers in möglichst unverändertem Zustande ist von grundsätzlicher Bedeutung die Entscheidung der Frage, ob es gelingt, die Gifte ohne jede Schädigung getrennt von den Bacillenleibern zu erhalten, oder mit anderen Worten, ob die Gifte unter Umständen auch in die **Kulturfiltrate** übergehen. Derartige Gifte würden im Thierkörper sehr rasch und sicher wirksam werden und könnten daher mit Vortheil zur Gewinnung von Schutzstoffen verwerthet werden. Mit dem Nachweis von Pestgiften in Kulturfiltraten würde gleichzeitig der sicherste Beweis für die Mitwirkung eines toxischen Princips bei der Pestinfection erbracht.

Die deutsche Commission erzielte deutliche giftige Wirkungen (bei Ratten) mit Filtration von Bouillon-Culturen, die 6 Wochen lang im Dunkeln bei 30.0 C. gewachsen waren; bei Filtraten von nur 10 Tage alten Bouillon-Culturen der virulentesten Pesterreger gelang ein solcher Nachweis von Giften nicht, selbst wenn 5 ccm direct in die Vene eingespritzt wurden. Die deutsche Commission[1]) giebt auf Grund der erzielten Versuchsergebnisse der Möglichkeit Raum, dass es sich bei den erzielten toxischen Wirkungen um giftige Stoffe der Bakterienzellen handelt, welche durch die lange Mazeration in der schwach alkalischen Bouillon in Lösung übergegangen sind. Im Wesentlichen zu gleichen Ergebnissen und Schlüssen waren Yersin, Calmette, Borrel[2]) und Wernicke[3]) gekommen.

---

1) a. a. O. S. 301.
2, 3) Vergl. Fussbemerkungen 1 auf S. 53 und 2 auf S. 54.

Markl[1]) wies in bakterienfreien Filtraten von Bouillon-
culturen, welche in flacher Schicht bei reichlichem Sauerstoff-
zutritt gewachsen waren, sogar schon nach 24 stündigem
Wachsthum giftig wirkende Stoffe· nach und hält es deshalb
für wahrscheinlich, dass die in Bouillonfiltraten des Pesterregers vorhandenen Gifte nicht blos Auslaugungsstoffe aus
den Bakterienkörpern, sondern Ausscheidungsstoffe der lebenden
Bakterienzelle sind.

Stewart-Balfour[2]) beobachtete, dass sowohl die aus
Bouillon abfiltrirten Culturen, wie die bakterienfreien Filtrate
im Stande sind, im Thierkörper die Bildung von Schutzstoffen
auszulösen, und schliesst daraus, dass beide Giftstoffe enthalten.

Albrecht und Ghon wiesen durch eine ganze Reihe
von Versuchen (über 80 Versuchsthiere in verschiedenen
Serien)[3]) in bakterienfreien durch Perkalfilter geschickten Filtraten von Bouillonculturen, welche bei 21 bis 22° C. in
Kölbchen gezüchtet waren, unzweifelhaft das Vorhandensein
giftiger Stoffe nach. Junge Ratten erlagen auf intraperitoneale Einverleibung von 0,3 bis 0,2 ccm von 16 Tage
alten Culturen innerhalb der ersten 24 Stunden, sehr oft
unter starken Krämpfen. Die stärker wirkenden Filtrate
bewirkten namentlich bei Ratten Hämorrhagien und Nekrosen.

H. Kossel und Overbeck[4]), welche im Kaiserlichen Gesundheitsamte an Ratten erfolgreiche Immunisirungsversuche
mit (auf 56 bis 60° erhöhten) Culturfiltraten des Pesterregers
angestellt haben, gelangten zu der Anschauung, dass das
Pestgift sich nicht so verschieden vom Diphtherie- und Tetanus-
gift verhalte, wie man früher angenommen habe. —

Die Versuche von Markl, Stewart-Balfour, Albrecht
und Ghon, H. Kossel und Overbeck erweisen demnach
übereinstimmend,

---

1) Centralbl. f. Bakteriol. 1898. Bd. 24. S. 641 u. 728 und Hyg.
Rundschau. 1901. No. 2. Referat von H. Kossel über den 10. internationalen Congress für Hygiene und Demographie.

2) Stewart C. Balfour, Preliminary note on some experiments
to determine in the comparative efficacy of the different constituents of
Haffkine's plague prophylactic. Brit. medic. Journ. 1893. No. 2018.
p. 602.

3) H. Albrecht u. A. Ghon, a. a. O. Theil IIc. S. 782—797.

4) H. Kossel u. Overbeck, 10. internat. Congress f. Hygiene

dass die von dem Pesterreger gebildeten giftigen
Stoffe nicht blos an den Zellenleib der Bacillen gebunden sind, sondern dass sie auch in die umgebenden flüssigen Culturmedien als Ausscheidungsstoffe
übergehen.

Die Verhältnisse der Giftbildung beim Pesterreger stellen
sich nach den voraufgehenden Ausführungen etwa folgendermaassen:

1. Der Pesterreger bildet bestimmte toxische Giftstoffe,
welche im Wesentlichen an den Zellenleib des Pesterregers
gebunden sind.

2. Die Giftstoffe werden auch aus den Bacillenleibern
ausgeschieden; diese Ausscheidung geht jedoch in Culturen
auf flüssigen Nährböden sehr langsam vor sich.

3. Das Zustandekommen von rasch einsetzenden Giftwirkungen nach Einverleibung frischer abgetödteter Culturen
lässt vermuthen, dass in diesen Fällen die in den Bacillenleibern enthaltenen Gifte in der Hauptsache durch Resorption
der Bacillen frei werden. —

Ueber die Natur dieser Gifte sind weitere Schlüsse
aus den reactiven Blutveränderungen, die sie in dem mit ihnen
behandelten Thieren hervorbringen, zu machen. (Näheres s. in
dem Abschnitt: „Die reactiven Blutveränderungen u. s. w.“
unter 1. Immunisirende Stoffe.“)

D. Verhalten des thierischen Körpers gegen-
über dem Pesterreger.

Im Körper empfänglicher Thiere vermehrt sich der
(virulente) Pesterreger massenhaft und bringt zuerst an den
Stätten seiner ersten Ansiedelung eine Reihe von Veränderungen hervor, die in der Regel sehr rasch von einer allgemeinen Verbreitung der Pesterreger im Blute, d. i. von einer
in Kurzem zu Tode führenden Pestsepticämie gefolgt werden.

---

u. Demographie, Verhandlungen der Section für Mikrobiologie und Para-
sitologie in ihrer Anwendung auf die Hygiene. Refer. von H. Kossel
in der Hyg. Rundschau. 1901. No. 2.

Einzelne Thierarten zeigen geringe oder gar keine
Empfänglichkeit (natürliche Artresistenz); einzelne Thiere einer
und derselben Thierart zeigen sich weniger empfänglich, als
die betreffende Thierart im Ganzen betrachtet (individuelle
Resistenz).

Die in der Umgebung des Menschen lebenden empfänglichen Thiere können Bedeutung als Vermittler der Pestverbreitung unter den Menschen gewinnen.

Der laufende Abschnitt behandelt: die verschiedengradige
Empfänglichkeit der Thierarten für die Pestinfection, die im
inficirten Thierkörper eintretenden krankhaften Veränderungen,
und auf diesen Grundlagen die den Mechanismus der Pestverbreitung klärende Vermittlerrolle der Thiere bei der Anreicherung und Verschleppung des Pesterregers.

1. Empfänglichkeit der Thiere für die Pest.

Ratten.

Ratten lassen sich mit einer gewissen Leichtigkeit von
der Haut und auch von den Schleimhäuten aus — von der
Augenbindehaut, den Schleimhäuten der Nase und der Luftröhre, sowie des Maules und des Verdauungscanals — mit
Pest inficiren und sterben etwa 2 Tage nach der Infection
an allgemeiner Pestsepticämie.

Unter den verschiedenen Rattenrassen gilt die graue
wilde Ratte für empfänglicher als die weisse. Nach
Schottelius[1]) ist eine Spielart zahmer weiss und grau bis
blauschwarz gefleckter Ratten wegen ihrer grossen Empfänglichkeit für den Thierversuch besonders brauchbar. Mit derartigen Ratten im Gesundheitsamte angestellte Versuche be-
stätigten die gute Verwendbarkeit dieser Thiere; doch scheinen
wesentliche Unterschiede in der Empfänglichkeit der verschiedenen Ratten-Rassen gegenüber dem Pesterreger nicht zu
bestehen, auch die weisse Ratte ist für die Prüfung der Infectionstüchtigkeit von Pestbacillen gut verwerthbar. Neuerdings hat sich W. Kolle[2]) in demselben Sinne ausgesprochen.

---

1) Besprechung über die Pestfrage im Kaiserl. Gesundheitsamte
am 19. u. 20. October 1899. Deutsche med. Wochenschr. 1899.

2) W. Kolle, Bericht über die Thätigkeit in der zu Studien über
Pest eingerichteten Station des Instituts für Infectionskrankheiten.
1899/1900. Zeitschr. f. Hyg. u. Inf. Bd. XXXII. S. 402.

Dies ist von grosser Bedeutung für das öffentliche
Arbeiten mit der Pest; das Impfen einer zahmen weissen
Ratte mit Pest vollzieht sich einfacher und mit weniger Gefahr für die Umgebung, wie das Impfen einer wilden Ratte.
Der in seiner krankmachenden Wirkung geschwächte Pesterreger kann durch wiederholte Passage durch den Rattenkörper
eine Kräftigung dieser Giftwirkung erfahren — vergl. S. 51 —.

Meerschweinchen.

Die Meerschweinchen werden von der österreichischen
Pestcommission[1]) an die Spitze der empfänglichen Thiere
gestellt, während die deutsche Commission sie unter den
empfänglichen Nagethieren an letzter Stelle anführt. Die
deutsche Commission war in Bombay allerdings wegen
Mangels an diesen Thieren nicht in der Lage, deren Empfänglichkeit ausgiebig zu prüfen.

Jedenfalls steht das Meerschweinchen in der
Empfänglichkeit für die Pesterreger hinter der Ratte:
bei Verwendung nicht voll-virulenter Culturen verliert die
Infection vom Unterhautzellgewebe aus bei Meerschweinchen
an Sicherheit, während es immer noch gelingt, eine Ratte
binnen 3 bis 4 Tagen zum Tode an Pestsepticämie zu bringen.
Nach subkutaner Einverleibung von alten nicht voll virulenten Culturen oder von Organstückchen einer nach Infection mit abgeschwächten Culturen zu Grunde gegangenen
Ratte wird der Verlauf der Krankheit beim Meerschweinchen
erheblich verlangsamt; der Tod lässt 5 und mehr Tage, ja
Wochen, auf sich warten; eine Infection der Meerschweinchen
vom Magen-Darmcanal aus gelingt auch mit virulenten
Culturen sehr schwer[3]), während dies doch bei der Ratte
verhältnissmässig leicht gelingt.

Nach intraperitonealer Infection erliegt das Meerschweinchen etwa ebenso rasch wie die Ratte.

Zur Kräftigung der Virulenz einer Pestcultur ist die
Passage durch das Meerschweinchen weniger geeignet wie
die durch Ratten.

---

1) Müller u. Poech, Die Pest u. s. w. S. 66.
2) Bericht der deutschen Commission. a. a. O. S. 288.
3) W. Kolle (a. a. O.). Bei 6 Meerschweinchen, welchen grössere
Mengen Pestkultur in's Maul oder auf die Schleimhaut der Nase ge-
spritzt waren, erkrankte nur 1 an primärer Darmpest.

Mäuse.

Die Mäuse, und zwar die weissen sowohl wie die grauen, sind gegen die Infection von der Unterhaut und noch mehr vom Bauchfell aus im Allgemeinen sehr empfindlich, jedoch sehr unempfänglich für die Aufnahme des Pesterregers vom Magen-Darmcanal aus. Nach Beobachtungen der deutschen Commission[1]) haben in vereinzelten Fällen weisse Mäuse sogar die subkutane Einverleibung voll-wirksamer Pestbacillen (in Reincultur), ohne zu erkranken, überstanden. Bei der im Kaiserlichen Gesundheitsamte am 19. und 20. October 1899 abgehaltenen Besprechung über die Pestfrage wurde von Löffler darauf hingewiesen, dass die verschiedenen Mäuserassen: M. musculus (Hausmaus), M. minutus (Zwergmaus), Arvicola agrarius (Brandmaus), Arvicola arvalis (Feldmaus) sich vielleicht der Pest gegenüber ebenso verschieden, wie gegenüber der Infection mit Rotz und Mäusetyphus verhalten. Nach den Berichten der österreichischen Commission ist die Feldmaus der Pestinfection gegenüber etwa ebenso empfänglich wie die weisse. Mattei[2]) sperrte inficirte Hausmäuse mit gesunden Mäusen in einen Käfig; es gelang ihm aber auf diese Weise nicht, die Pest weiter zu übertragen. Inficirte Hausmäuse starben in 2 bis 4 Tagen. In den Exkrementen dieser Mäuse wies Mattei Pestbacillen nach. Gesunde Mäuse, welche Hautabschürfungen oder sonstige kleine Hautverletzungen aufwiesen, erkrankten, mit inficirten Mäusen zusammengesperrt, ebenfalls an Pest.

Die Maus kann als lebendes Reagens auf den Pesterreger bei weitem nicht die Ratte ersetzen. In Ermangelung von Ratten würden Meerschweinchen und Mäuse gleichzeitig zum Versuche heranzuziehen sein.

Ichneumonratten.

Bei Ichneumonratten, welche zur Familie der Schleichkatzen gehören und in Afrika und Theilen von Asien als Ratten- und Mäusevertilger sich nützlich machen, gelang der deutschen Commission[3]) die Infection auf subkutanem Wege,

---

1) a. a. O. S. 285.
2) E. di Mattei, Topi e gatti nella diffusione della peste. Bollet. delle Sedute.
3) a. a. O. S. 286.

wie auch durch Fütterung mit pestbacillenhaltigen Organen einer Ratte. Der österreichischen Commission gelang die Fütterungs-Infection nicht.[1])

Eichhörnchen.

Die Eichhörnchen der indischen Art erwiesen sich nach zwei Versuchen der deutschen Commission sowohl mittelst subkutaner Einverleibung des Pesterregers wie per os inficirbar. Nach einer Mittheilung in der Bombay Gazette vom 12. und 13. Januar 1899 haben W. M. Haffkine und Dr. Corthern in den Organen eines Eichhörnchens (Sciurus Palmarum), das man in Gadag todt von einem Baume hatte fallen sehen, durch Kultur- und Rattenversuch Pestbacillen nachgewiesen.

Kaninchen.

Die Kaninchen gehen nach subkutaner Infection in der Regel an Pestsepticämie zu Grunde (Deutsche Commission[2]). Nach Poech ist die Infection auch von der intakten Schleimhaut (a. a. O. S. 70) zu erreichen. Mittelst intravenöser Infection gelang es sowohl septicämische Krankheitsformen, wie auch Formen mit vorwiegender Lokalisation in den einzelnen Organen und endlich auch Marasmus zu erzeugen.

Affen.

Eine hohe Empfänglichkeit für Pest zeigen nächst den Nagethieren gewisse Affenarten. Nach Mittheilung der deutschen Commission[3]) starben Semnopitheken (Semnopithecus entellus), denen abgestufte Mengen von Pestagarkultur, nämlich $1/10$, $1/100$ und $1/1000$ Oese, subkutan beigebracht waren, nach 2 bezw. 3 bezw. 6 Tagen an Pestseptikämie. Die Makaken (Macacus radiatus) zeigten sich vom Unterhautzellgewebe und von kleinen Hautschnitten aus weniger empfänglich: 1 Affe ging auf subkutane Einspritzung von Bouillonkulturen am 4. Tage an Pest ein. Einführung einer Platin-

---

1) Vergl. auch Müller-Poech, a. a. O. S. 72.
2) a. a. O. S. 288.
3) a. a. O. S. 299.

öse (2 mg-Oese) voll Agarkultur unter die Haut tödtete
nach 3 bis 4 Tagen; bei Einbringung $1/_2$ und $1/_4$ Oese wurde
der Eintritt des Todes schon verzögert, bei $1/_{100}$ Oese waren
nur geringfügige lokale Reaktionserscheinungen aufgetreten.
Von den nicht verletzten Augenbindehäuten aus gelang die
Infection nicht. Mit grossen Mengen von Pestbacillen (0,4
bis 0,5 ccm einer Kulturaufschwemmung) gelang auch die
Infection per os.

W. M. Haffkine[1]) und Corthern stellten in Gadag
bei zwei todt von den Bäumen gefallenen Affen, die der
Affenart Macacus tinicus angehörten, Pest fest. Auch die
österreichische Commission — Albrecht und Ghon — beobachtete eine geringere Empfänglichkeit der braunen Makaken,
namentlich gegen kutane und subkutane Infection. Alter
und individuelle Verhältnisse bedingten einen sehr verschiedenen Empfänglichkeitsgrad.

Katzen.

Mehrere von der deutschen Commission[2]) in Bombay
untersuchte Cadaver von Katzen, die unter vielen anderen
auf der Strasse gefunden waren, zeigten einen hohen Grad
von Abmagerung, im Uebrigen keine aussergewöhnlichen
pathologisch-anatomischen Erscheinungen und beherbergten
keine Pestbacillen. Die Ansicht der genannten Commission
ging nun dahin, dass es sich um Thiere handelte, die ver-
hungert waren, nachdem sie ihre Herren verloren hatten, und
nachdem Ratten und möglicherweise auch Mäuse, die ihnen als
Nahrung hätten dienen können, durch die Pest vernichtet waren.
Katzen, welche von der skarificirten Haut aus oder durch
subkutane Einspritzung einer Pestbacillen - Bouillon - Aufschwemmung mit Pest inficirt waren, bekamen Fieber, lokale
Entzündungserscheinungen bis zur Abscedirung, erholten sich
aber nach mehr oder minder langer Zeit wieder. Die österreichische Pestcommission beobachtete, dass bei Verfütterung
in der Regel ein Bubo der submaxillaren Drüsen auftrat,
und dass derartig inficirte Thiere entweder sich wieder erholten, oder einer allgemeinen Pestinfection erlagen. Auch

---

1) Bombay-Gazette. 13. Januar 1899.
2) a. a. O. S. 294.

Marasmus wurde im Anschluss an eine derartige Infection beobachtet.

Aehnliche Beobachtungen machte W. Kolle[1]): Von 4 Katzen, welche mehrere Tage hintereinander mit Pestbacillen enthaltendem Brote gefüttert worden waren, erkrankte eine an submaxillarem Pestbubo mit Milzschwellung, die andere anscheinend an primärer Darmpest, beide Katzen starben; die aus dem Blut der befallenen Drüsen u. s. w. gezüchteten Pestbacillen waren sehr virulent. Von 2 Katzen, die je eine an Pest eingegangene Ratte gefressen hatten, erkrankte die eine 9 Tage später und ging an Pest-Submaxillarbubo und Pestsepsis ein. Die zweite erkrankte vorübergehend an Ausfluss aus beiden Nasenlöchern, der massenhaft virulente Pestbacillen enthielt; W. Kolle nimmt an, dass er sich um eine „Pestangina" gehandelt hat.

Nach Versuchen von Mattei[2]) widerstehen Katzen der Pestinfection sowohl auf Fütterung mit Pestmäusen wie nach Injection von Pestbacillen, sie erscheinen vorübergehend krank und scheiden in dieser Zeit in den Exkrementen Massen von Pestbacillen aus. Mattei's Beobachtungen bezüglich der Empfänglichkeit der Katzen für Pest decken sich demnach in der Hauptsache mit denjenigen der deutschen Commission.

Bemerkenswerth ist hier eine von Ashburton Thompson[3]) gemachte Mittheilung, dass während der Pestepidemie zu Sydney, welche sowohl durch reichliche Betheiligung der Ratten wie auch durch Verbreitung der Pest unter Hausmäusen sich auszeichnete, bei einer Katze, deren Obduction Oedem am Thorax und bronchopneumonische Herde ergab, im Oedem unzählige Pestbacillen festgestellt worden sind.

Demnach können Katzen durch ihre Vorliebe für Ratten und Mäuse zu Pestzeiten vor allem deshalb eine gefährliche Vermittlerrolle spielen, weil nicht ausgeschlossen ist, dass die Katzen an Pest erkran-

---

1) W. Kolle, Zeitschr. f. Hyg. u. Inf. Bd. XXXII. S. 410.

2) E. di Mattei, Topi e gatti nella diffusione della peste. Bollet. delle Sedute dell' Acad. Gioenia in Catania. Fasc. LV. 1898. p. 20.

3) J. Ashburton Tompson, Report on an outbreak of plague at Sydney 1900. Sydney, William Applegate Gullick. 1900. Ref. von H. Kossel. Deutsche med. Ztg. 1901. S. 140.

ken und weil die mit den Cadavern von Pestratten
und Pestmäusen aufgenommenen Pestbacillen auch
bei einer anscheinend gesund gebliebenen Katze im
Kothe erscheinen.

Schweine.

Was die Empfänglichkeit der Schweine für die Pest anbetrifft, so ist hier in erster Linie der von Wilm[1]) gemachten
Beobachtungen und angestellten Infectionsversuche zu ge-
denken. Wilm fütterte in Honkong 2 Schweine mit der
Milz eines an Pestsepticämie gestorbenen Menschen; eins
dieser Schweine starb nach 4 Wochen; Ratten, welche mit
den aus der Milz dieses Schweines angelegten Kulturen in-
ficirt wurden, starben unter den Erscheinungen der Pest.
Nach Wilm und Gaertner[2]) wird von den Chinesen den
Schweinen eine Rolle bei der Pestübertragung beigemessen.
Auch Mattei[3]) berichtet über positiven Infectionserfolg bei
Schweinen: „nach subkutaner, Fütterungs- und Blut-Infection
erfolgte fieberhafte Erkrankung mit Durchfällen und charakteristischen Pestanzeichen"; innerhalb einiger Zeit war die
Erkrankung überstanden, während derselben waren in den
Sekreten und Exkrementen der Versuchsthiere Pestbacillen
nachzuweisen.

Nach Lowson[4]), der 1895 ebenfalls in Honkong Versuche
über die Uebertragung der Pest auf Schweine angestellt hatte,
erkrankten Schweine nach subkutaner oder kutaner Infection
nicht ernstlich, sondern bekamen nur ödematös-entzündliche
Schwellungen an der Impfstelle.

Die deutsche Commission[5]) beobachtete bei 4 Schweinen
der indischen Rasse, dass sowohl nach subkutaner Injection
von Pestbacillen wie nach Verfütterung von Cadavern von
Pestratten die Thiere scheinbar gesund blieben oder —

---

1) Wilm, Ueber die Pestepidemie in Hongkong im Jahre 1896.
Hyg. Rundschau. 1897. No. 5, 6.

2) Aufzeichnungen über die im Kaiserl. Gesundheitsamte abgehaltene wissenschaftliche Besprechung über die Pestfrage.

3) E. di Mattei, Sulla transmissione della peste bubonica degli
animali l. C. Fasc. LV. 1898. p. 18.

4) Lowson, Notes on the plague in China. Lancet. 1895. 27. Juli.

5) a. a. O. S. 296.

wenigstens nach der subkutanen Injection — mit vorübergehender Unregelmässigkeit der Temperatur und geringer Schwellung an der Injectionsstelle reagirten. In Damann sah dieselbe Commission zahlreiche Schweine in den Strassen der Stadt umherlaufen und im Unrath wühlen, aber es wurde von allen Seiten versichert, dass auffallende Krankheiten während der ganzen Pestzeit nicht vorgekommen seien. (Ebensowenig sollen Hunde, Katzen und andere Hausthiere erkrankt sein.) Die deutsche Commission[1]) liess, um die abweichenden Wilm'schen Versuchsergebnisse zu erklären, der Möglichkeit Raum, dass sich die Schweinerassen verschieden gegen die Pest zeigen. — Etwas Aehnliches findet man z. B. im Verhalten der verschiedenen Schweinerassen dem Rothlaufbacillus gegenüber. — Weiterhin hält die deutsche Commission jedoch im Hinblick auf das auffällig späte Verenden des pestinficirten Schweines, sowie auf die Aehnlichkeit der Schweineseuche- und Pestbakterien bei nicht eingehender Untersuchung auch eine Verwechslung von Schweineseuche und Pest für möglich.

Etwa in demselben Sinne spricht sich die österreichische Commission[2]) aus, nachdem es ihr in mehreren Fällen nicht gelungen war, durch wochenlange Verfütterung von grossen Mengen Pestbacillen enthaltendem Material Pest zu erzeugen. Die österreichische Commission hält eine Spontaninfection der Schweine mit Pest für unwahrscheinlich.

Es mag zugegeben werden, dass nicht nur nach den morphologischen und namentlich den färberischen Eigenschaften der Bacillen der Schweineseuche (Swine plague Salmon's)[3]) sondern dass sogar auch nach den bei der Schweineseuche vorzufindenden pathologisch-anatomischen Veränderungen — hämorrhagisch-septicämische Erscheinungen in Verbindung mit erheblicher Schwellung und Röthung der

---

1) a. a. O. S. 338.

2) a. a. O. IIc. Vergl. a. Müller-Poech, etc. S. 73.

3) Vergl. Preiss, Aetiologische Studien über Schweinepest und Schweinesepticämie. Budapest 1897 und

Boeder, Beitrag zu vergleichenden Untersuchungen über die Bakterien der Schweinepest und Schweineseuche. Arb. aus dem Kaiserl. Gesundheitsamte. Bd. XV S. 373.

Lymphdrüsen — leicht eine Verwechslung von Schweineseuche[1]) und der durch den Bacillus der Bubonenpest erzeugten Pesterkrankung vorkommen kann. Immerhin ist es
auch denkbar, dass ein von Hause aus wenig gegen den
Pestbacillus empfängliches Thier entweder garnicht oder nur
leicht erkrankt, dass aber doch schliesslich auch eine ursprünglich leichte Erkrankungsform im weiteren, schleppenden
Verlauf zu Tode führt.

Zur Herbeiführung des Todes ist eben eine ganz erhebliche Anreicherung des Giftes erforderlich, die in dem von
Haus aus sehr wenig empfänglichen Thiere nur langsam
von Statten geht. Einer intraperitonealen Einführung grösserer
Mengen von Pestbacillen erliegen auch Schweine rasch.[2])

Die positiven Infectionsversuche von Wilm und E. di Mattei
sind, zusammengehalten mit den Thatsachen, dass Schwein
und Ratte häufig beisammen leben und dass gelegentlich das
Schwein die Ratte auffrisst, gelegentlich aber auch von
Ratten angefressen wird, jedenfalls als ausreichend zu erachten, um das Schwein in der Pestempfänglichkeit und in
der Bedeutung bei der Pestverbreitung annähernd den Katzen
gleichzustellen. Man wird zu Pestzeiten auch den
Schweineställen ein Augenmerk zuzuwenden und
dort mit der Rattenvertilgung bei Zeiten vorzu-
gehen haben; man wird, sobald in der Nähe von Schweineställen verendet vorgefundene Pestratten eine unmittelbare
Pestgefahr anzeigen, den Dung der Schweineställe unter diejenigen Dinge zu rechnen haben, die desinficirt werden müssen.

Hunde.

Nach den Versuchen der deutschen Commission[3]) reagirte
ein Hund auf subkutane Einspritzung von frischen Pestculturen
gar nicht, ein zweiter Hund hatte nach Infection von der
skarificirten Haut aus an einem, dem 5., Tage vorübergehend
Temperatursteigerung, ein dritter mit Pestagarculturen ge-

---

1) Nicht zu verwechseln mit derjenigen Erkrankung, für welche bisher die Bezeichnung „Schweinepest" oder „Hog-Cholera" zutreffend war.
   2) Versuche der österreichischen Commission; Müller-Poech etc.
S. 73.
   3) a. a. O. S. 295.

fütterter Hund reagirte überhaupt nicht, ein vierter mit
Fleischfutter und Pestculturen gefütterter Hund bekam Anschwellung der Submaxillardrüsen; in letzteren liessen sich
Pestbacillen nicht nachweisen. Der Hund erholte sich rasch
wieder.

Die österreichische Commission beobachtete hingegen
Tod eines Hundes im Gefolge eines Pestbubos nach subkutaner
Infection. Auf Verfütterung grosser Mengen sehr virulenten
Materials reagirten zwei junge Hunde nicht; in ihren Faeces
liessen sich jedoch lebende Pestbacillen nachweisen.

Ein Schakal reagirte ebenfalls nicht auf Fütterung;
ein intraperitoneal inficirter Schakal erlag einer schweren
Allgemein-Infection von hämorrhagischem Charakter.

Hiernach sind Hunde und Schakale sehr wenig
oder unter den in praktischen Verhältnissen ob-
waltenden Bedingungen als nicht empfänglich für
die Pest zu erachten; — jedoch können die Faeces von
Hunden und Schakalen, die Pestratten angefressen oder an
Pestleichen und dergl. genagt haben, lebende Pestbacillen
enthalten. Die· sogenannten Rattenfängerrassen der Hunde
verdienen hier besondere Aufmerksamkeit.

Pferde, Rinder, Schafe, Ziegen

zeigen nach Versuchen der deutschen Commission im Allgemeinen nur eine örtliche Reaktion und Temperatur-
steigerungen. Bei zwei Schafen entstanden nach subkutaner
Infection und nach Infection durch skarificirte Hautstellen
unter Fiebererscheinungen Abscesse, in deren Inhalt Pestbacillen in Reincultur vorhanden waren. Auch an Ziegen
wurden Abscedirungen an der Impfstelle beobachtet, ohne dass
es jedoch gelang, im Abscessinhalt Pestbacillen nachzuweisen.

Die genannten Thiere, namentlich die Wiederkäuer, scheinen
eine so geringe Empfänglichkeit zu besitzen, dass ihnen bei
der Pestübertragung eine Rolle überhaupt nicht zukommt;
auch die Faeces dieser pflanzenfressenden Thiere würden
Pestbacillen nicht mitführen.

Nach Tartakowski[1]) ist das Kameel gegen Pest
ebenfalls unempfänglich.

---

1) M. G. Tartakowski, Zur Empfänglichkeit der Kamele für
einige Infectionskrankheiten. Journal der russ. Ges. f. Volksgesundheits-
pflege. St. Petersburg 1879.

Vögel.

Nach Versuchen von E. London[1]) mit Tauben, Hühnern,
Enten und einer Anzahl kleinerer Vögel sowohl im normalen,
wie im pathologischen Zustande — Hunger Abkühlung — sind
Vögel gegen Pest unempfänglich. Gioxa und Gosio[2])
sahen hungernde Tauben und Sperlinge empfänglich für Pest
werden. Nach Versuchen der deutschen und der österreichischen Commission ist eine Infection der Vögel unter
natürlichen Verhältnissen ausgeschlossen. Die Aasgeier, welche
in Indien insofern von Bedeutung sind, als sie Pestleichen
anzufressen reichlich Gelegenheit haben, zeigten sich sogar
gegen intrathorakale, intrapulmonale und intravenöse Einspritzung von Pestculturen unempfänglich. — Die deutsche
Commission betont mit Rücksicht auf die morphologische
und färberische Aehnlichkeit des Pestbacillus mit dem Bacillus
der Hühner-Cholera die Möglichkeit einer Verwechslung der
Hühner-Cholera mit Pest. So wurde ein in einem Bungalov
auf Malabar Hill während der indischen Pest 1897 beobachtetes Hühnersterben, das anfänglich grossen Schrecken
verursachte, schliesslich als Hühner-Cholera festgestellt.

2. Veränderungen im inficirten Thierkörper.

Die Betrachtung der Reaktionserscheinungen des Thierkörpers gegenüber dem Pesterreger, der Verbreitungswege
und der Wirkungen des Pesterregers im empfänglichen Thierkörper ist geeignet, das Studium der Pest des Menschen
vorzubereiten, weil sich die beim Menschen zu beobachtenden
krankhaften Veränderungen im Wesentlichen auch im Thierversuch zur Anschauung bringen lassen; namentlich gilt dies
von den pathologisch-anatomischen Veränderungen, deren
Kenntniss den Unterbau für das Verständniss der klinischen
Erscheinungen bildet.

Auch im Thierversuch lässt sich eine gewisse
Mannigfaltigkeit der Erscheinungsformen der Pest
hervorbringen; hierbei sind vor allem die näheren Umstände der Infection, namentlich die Wahl der Infectionsstelle,

---

1) E. London, Sind Vögel für die Pestinfection empfänglich?
Arch. f. biolog. Wissensch. Bd. VI. 1897/98.
2) Rivista intern. d'igiene. 1897.

die Virulenz und die Menge der zur Infection verwendeten
Pesterreger, die Verschiedenheit der artlichen oder individu-
ellen Empfänglichkeit der Versuchsthiere von bestimmender
Bedeutung.

Inficirt man eine Ratte durch Einführung kleinster
Mengen einer vollwirksamen Pestcultur unter die
Haut (einer Bauchseite), so verlieren die Thiere sehr bald
ihre Fresslust, ihre Bewegungen werden schwerfällig und
unsicher (taumelnd), und bald sitzen sie ruhig mit gesträubtem
Haar da, die Augen bekommen matten Glanz und verkleben,
die Athmung wird beschleunigt, die Thiere fiebern, nach kaum
2 Tagen tritt der Tod ein; das Thier fällt verendend plötzlich
um (Lähmungstod) oder es gehen dem Tode krampfartige
Erscheinungen unmittelbar voraus (Kohlensäure-Vergiftung).

Im Wesentlichen die gleichen Erscheinungen bieten die
subkutan (in eine Hauttasche) inficirten Mäuse und Meerschweinchen; bei letzteren tritt, weil die Thiere von Hause
aus weniger beweglich sind als Ratten und Mäuse, das
Schwerfällige und Taumelnde der Bewegungen während des
Verlaufs der Krankheit weniger hervor; auch neigen die Augen
nicht so zur Verklebung wie bei der Ratte.

Der pathologisch-anatomische Befund bei den nach subkutaner Infection an Pest verendeten Thieren ist im Wesentlichen folgender: sulziges, häufig blutig gefärbtes Oedem im
Unterhautzellgewebe an der Impfstelle, Schwellung der nächstgelegenen regionären Lymphdrüsen, z. B. bei subkutaner
Impfung in die eine Bauchseite der Inguinaldrüse derselben
Seite. — Die geschwollenen Lymphdrüsen sind in ein
ödematös durchtränktes von kleinen Blutaustritten durch-
setztes Gewebe eingebettet, erscheinen auf dem Durchschnitt
sehr blutreich und zeigen hier und da kleine Blutaustritte in der markig geschwollenen Drüsensubstanz. — Die
Milz ist vergrössert, schwärzlich-roth und zeigt kleinere
oder grössere Blutaustritte unter der Kapsel. Die serösen
Ueberzüge der Lunge, des Herzens der Baucheingeweide, sowie der Darm zeigen ebenfalls kleine Blutaustritte; in der
Bauchhöhle findet sich eine geringe Menge eines durchsichtig
klaren oder leicht getrübten Exsudats. Letzteres, sowie die
Milz, Lymphdrüsen und das Blut enthalten zahlreiche Pestbacillen. — Der Befund entspricht demnach demjenigen einer
schweren hämorrhagischen Septicämie.

Beim Meerschweinchen hat übrigens die Milz insofern

noch ein besonderes Aussehen, als sich in ihr eine Anzahl lokaler kleinzelliger Infiltrationsherdchen bilden, welche Bacillen enthalten und äusserlich als Knötchen nach Art der bei der Pseudotuberkulose der Nagethiere (Pfeiffer) vorkommenden imponiren. Die Pestmilz eines Meerschweinchens zeigt übrigens eine reichlichere Knötchenbildung nach langsamerem Krankheitsverlauf. Der Unterschied dieser Pestmilzknötchen von den Milztuberkeln ist ein in die Augen springender: es fehlt bei den Pestknötchen innerhalb der gelben kleinzellig infiltrirten Zone die graue zu käsigem Zerfall neigende Centralzone, sowie die in der unmittelbaren Umgebung der grösseren Tuberkel vorhandenen jüngeren kleinen Tuberkel verschiedener Grösse. Der Hauptunterschied liegt in der zeitlichen Entwicklungsdauer: die Pestknötchen der Meerschweinchenmilz entwickeln sich in wenigen Tagen, die echten Tuberkeln der Meerschweinchenmilz in einem Zeitraum von mehreren Wochen. Die Pestmilz der Meerschweinchen erreicht übrigens nicht solche Grössen, wie nicht selten die grobhöckerigen tuberkulösen Milzen der Meerschweinchen.

Bei subkutaner Einimpfung nicht zu kleiner Mengen abgeschwächt virulenter Kulturen zieht sich der Krankheitsverlauf in die Länge; die pathologisch-anatomischen Veränderungen an der Impfstelle und in den näher gelegenen und weiter benachbarten Lymphdrüsen sind hämorrhagisch-entzündlicher Natur; sie schreiten bis zur eiterigen Einschmelzung der Lymphdrüsensubstanz fort; eine Verbreitung der Pestbacillen von diesen ersten Lokalisationen aus im Blute und somit im ganzen Körper führt nach mehreren Tagen schliesslich zum Tode; das Krankheitsbild lässt sich zusammenfassen als Lymphdrüsenpest mit eiterigen Einschmelzungsvorgängen in den Lymphdrüsen und mit verhältnissmässig spät zu Stande kommender Pestsepticämie. Dieser verzögerte Verlauf der experimentellen Pest war bei Meerschweinchen nach subkutaner Infection mit einer aus Indien stammenden Pestkultur, welche im Gesundheitsamt jahrelang von Röhrchen zu Röhrchen fortgeimpft und in ihrer Giftwirkung geschwächt worden war, mit gewisser Regelmässigkeit zu beobachten. Je nachdem man die Hauttasche, in welche das inficirende Material eingebracht wird, mehr in der Nähe der Inguinaldrüsen oder mehr in der Nähe der Axillardrüsen anlegt, hat man es in der Hand, das Bild einer zuerst in der Inguinal- oder in der Axillardrüse lokalisirten Bubonenpest hervorzubringen. Auch kommt es vor, dass nach Einimpfung an einer einzigen Stelle, fast gleichzeitig die Inguinal- wie die Axillardrüsen derselben Seite erkranken. —

Bei subkutaner Einimpfung kleiner Mengen schwachvirulenter Kulturen kann eine rein örtliche beschränkt bleibende Reaktion an der Impfstelle, die nicht zum Tode führt, entstehen. (Oesterreichische Commission, Albrecht und Ghon.

Der von der österreichischen Commission angewandte Infectionsmodus mittelst Einreibens von infectiösem Material in die rasirte oder auch in die unrasirte behaarte Haut führte zur Erkrankung des Thieres an Pest, unabhängig davon, ob die Haut blutete oder nicht; an der Infectionsstelle selbst entstand entweder gar keine deutliche Reaktion oder nur ein stecknadelkopfgrosses gelbliches Bläschen. In der rasirten Haut bildeten sich an der Eingangspforte auch Infiltrationen von hämorrhagischem oder eiterig-nekrotischem Charakter. An den zu den betreffenden Eingangspforten in Beziehung stehenden — regionären — Lymphdrüsen entstanden stets charakteristische Bubonen — primäre Bubonen —, denen sich erst später eine hämorrhagische Septicämie zugesellte.

Wir sehen also nach dieser Infection, welche von Albrecht und Ghon als kutane Infection bezeichnet ist, bei Thieren krankhafte Veränderungen entstehen, welche Analoga für die bei der Menschenpest vorkommenden Hautaffectionen bieten. —

Nach Infection einer Ratte vom Maule aus kommen drei verschiedene Typen des Krankheitsverlaufes vor, je nachdem es sich um eine Infection von der Mundschleimhaut oder tiefer vom Darm aus oder durch Aspiration aus der Mundhöhle in die Lungen (Verschlucken) handelt. Im ersten Falle werden die Halslymphdrüsen Sitz der ersten Localisation.

Erfolgt die Infection durch im **Darm** gelegene Eingangspforten, so fallen am Dünndarm schon äusserlich mehrere kleinlinsen- bis kleinerbsengrosse, mehr oder weniger tief blutroth gefärbte Erhabenheiten auf, welche stark hämorrhagisch infiltrirt sind, nach dem Darmlumen hin zu nekrotischem Zerfall neigen und den veränderten Peyer'schen Plaques entsprechen. Die mesenterialen Lymphdrüsen sind ebenfalls geschwollen und zum Theil von Blutaustritten durchsetzt.

Diese Darmpest lässt sich mit grosser Regelmässig-keit bei Ratten durch Verfütterung von Organen an virulenter Pest eingegangener Ratten erzielen. Die Ratten fressen die Kadaver des gefallenen Genossen gierig, sobald sie Hunger haben; sie verscharren im Käfig den ihnen vorgeworfenen Leckerbissen, um ihn sich bis zum Eintreten des Hungers aufzusparen. Die Darmpest ist bei den Ratten eine echte Fütterungspest. Der Darminhalt von an Fütterungs-pest eingegangen Ratten enthält Pestbacillen. —

Inficirt man die Ratten vom Maule aus, indem man ihnen dünnflüssige Kulturaufschwemmungen oder Bouil-lonkulturen einträufelt, so kommt durch Aspiration von in-fectiösem Material nach den Lungen hin eine **Infection der Lungen** zu Stande: Aspirations- oder Schluck-Lungen-entzündung. Das pathologisch-anatomische Bild der aspi-rations-pneumonischen Lunge kennzeichnet sich durch zahl-reiche, von Pestbacillen wimmelnde lobuläre Herde, die in so grosser Zahl in einem und demselben Lappen vorhanden sein können, dass sich das Gesammtbild demjenigen der lobären Pneumonie nähert. — Die Aspirations-Pest-Pneumonie führt sehr bald zur hämorrhagischen Pestsepticämie und so zum Tode. Da es sich um Einführung von Pestbacillen auf den offenen Wegen der Luftröhrenverzweigungen unmittelbar bis in die Lungen handelt, so tritt bei dem raschen tödtlichen Verlauf der Aspirationspneumonie eine Betheiligung des Lymphapparates in den Hintergrund. Eine Aspirationspneu-monie erhielten u. a. Albrecht und Ghon bei einem Affen, dem in der Narkose bacillenhaltige Flüssigkeit in's Maul ge-träufelt wurde; der bei der Einträufelung entstandene „zu-fällige" Husten ist als Aspirations-Reflexhusten zu deuten.

Natürlich können bei einer Infection per os die Pestbacillen gleichzeitig von der Maulschleimhaut wie vom Darm in die Körpergewebe, ja in Folge von Aspiration vielleicht gleich-zeitig auch in die Lungen eingeführt werden; hierdurch können combinirte pathologisch-anatomische Befunde je nach dem Sitz der verschiedenen Eingangspforten entstehen. Findet z. B. der per os eingeführte Pestbacillus Eingang in die Körpergewebe nur vom Maule und vom Darme aus, so würde das Bild der Darmpest verbunden mit einer Localisation in den regionären Lymphdrüsen der Mundschleimhaut vorgefunden werden.

Eine Pest-Lungenentzündung der Thiere kann sich auch

aus einer durch Infection vom Maule aus entstandenen Erkrankung der Lymphdrüsen des Halses in der Weise entwickeln, dass aus den letzteren Pestbacillen auf dem Lymphwege nach den mittleren Halslymphdrüsen und so in die
Lunge eingeführt werden.

Sicherer und rascher lässt [sich eine Pest-Lungenentzündung zu Stande bringen durch Infection von der
Nase aus. Es genügt ein vorsichtiges, die Schleimhaut
möglichst schonendes Abstreichen einer Oese Pest-Agarkultur
in den Naseneingang einer Ratte, um eine in wenigen Tagen
zum Tode führende Pneumonie hervorzubringen.

Es bestehen Meinungsverschiedenheiten, ob diese Infection
auch von der intacten Nasenschleimhaut (ohne Vorhandensein irgend einer Epithelverletzung), oder nur von der
verletzten Schleimhaut aus zu Stande komme. Namentlich
stehen sich hier die Meinungen Ivo Bandi's[1]) und Batzaroff's[2]) gegenüber. Bandi's Anschauung, dass zur Erzeugung der Pestpneumonie von der Nase aus eine Verletzung
der Nasenschleimhaut Bedingung sei, ist durch mehrere Gegen-
gründe zu entkräften:

Erstens ist nicht einzusehen, warum für die Infection
von der Nase aus Schleimhautverletzungen als conditio sine
qua non angenommen werden sollen, während doch die Infection thatsächlich von anderen Schleimhäuten, z. B. auch von
der intacten Conjunctiva aus (deutsche Commission), und nach
Versuchen von Albrecht und Ghon sogar durch die gesunde Haut bezw. durch das gesunde Fell hindurch möglich ist.

Zweitens ist entgegenzuhalten, dass es Batzaroff gelang, bei Ratten und Mäusen schon durch Bepinselung der
äusseren Nasengänge mit Bacillenmaterial Infection und zwar
eine Pestpneumonie in mehr als der Hälfte der Fälle zu erzeugen.

Drittens sprechen gegen Bandi's Meinung die Versuche der deutschen Commission: „Wurde eine Spur einer
frischen Kultur vorsichtig mit einem Glasstabe auf die Nasenschleimhaut gebracht, so dass sicherlich keine Verletzung
erfolgen konnte, so starben die Thiere in 3 Tagen an Pest
(Halsdrüsenbubo, Milztumor mit massenhaften Bacillen)."

---

1) Ivo Bandi, La pneumonie pesteuse expérimentale.   Revue
d'hygiène. T. XXI. No. 9. p. 797.

2) Batzaroff, Pneumonie pesteuse expérimentale.   Annales de
l'Instit. Pasteur. p. 395.

Im Gesundheitsamte haben wir den Eindruck gewonnen, dass Infection auch durch die intakte Nasenschleimhaut erfolgt: es genügte vorsichtiges Abstreichen einer Oese Agarkultur in den Naseneingang, um mit Sicherheit Pest zu erzeugen; das Einstreichen geschah schon aus dem Grunde mit aller Vorsicht und Schonung der Nasenschleimhaut, damit die Ratte nicht etwa durch Niesen das eingeführte Pestmaterial in uncontrollirbarer Weise umherschleuderte.

Ferner bestehen in der Beurtheilung der von der Nasenschleimhaut erzeugten Pest-Lungenentzündungen Meinungsverschiedenheiten darüber, ob diese experimentellen Pneumonieen so aufzufassen sind, dass die Lungen den Sitz der ersten Lokalisationen der Erreger in den Geweben darstellen, oder in dem Sinne, dass die Lungen erst von einem an anderer Stelle sich entwickelnden ersten Ansiedelungsherde aus mit Pesterregern inficirt werden; mit anderen Worten ausgedrückt ist der strittige Punkt der, ob es sich hier um eine primäre oder um eine sekundäre Pestpneumonie handelt.

Zur Klärung dieser Frage ist zunächst auf die nähere Bestimmung der Begriffe primär und sekundär einzugehen — und zwar mit Beziehung auch auf die Lymphdrüsen-Erkrankungen der Pest.

Nach dem Vorschlage von Albrecht und Ghon sind unter primären Pestbubonen ausschliesslich solche zu verstehen, die durch Fortführung des Virus auf dem Lymphwege entstanden sind. Die Bezeichnung sekundär bleibt für diejenigen Bubonen vorbehalten, welche in Folge Fortführung des Pesterregers auf dem Wege der Blutbahn entstanden sind. Würde man in gleicher Weise die Bezeichnung primär und sekundär für Pestpneumonie brauchen, so würden diejenigen Pneumonien, welche experimentell von der Nase aus auf dem Lymphwege durch Vermittelung der tiefen Halsdrüsen und Bronchialdrüsen entstehen, unter Umständen noch als primäre Pneumonien aufgefasst werden können, wenn die Einschleppung des Virus nur durch Vermittelung der Lymphdrüsen stattgefunden hat; als sekundäre Pneumonien würden alle embolisch-metastatischen Pneumonien zu bezeichnen sein. In der Consequenz der Begriffsbestimmung ist man jedoch soweit nicht gegangen: man bezeichnet als primäre Pneumonie solche, bei denen die Lungen den primären Bubo vertreten, und als sekundäre Pneumonien solche, bei denen die Infektion auf Umwegen von entfernter gelegenen ersten Lokalisationen des Pesterregers aus stattgefunden hat. In letzterem Sinne würde eine Pneumonie, welche dadurch entstanden ist, dass von einem im Rachen gelegenen Primäraffect bacillenhaltiges Material in die Lungen aspirirt ist, eine sekundäre sein; ebenso sind die experimentell von der Nasenschleimhaut aus auf dem Umwege durch die Hals- oder Rachenlymphdrüsen entstandenen Pneumonien als sekundäre zu bezeichnen. Experimentelle Schluckpneumonien, bei denen ohne Bildung primärer Lymphdrüsen-Erkrankungen die Erkrankung der Lungen einsetzt, sind als experimentelle primäre Pneumonien anzusehen.

Es sei hier vorweggenommen, dass es nicht gelungen ist, bei Thieren auch experimentelle Inhalationspneumonien in dem Sinne, wie die beim Menschen vorkommende Form der primären Pestpneumonie, deren Erörterung im klinisch-pathologischen Theil folgen wird, hervorzubringen. Ivo Bandi[1]) hat Meerschweinchen und Ratten versprühte Pestbouillonkulturen durch Nase oder Mund einathmen lassen, ohne eine primäre Pestpneumonie erzielen zu können; durch Inhalation der versprühten Kulturen durch die Nase sei vielmehr in Folge Verschluckens der in Mund und Rachen gelangten Bacillen eine Infection des Darmcanals zu Stande gekommen, an der intakten Nasenschleimhaut blieben die Bacillen nicht haften.

Nach Aufstreichen von Agar- oder Bouillonkulturen (Batzaroff gelang es mit letzteren nicht) auf die Nasenschleimhaut entstanden dadurch Pneumonien, dass sich die Infection auf dem Wege der Lymphbahnen verbreitete. Primäre Lokalisation der Pest in den Lungen nach Einstreichen in die Nase beobachtete Bandi nie. Batzaroff machte die Beobachtung, dass nach dem Bestreichen der Schleimhaut nur des einen Nasenganges mit Pestkulturen die pestpneumonischen Erscheinungen in der Lunge der entsprechenden Seite stärker als in der der anderen Seite ausgebildet waren; diese Erscheinung kann nur so erklärt werden, dass die Pesterreger von der Nase aus auf dem Wege der Lymphbahnen nach den tiefen Halsdrüsen, von diesen hinab nach den Bronchialdrüsen und auswärts in die Lungen gelangt sind, bevor eine Allgemeininfection oder genauer gesagt eine Blut-

---

1) Vergl. S. 73 dieser Arbeit.

infection zu Stande kam. Abel[1]) bezweifelt die Richtigkeit
der in Rede stehenden Beobachtung Batzaroff's. Vom theoretischen Standpunkt erscheint die Beobachtung jedoch durchaus fasslich: für die Richtigkeit derselben spricht u. a. der Umstand, dass Batzaroff in seinen Versuchen auch primäre
Cervikaldrüsen-Bubonen gefunden hat.

Das Zustandekommen der experimentellen Pest-
pneumonien von den tiefen Halsdrüsen aus lässt sich
auch so denken, dass die Pesterreger nicht unmittelbar auf
dem Lymphwege aus den tiefen Halsdrüsen nach den Bronchialdrüsen und den Lungen gelangen, sondern dass sie aus den
befallenen tieferen Lymphdrüsen des Halses mit dem Lymph-
strom in die venösen Blutbahnen, in die rechte Herzkammer
und weiter in die Lungen auf metastatisch-embolischem Wege
verschleppt werden. Meist wird mit der embolisch-metastatischen
Pestpneumonie alsbald auch die allgemeine hämorragisch-
septicämische Erkrankung einsetzen. Die pestpneumonischen Ratten gehen stets an Pestsepticämie zu
Grunde. —

Nach intraperitonealer Infection mit virulenten
Pesterregern findet in dem Peritonealsack eine ausserordentlich
rasche Vermehrung der Pestbacillen und ein sehr rascher
Uebergang derselben ins Blut statt. Das Krankheitsbild erhält ein vorwiegend septicämisches Gepräge. Der Ablauf
der Erkrankung bis zum Eintritt des Todes ist ein so
rascher, dass es zu einer irgend auffallenden Betheiligung
der Lymphdrüsen nicht kommt. Auch die zur Einstichstelle
in Beziehung stehenden Lymphdrüsen zeigen nur geringe
Veränderungen. Die Peritonealflüssigkeit der eingegangenen
Thiere enthält Unmassen von Pestbacillen; sämmtliche Organe,
namentlich auch die Milz, enthalten reichlich Pestbacillen. —

Nach (intraperitonealer, intravenöser oder subkutaner)
Einverleibung grosser Mengen von Pesterregern kann
der Tod im Verlauf des Bruchtheils einer Stunde eintreten.
Es handelt sich alsdann um eine akute Vergiftung des
Thieres durch die in den eingeführten Pesterregern enthaltenen
Gifte. Die Wirkung bleibt sich demnach auch gleich, ob
lebende oder abgetödtete Erreger eingeführt werden; Vor-
aussetzung ist nur, dass nicht auch die in der Leibessubstanz

---

1) Centralblatt f. Bakteriologie. Bd. XXVII. 1900. S. 269—271.
Referat.

des Erregers enthaltenen Gifte zerstört sind. Geschieht eine Infection diesen Verlaufes mittelst lebender Pesterreger, so darf man von einer akuten intoxikatorischen Form der experimentellen Pest sprechen.

Dieser akuten intoxikatorischen Form steht eine chronische intoxikatorische gegenüber. Dieselbe entsteht bei Thieren, die mit einer grossen Art-Resistenz dem (lebenden) Pesterreger gegenüber ausgestattet sind, durch Aufnahme grosser Mengen von Pestbacillen, — z. B. bei Katzen durch Auffressen von Pestratten. Die aufgenommenen Pesterreger können sich in dem betreffenden Thierkörper, trotzdem sie von Hause aus höchst virulent sind, nicht vermehren; die von den Körpersäften aus den Pesterregern aufgenommenen Gifte führen zu einer chronischen degenerativen Veränderung der Organe, zu einem langsamen Hinsiechen des Thieres — Pestmarasmus. — Der Pestmarasmus kann bei von Hause aus wenig resistenten Thieren auch durch Einverleibung grösserer Mengen schwachvirulenter Kulturen zu Stande kommen. Die Virulenz der Erreger ist zu gering, als dass es noch in den Körpersäften zu einer Wucherung oder nennenswerthen Vermehrung kommen kann; die in der eingeführten Masse der Pestbacillen enthaltene Summe von Giften reicht für die Einleitung der chronisch-intoxikatorischen Gewebe- und Organveränderungen aus. Endlich kann der Pestmarasmus noch auf einem dritten Wege zu Stande kommen, der eine Art Combination von primärer Lokalisation des Pesterregers mit chronisch-intoxikatorischen Folgewirkungen darstellt. Ein subkutan geimpftes Thier vermag z. B. anfänglich die Erscheinungen einer Ansiedelung der Pesterreger in den nächstgelegenen Lymphdrüsen zu bieten; es kann dort zu erheblicher Vermehrung der Bacillen kommen; schliesslich schwinden die Bacillen wieder, und das Thier verfällt einem chron. Marasmus, nachdem eine Resorption der eingeführten und gewucherten Pesterreger stattgefunden hat (vergl. die Abschnitte über Virulenz und Giftwirkung, sowie über die Empfänglichkeit der Thierarten).

Ueberblickt man die Wirkungen lebender Pesterreger im Thierkörper, wie sie durch den Versuch vor Augen geführt werden, so lassen sich nach dem Sitz der ersten Ansiedelungsstätten der Pestbacillen folgende Formen der Lokalisation und des Verlaufs unterscheiden:

1. **Lymphdrüsenpest**, und zwar:
   a) ohne Eiterung (rascher Verlauf).
   b) mit Eiterung (langsamer Verlauf).
2. **Darmpest** oder Fütterungspest, hauptsächlich bei der
   Ratte.
3. **Lungenpest**, — und zwar:
   a) durch unmittelbare Aspiration (primäre Lungen-
      entzündung).
   b) auf Umwegen von einer anderwärts gelegenen
      ersten Ansiedelungsstätte aus (sekundäre Lungen-
      entzündung).
4. **Hautpest** — pustulöse Veränderungen der Haut nach
   Einführung von Pesterregern durch Einreibung (**Albrecht**
   und **Ghon**).

Der Ausgang dieser Formen ist bei empfänglichen
Thieren in der Regel die Pestsepticämie.

Insofern, als in erster Linie die in den eingeführten
Pesterregern enthaltene Giftmenge wirksam werden kann,
ohne dass es zur Vermehrung (Virulenz-Entfaltung) der Erreger kommt, lässt sich eine weitere experimentelle Form
der Erkrankung abtrennen, nämlich

5. **vorwiegend intoxikatorische**, — und zwar:
   a) die akute intoxikatorische (akuter Vergiftungs-
      tod),
   b) die chronische intoxikatorische (Marasmus).

Ueber die Verwerthung des Thierversuchs zur Erleichterung
der Diagnose, s. „Anleitung für bakteriologische Feststellung
der Pestfälle" [1]).

3. Vermittlerrolle der Thiere bei der Pestverbreitung.

Aus den Ausführungen über die Empfänglichkeit der
verschiedenen Thierarten gegenüber dem Pesterreger können
für eine Vermittlerrolle von Thieren bei der Verbreitung der Pest unter natürlichen Verhältnissen gewisse Folgerungen gezogen werden.

Die **Ratte** ist wegen ihrer hohen Empfänglichkeit gegen
Pest, namentlich auch wegen ihrer Empfänglichkeit für

---

1) Anl. 3 der Grundsätze, die nach dem Bundesrathsbeschluss vom
4. October 1900 bei der Bekämpfung der Pest zu beobachten sind (siehe
Abschnitt: Bekämpfung der Pest im Deutschen Reiche).

Fütterungspest, bei ihrer ausgesprochenen Neigung, die Kadaver der eigenen Art aufzufressen, ferner wegen ihrer allgemeinen Verbreitung, wegen ihres Lebens in allerlei Schlupfwinkeln in nächster Nähe des Menschen und wegen ihrer mannigfachen nahen Beziehung zu verschiedenen vom Menschen gehaltenen Hausthieren — dasjenige Thier, welches zur Anreicherung des Pesterregers und zu seiner Verschleppung in die unmittelbare Nähe des Menschen am geeignetsten ist und hat deshalb auch in fast allen bekannten Epidemieen der Pest, namentlich auch bei den grossen europäischen Pestseuchen, eine grosse Rolle gespielt. Nach Orraeus verschwanden während der Pestepidemie in Moskau 1770 alle Ratten und Mäuse; Hankin führt an, dass die indische Pest im Jahre 1611—1618 von einer todten Ratte ihren Ausgang genommen haben soll; dem Ausbruch der Pest in Yün-nan 1842 (Rocher), sowie auch demjenigen in Canton 1894 (Bennie) ging ein Rattensterben voraus. Die Ratten kamen aus ihren Höhlen, liefen taumelnd umher und starben (in Canton sind in einem Stadttheile allein 25250 todte Ratten gefunden worden). In dem von Koch u. Zupitza[1]) entdeckten Pestgebiete in Uganda geht mit der Menschenpest ein Peststerben der Ratten in den Bananenhainen einher. Ganz besonders gefährlich ist die Ratte auf Schiffen, wo sie pestbacillenhaltige Exkremente und Sekrete allenthalben absetzen kann. Dem Menschen können die erkrankten Ratten unmittelbar gefährlich werden. Aber auch eine mittelbare Uebertragung, z. B. durch Vermittelung des Schiffskehrichts, in dem die von Pestratten stammenden pestbacillenhaltigen Exkremente und Sekrete sich befinden, ist denkbar und bei der im November 1899 in Kobe ausgebrochenen Pestepidemie auch thatsächlich nachgewiesen. Die auf dem in Hamburg eingetroffenen Dampfer Pergamon festgestellte Rattenepidemie ist in Folge frühzeitiger Entdeckung und gründlichster Desinfection des Schiffes und seiner Ladung, insoweit dieselbe als inficirt angesehen werden konnte, glücklicherweise den Menschen nicht gefährlich geworden. — Rattenpest ohne Menschenpest wurde von Gottschich[2]) im „Soldiers and Sailors House" in Alexandrien beobachtet.

---

1) Zupitza, Die Ergebnisse der Pestexpedition nach Kisiba am Westufer des Victoriasees 1897—98. Zeitschr. f. Hyg. u. Inf. 1899. Bd. 30. S. 448.

2) E. Gottschlich, Die Pestepidemie in Alexandrien im Jahre

In den zur Verhütung und Bekämpfung der Pest zusammengestellten Maassregeln ist auf die Vernichtung der
Ratten, auf die Nothwendigkeit der bakteriologischen Untersuchung etwa aufgefundener Rattenkadaver behufs Feststellung, ob Pest vorliegt[1]), — auf die Nothwendigkeit der Unschädlichmachung der Rattenkadaver, auf Desinfection der
Fundstellen derselben, auf die Vernichtung bezw. Unschädlichmachung des Schiffskehrichts u. s. w. zu Zeiten einer Pestepidemie ganz besonders hingewiesen. Auch in dem Gesetz
vom 30. Juni 1900, welches die Bekämpfung gemeingefährlicher Krankheiten überhaupt, und nicht bloss der Pest, betrifft, ist im § 20 zum Schutze gegen die Pest die Anordnung
von Maassregeln zur Vertilgung und Fernhaltung von Ratten,
Mäusen und Ungeziefer vorgesehen. Näheres s. im Theil:
Bekämpfung (Abwehr) der Pest. —

Die **Mäuse** sind zwar in der Nähe des Menschen eher
noch mehr verbreitet wie die Ratten; sie sind aber im Allgemeinen weniger empfänglich und dies namentlich gegen
Fütterungspest. Sie spielen bei der Pestverbreitung im Vergleich zu den Ratten eine untergeordnete Rolle. Immerhin
sind die Mittheilungen über beobachtetes Mäusesterben zu
Pestzeiten nicht selten. Ob es sich dabei immer um Mäuse-
pest gehandelt hat, ist fraglich. Das während der Pestepidemie in Formosa 1896 unter den Mäusen beobachtete
Sterben (So-eki genannt) scheint nach dem Bericht von Yamagiwa allerdings ein Peststerben gewesen zu sein. Auch
Simond berichtet über Ratten- und Mäusesterben in Ban-
dora. Aus den endemischen Pestgebieten Kumaon und Ghor-
wal wird auch über Mäusesterben berichtet. Gottschich[2])
berichtet, dass in Alexandrien aus einem Hause einer bisher verschont gebliebenen Strasse, in welchem ein einzelner Pestfall
vorgekommen war, die Pest in mehrere Nachbarhäuser wahrscheinlich durch Vermittelung von Mäusen gelangt ist; auf dem
Dache des erstgenannten Hauses fand man eine todte Pestmaus.

1899. Zeitschr. f. Hyg. u. Inf. Bd. 35. S. 203.

1) Pestähnliche Erkrankungen, die mit der Pest nichts zu thun
haben, wurden u. a. von Kossel u. Overbeck im Kaiserl. Gesundheitsamte (Arb. a. d. Kais. Gesundheitsamte. Bd. XVIII. H. 1) und von A.
Edington in Capstadt (Centralbl. f. Bakt. XXIX. H. 23 v. 27.6. 1901)
beobachtet.

2) a. a. O. S. 206.

Das **Meerschweinchen** kommt nur in den wenigen Gegenden in Betracht, in denen es als Hausthier gehalten wird — z. B. in den Wohnstuben vieler Bauern in unseren östlichen Provinzen; aber auch dann wird es als Pflanzenfresser und, weil es gegen Pest an sich weniger empfänglich ist wie die Ratte, nur ausnahmsweise einmal erkranken und seinen Pflegern gefährlich werden. Eine Pestepizootie dürfte sich unter den Meerschweinchen nach der Art ihres Zusammenlebens und ihrer Ernährung schwerlich entwickeln. Immerhin wird nach dieser Richtung hin namentlich für die Thierställe von Pestlaboratorien Vorsicht geboten sein, die sich freilich von selbst versteht. —

Hier ist noch eines zur Ordnung der Nagethiere und zur Familie der Eichhörnchen gehörenden in transbaikalischen Gebieten und in der Mongolei in grossen Massen lebenden Thieres, des **Arctomys Bobak** oder des Sarbagan (Tarbagan) zu gedenken. Bei diesem Thiere wird während des trockenen Sommers und im Herbste nicht selten eine von Thier zu Thier übertragbare Krankheit beobachtet, die mit ·der Pest grosse Aehnlichkeit — „Sargabanenpest" — hat und auch auf den Menschen übertragbar ist. Neuerdings sind von A. Rudenko[1]) eine Reihe interessanter Beobachtungen über Uebertragungen der „Sargabanenpest" auf den Menschen und über dadurch entstehende Familienepidemieen unter den Kosaken berichtet worden. Die Erscheinungen der Krankheit beim Thier und beim Menschen sind im Wesentlichen dieselben wie bei der Pest, jedoch zeigt die Krankheit keine Neigung zu grösserer epidemischer Verbreitung. Nach Rudenko ist letzteres so zu erklären, dass die Kosaken alsbald die richtigen Gegenmittel — Abschneiden des Verkehrs mit den übrigen Dorfbewohnern, Vermeiden jedes unmittelbaren Contactes, sorgfältiges Vernichten der von den Kranken und Gestorbenen getragenen Wäsche und Kleidungsstücke u. s. w. — ergreifen. Favre[2]) ist der Ansicht, dass es sich wahrscheinlich um eine mit der Pest verwandte

---

1) A. Rudenko, Die Pest der Tarbaganen. Russ. militärmedicinisches Journal. 1900. S. 3567. Refer. im Centralbl. f. Bakteriol. 1901. Bd. XXIX. S. 218.

2) Favre, Ueber eine pestähnliche Krankheit. Zeitschr. f. Hyg. u. Infectionskr. Bd. XXX. H. 3.

Krankheit handelt. Nach den Schilderungen Rudenko's
über die hochgradige Ansteckungsfähigkeit und die Erscheinungen der Krankheit, die meistens den Formen der Bubonen
und der Bubonenpest entsprechen, sowie über ihren meist
kurzen, in wenigen Tagen zum Tode führenden Verlauf ist
eher anzunehmen, dass die Targabanenpest eine echte Pest
ist. Zabolotny[1]) führte Pesterkrankungen in einem ost-
mongolischen Dorfe (unter 16 Fällen 6 mal Lungenpest) auf
Ansteckung durch Tarbaganen zurück. — Die bakteriologische
Identificirung des Erregers der Tarbaganenpest und der echten
Pest steht freilich noch aus.

Die **Nagethiere** bilden **zusammen** eine Gruppe
von Thieren, bei denen eine schwere (in der Regel
tödtlich verlaufende) Pesterkrankung auch unter
natürlichen Verhältnissen als möglich zu erachten ist. Werden sie unter natürlichen Verhältnissen inficirt, so sind sie gefährliche Mehrer der
Pesterreger durch Uebertragung der Pest von Thier
zu Thier und ferner auch gefährliche Zwischenträger des Pesterregers zum Menschen. Dies gilt
ganz besonders von den Ratten, und sofern die Tarbaganenpest identisch mit der echten Pest ist, auch von dem
Arctomys Bobak — demnächst von den Mäusen. —

Dieser die gefährlichsten Vermittler der Pest enthaltenden
Gruppe der Nagethiere stehen gegenüber solche Thiere,
welche unter natürlichen Verhältnissen keine Empfänglichkeit für eine Pesterkrankung besitzen, so
dass sie grössere Mengen von pestbacillenhaltigem Material
aufnehmen können, ohne selbst zu erkranken; hierher gehören
Pferde, Ziegen, Rinder und andere Wiederkäuer (S. 67).
Da es sich um Pflanzenfresser handelt, denen die Gelegenheit
zur Aufnahme des Pesterregers unter natürlichen Verhältnissen
so gut wie fehlt, wird bei diesen Thieren auch eine Ausscheidung von Pesterregern durch den Darm ausgeschlossen
sein. Auf gleiche Stufe sind zu stellen die Vögel. —

Zwischen diesen beiden Gruppen stehen einzelne, im
Allgemeinen zwar unempfängliche Thierarten, bei denen jedoch
schon wegen ihrer nahen Beziehung zu Ratten auch auf na-
türlichem Wege echte Pestinfectionen entstehen können oder

---

1) Zabolotny, La peste en Mongolie orientale. Annales de
l'Institut Pasteur. 1899. p. 833.

solche Krankheiten beobachtet worden sind, die wahrscheinlich mit der Pest identisch sind. Zu dieser letzteren Gruppe
sind die Katzen und Hunde (S. 63 u. 65) und weiterhin
die Schweine (Wilm) — S. 64 — zu zählen.

Eine bedeutsame Vermittlerrolle bei der Uebertragung
des Pesterregers vom Thier auf den Menschen, von Thier zu
Thier und von Mensch zu Mensch ist von einzelnen Forschern den

Insecten

zugemessen worden. Die Entscheidung über die Uebertrag-
barkeit der Pest durch Insecten ist namentlich für die Beurtheilung der Verhältnisse in unseren Kasernen von besonderer Wichtigkeit; es wird deshalb auf die in Betracht kommenden Forschungsergebnisse und praktischen Verhältnisse
des Näheren einzugehen sein. Yersin[2]) vermuthete, dass
bei der in einem Dorfe nahe bei Nhatrang im Jahre 1898
ausgebrochenen Epidemie die Pestbacillen aus den befallenen
Häusern in die Nachbarhäuser durch ausgewanderte Flöhe
verschleppt wurden, und schreibt die schliessliche Nieder-
kämpfung der 72 Fälle umfassenden Epidemie dem rück-
sichtslosen Niederbrennen der Häuser zu, wobei auch alles
Ungeziefer zu Grunde ging.

Simond[1]) hat namentlich **Flöhen** eine ganz hervorragende
Vermittlerrolle bei der Pestübertragung zuertheilt. Er will bei
einer gewissen Zahl von Pestfällen im Beginn der Krankheit
eine Phlyktäne, welche stets Pestbacillen enthielt, gefunden
haben; er hält diese Phlyktänen für die durch Stiche von
Ratten- oder Mäuseflöhen entstandenen Eingangspforten des
Pestbacillus. Der Floh, welcher gewöhnlich auf den indischen
Ratten angetroffen wurde, wird von Simond geschildert:
„de taille moyenne, de couleur grisâtre, avec une tache lie
de vin sur les faces laterales de l'abdomen; cette tache n'est
autre chose que l'estomac rempli de sang vu par transpa-
rence." Simond lässt die Frage, ob dieser Rattenfloh eine
von dem Menschen- und dem Hundefloh verschiedene Art
darstellt, offen; sobald dieser Rattenfloh (eine indische Spe-

---

1) P. L. Simond, La propagation de la peste. Annales de l'Institut Pasteur. 1898. No. 10. p. 625—687.

2) Yersin, Rapport sur la peste bubonique de Nhatrang (Annam).
Annales de l'Institut Pasteur. T. XIII. 1899. No. 3. p. 251.

cies) auf Menschen oder Hunde gesetzt wurde, habe er dieselben sofort angegriffen.

Da Simond einige Versuche über Uebertragung der
Pest auf Ratten durch Verfütterung von Kulturaufschwemmungen, von Pestmäusen, von Kleister mit pest-
pneumonischem Sputum negativ ausfallen gesehen hatte und
da er aus einigen (übrigens nicht zahlreichen) Versuchen
schliessen zu müssen glaubte, dass der Pesterreger durch
wiederholte Passage im Rattenkörper an Virulenz einbüsse,
so erachtete er die unmittelbare Uebertragung des Pesterregers von Ratte zu Ratte für das Zustandekommen der
vielfachen Ratten-Pestepizootien für nicht ausreichend, sondern
es müsse ein Medium die Uebertragung von Ratte zu Ratte
vermitteln, in welcher der Pesterreger immer wieder neue
Kräftigung in seiner giftmachenden Wirkung erfahre. Dieses
Medium glaubte Simond in den Flöhen gefunden zu haben.
Weiterhin glaubte Simond aus seinen Beobachtungen schliessen
zu können, dass die Flöhe auch bei der Uebertragung
der Pest von Ratte zu Mensch eine Rolle spielen.

Flöhe von Pestratten beherbergen in ihrem Darmrohr,
namentlich in dem aus reinem Blut bestehenden Mageninhalt
nicht selten Bacillen, welche morphologisch den Pestbacillen
gleichen. Schon Ogata[1]) war es 1897 gelungen, die Pest
auf Mäuse durch Einimpfung von inficirten Flöhen zu übertragen.

Von Wichtigkeit für die schwebenden Fragen sind die
folgenden Versuche Simond's: wurde eine an Pest eingegangene flohfreie Ratte mit gesunden Ratten für 24 Stunden
so zusammengebracht, dass der Kadaver von den anderen
Ratten nicht angefressen werden konnte, so erkrankten die
gesunden Ratten nicht an Pest. Wurden auf eine in einem
Glase gehaltene mit Pest inficirte Ratte Rattenflöhe gesetzt,
und zu dieser Ratte, als sie in der Agone lag, innerhalb
eines kleinen Drahtkäfigs eine kleine gesunde Ratte hinzugesetzt, so erkrankte und starb die letztere Ratte auch an
der Pest; mit einer Maus hatte der Versuch den gleichen
Erfolg, mit zwei ausgewachsenen Ratten versagte er; Simond
erklärte sich letzteres damit, dass ausgewachsene gesunde
Ratten sich der Flöhe sehr geschickt erwehren, wie auch

---

1) Ogata, Ueber die Pestepidemie in Formosa. Centralbl. f.
Bakteriol. Bd. XXI. 1897. No. 20/21. S. 769.

lange in Laboratorien gefangen gehaltene Ratten fast frei
von Flöhen seien. Den Vorgang :der Uebertragung der Pest
durch Vermittlung der Flöhe stellte sich Simond so vor,
dass die Einführung der Pesterreger in das gestochene Individuum seltener durch Einimpfung mittelst des Stachels als
vielmehr auf indirektem Wege geschieht; der Floh setze
seine Exkremente auf oder in der Nähe der kleinen Stichwunde ab und in diese werden die pestbacillenhaltigen Ausleerungen des Flohs beim Kratzen hineingerieben.

Mattei[1]) gelang es mit Leichtigkeit, Mäuse durch feine
Nadelstiche zu inficiren; es ist hiernach nicht von der Hand
zu weisen, dass die Uebertragung auch direct durch den Flohstich möglich ist; immerhin ist ein Flohstich ein anderer
Stich, als ein solcher mit der inficirten Nadel.

Simond ist nun der Meinung, dass der indische Rattenfloh auch den Menschen anfällt, und erklärt sich hiermit die
Ansteckungsfähigkeit eben verendeter Ratten für den Menschen:
im Verenden begriffene Ratten, oder noch warme Kadaver
pflegen von Ungeziefer zu wimmeln; erkaltete Kadaver seien
ungezieferfrei, werden auch im Allgemeinen für nicht an-
steckend gehalten.

Bestände Simonds Anschauung in vollem Umfange zu
Recht, so müssten auch bei der Uebertragung der Pest von
Mensch zu Mensch die Flöhe eine ähnliche Rolle spielen wie
die Rattenflöhe bei der Uebertragung der Pest von Ratte zu
Ratte. In den Spitälern, wo es doch nicht an Flöhen fehlt,
müssten Erkrankungen des Aerzte- und Pflegepersonals zur
Tagesordnung gehören. In den Kasernen, wo an Menschenflöhen
in manchen Monaten ein Ueberreichthum ist, und wo es auch
Ratten giebt, müsste es zu grösserer Verbreitung der Pest
kommen, sobald erst einmal die Flöhe Gelegenheit gefunden
haben, das Blut einer septicämischen Ratte oder eines septicämischen Menschen zu saugen. —

Glücklicherweise lässt sich die Theorie Simond's
an verschiedenen Punkten abschwächen. Zunächst
sprechen die in den Bombay'er Spitalen von den Forschungs-
Commissionen der verschiedenen Länder, ferner auch die in

---

1) di Mattei, Sulla recettivita dei fopi per la peste bubbonica
ed importanza di questi animali nella diffusione di tale infezione. Bollet.
delle Sc. dell' Acad. gioenia in Catania. Fasc. LVII—LVIII. 1899.
p. 2, 3. Refer. im Centralbl. f. Bakteriol. XXVII. S. 76.

Oporto gemachten praktischen Erfahrungen dafür, dass der
Floh nicht die hervorragende Rolle bei der Pestübertragung
von Mensch zu Mensch spielt, die ihm Simond zumisst.
Gesundheitsgemäss eingerichtete Pestspitäler werden vom
Aerzte- und Pflegepersonal eher als sichere Zufluchtsstätte
vor der Pest betrachtet.

Ferner ist anzuführen, dass das Massensterben der
Ratten zu Pestzeiten durch die Empfänglichkeit der Ratte
für Fütterungspest, durch die Neigung der Ratte, den Kadaver des Art-Genossen zu benagen, eine befriedigende Erklärung findet; es bedarf hierzu nicht der Simond'schen
Flohtheorie: im Laboratorium haben wir uns häufig über-
zeugen können, wie die Ratte trotz aller möglicher anderer
guter Leckerbissen gierig über Eingeweide, Fleisch und selbst
Knochen der an Pest verendeten Ratte herfällt, und dass
mit fast absoluter Regelmässigkeit einem solchen Mahl die
Erkrankung an Fütterungspest (Darmpest) folgt.

Weiterhin sind abschwächend gegen die Simond'sche
Theorie die Ergebnisse der Arbeiten von Galli-Valerio[1][2]),
welche sich mit den verschiedenen Species der bei den Ratten,
Mäusen, Katzen und beim Menschen vorkommenden Flöhe
und im Verfolg davon mit der Frage beschäftigen, ob diese
Floharten sich an besonderen Wirthen halten oder kosmo-
politisch, sobald sich Gelegenheit dazu bietet, von der Ratte
auf andere Thiere und gar auf den Menschen und umgekehrt
überspringen. — Zunächst sei noch der Angaben Battlehner's
gedacht, welche er im Gesundheitsamte bei der mehrfach erwähnten Berathung über die Pestfrage gemacht hat, dass es
nämlich 60 bis 80 Flohrassen gebe und dass jede Thierart ihre
besonderen Flöhe haben solle; der Menschenfloh sei jedoch insofern Kosmopolit, als er überall einmal Probe beisse; nach
Gärtner könne das letztere auch für die Flohrassen einzelner
Thiergattungen zutreffen. — Die von Galli-Valerio mit einigen europäischen Hauptvertretern der verschiedenen Flohspecies
angestellten Untersuchungen haben ergeben, dass der Menschen-

---

1) Bruno Galli-Valerio, Les puces des rats et des souris,
jouent-elles une rôle importante dans la transmission de la peste bubonique à l'homme? Centralbl. f. Bakteriol. XXVII. 1900. No. 1.

2) Derselbe, Quelques observations sur la morphologie du Bac-
terium pestis et sur la transmission bubonique par les puces des rats
et des souris. Ebenda. No. 24.

floh (Pulex irritans) von den gewöhnlichen Ratten- und Mäuseflöhen (Typhlopsylla musculi) und dem seltneren Floh der
Haus- und der Wanderratte (Pulex fasciatius) sowie vom
Katzenfloh (Pulex serraticeps) sich ganz erheblich unterscheidet, und dass die genannten Ratten- und Mäuseflöhe
den Menschen nicht anfallen. Nuttall[1]) ist im Allgemeinen der gleichen Ansicht, dass nämlich Rattenflöhe auf
den Menschen nicht übergehen. Katzenflöhe der Species
P' Goniocephalus, welche dem P. serraticeps sehr ähnelten,
stachen den Menschen ebenfalls nicht. Der Arctomys Bobac,
der von pestähnlichen Epizootien (am Baikalsee) heimgesucht wird, habe keine Flohart. Galli-Valerio über-
geht übrigens nicht eine Mittheilung von Loir[2]), welche für
das Uebergehen des Menschenflohs auf die Ratte spricht:
eine in einem arabischen, sehr flohreichen Hause ausge-
setzte Ratte wimmelte sehr bald von Flöhen; nach Tödtung
der Ratte verliessen die Flöhe den Kadaver, um auf eine
in der Nähe befindliche gesunde Ratte zu springen;
eine zweite in die Nähe gesetzte Ratte, welche mit Oel getränkt war, blieb übrigens frei von Flöhen; (Loir glaubte
diese Erscheinung mit der erfahrungsmässigen Immunität der
Oelträger gegen Pest in Beziehung bringen können).

Galli-Valerio folgert aus seinen Untersuchungen, dass
die von Simond dem Floh bei der Pestübertragung von
Ratte zum Menschen und vom Menschen zur Ratte zu-
geschriebene Bedeutung nicht bewiesen sei. Es dürfe
höchstens der Flohspecies der Ratte eine Vermittlerrolle bei
der Uebertragung der Pest von Ratte zu Ratte und den
Menschenflöhen (P. irritans) eine Vermittlerrolle bei der Uebertragung der Pest von Mensch zu Mensch zugeschrieben werden;
diese Vermittlerrolle der Flöhe sei jedenfalls nicht
die Regel und dürfe den übrigen Momenten gegenüber, die bei der Pestübertragung eine Bedeutung
haben, nicht zu hoch eingeschätzt werden. Diese
Warnung Galli-Valerio's ist am Platze gegenüber der ex-
tremen Anschauung Simond's, der die prophylaktischen

---

1) Georg F. H. Nuttall, Die Rolle der Insecten, Arachniden
(Ixoden) und Myriapoden als Träger bei der Verbreitung von durch
Bakterien und thierische Parasiten verursachten Krankheiten der Menschen und der Thiere. Hygien. Rundschau. 1899. X. No. 5, 6, 8, 10.
2) Revue scientifique. 1900. No. 13. p. 395.

Maassregeln in erster Linie gegen die Parasiten, unter denen
er vor allem Flöhe versteht, „contre les parasites, l'homme
et le rat" gerichtet wissen will.

Auch die von Galli-Valerio zugegebene Möglichkeit,
dass der Rattenfloh bei den Rattenepizootien, und dass
der Menschenfloh bei der Uebertragung der Pest von Mensch
zu Mensch eine Rolle spielen kann, wird in ihrer Bedeutung abgeschwächt, wenn man sich klar macht, welche
Bedingungen erfüllt sein müssen, damit eine Pestübertragung auf diesem Wege wirklich zu Stande kommt: der
Floh muss erstens an seinem Aufenthaltsorte — grosse Wan-
derungen unternehmen die Flöhe nicht — einen pestkranken Menschen finden, in dessen Blut Pestbacillen allgemein verbreitet sind, d. i. einen bereits an hämorrhagischer
Pestsepticämie Erkrankten; derselbe Floh muss zweitens geneigt sein, an dem schwerkranken fiebernden Menschen an-
zubeissen; auch dies ist nicht ohne Weiteres anzunehmen
(es giebt z. B. Leute, die während des Ueberstehens eines
Typhus in den flohreichsten Monaten von Flöhen gänzlich
verschont bleiben, während sie sonst von diesen Insekten
mit Vorliebe aufgesucht werden); drittens muss derselbe
Floh, nachdem er den erkrankten Menschen gestochen hat,
auf einen gesunden Menschen überspringen, ihn stechen oder
mit seinem Mageninhalt besudeln; soll eine directe Infection
mittelst des Stachels erfolgen, so müssen an dem Stachel
äusserlich Blutbestandtheile, welche Pestbacillen enthalten,
sich befinden. Weiterhin muss der abgesetzte bacillenhaltige
Mageninhalt in den Flohstich gelangen oder aber so kräftig
in die Haut eingerieben werden, dass unmittelbar in die Haut
hindurch bis zu den Lymphbahnen ein Eindringen der Pestbacillen erfolgen kann. Alle diese Bedingungen können
verhältnissmässig sehr selten, — wohl nur ausnahmsweise, — zusammentreffen.

Für die Verhältnisse in den Kasernen und sonstigen
militärischen Unterkünften kann man mit Sicherheit annehmen, dass im Falle eines Auftretens der Pest die Erkrankten
schon vor dem Uebergang der Krankheit in das septicämische
Stadium aus der Nähe der anderen Mannschaften entfernt —
nämlich in einer Isolirbaracke untergebracht sein werden;
infectionstüchtige Flöhe dürften also gar nicht vorhanden
sein. Dass gelegentlich einmal ein Menschenfloh bei einer im
Verenden begriffenen pestsepticämischen Ratte anbeisst und

sich später wieder zum Menschen begiebt, ist theoretisch
nicht unmöglich, aber bei der Fülle edlerer Nahrung, die er
in dem Körper des Soldaten findet, schwerlich denkbar; auch
die Möglichkeit scheint fernliegend, dass ein Rattenfloh, der
auf einer eben verendeten pestsepticämischen Ratte gesessen
hat, auf den Menschen, der sich mit dem Rattenkadaver
beschäftigt, überspringt, nur um seine pestbacillenhaltigen
Exkremente abzusetzen, — dass er dabei vom Menschen
zerdrückt und das abgesetzte pestbacillenhaltige Material
nunmehr in die Haut eingerieben wird.

Nach Allem, was wir bis jetzt über die Betheiligung der Flöhe bei der Pestverbreitung wissen,
stellt die Flohplage für die Uebertragung der Pesterreger auf den Menschen jedenfalls nur einen neben-
oder untergeordneten Factor dar, der bei den Be-
kämpfungsmaassregeln freilich nicht unberücksich-
tigt bleiben darf. —

Eine verschwindend geringe Bedeutung bei der Pestübertragung wird den **Läusen** schon aus dem Grunde beizumessen sein, weil ihre Beweglichkeit im Ganzen eine geringere ist und sie deswegen mehr an einen und denselben
Wirth gebunden sind.

Nächst den Flöhen interessiren bei der Pestübertragung
besonders die **Fliegen**. Im Verdauungskanal des Fliegen-
leibs — Musca domestica — halten sich die Pesterreger
nach den Untersuchungen von Nuttal[1]) 48 Stunden lang.
Fliegen können sich auf Pestleichen, namentlich auf die aus
Mund und Nase quellenden Pestbacillen enthaltenden Flüssigkeiten setzen, dann auf gesunde Menschen fliegen und von
diesen auf dem blossen Körper durch einen Schlag zer-
quetscht werden; sie können pestbacillenhaltiges Material auf
Gebrauchsgegenstände, mit dem der Mensch umzugehen hat,
absetzen; ob dieses ursprünglich infectiöse Material weiterhin
noch gefährlich werden kann, ist zu bezweifeln. Das am
Rüssel, an den Füssen der Fliege etwa anhaftende infectiöse
Material wird sich dort jedenfalls nur in ausserordentlich
dünnen Schichten halten, die beim Umherfliegen der Fliegen
bald einen so hohen Grad der Austrocknung erreichen können,
dass die in ihnen enthaltenen Pesterreger verhältnissmässig
rasch absterben. Sticker erzählt, dass in dem Raum, in

---

1) a. a. O. (Vergl. S. 87.)

dem er zu Bombay die Sectionen von Pestleichen ausführte, eine grosse Menge von Fliegen gewesen sei, die er als ungefährlich zu betrachten sich gewöhnt habe.

Yersin[1]) hingegen vermochte durch Verimpfen einer im Pestlaboratorium todt gefundenen Fliege auf ein Meerschweinchen nachweisen, dass diese Fliege virulente Pestbacillen enthielt. — Nuttall[2]) sah Fliegen, die mit infectiösem Pestmaterial gefüttert wurden, in grösserer Zahl sterben, als unter gleichen Bedingungen gehaltene aber nicht mit Pestmaterial gefütterte Fliegen; die ersteren beherbergten Pestbacillen im Darmkanal. Die deutsche Commission berichtet, dass beim Beginn ihrer Sectionen in einem neuen Raum massenhaft Aasfliegen angeschwirrt seien, die sich alsdann nicht mehr gezeigt haben; vielleicht waren sie verendet.

Der Glaube, dass die Fliegen bei der Pest eine Rolle spielen, ist ein alter; so führt Bischoff Knud in Aarhus (1498) unter den ersten Zeichen herannahender Pest das Erscheinen vieler Fliegen an.

Wenn man auch nach den neueren Beobachtungen den Fliegen eine irgend belangreiche Vermittlerrolle bei der Pest nicht zumessen kann, so wird man sich diese lästigen Gäste zu Pestzeiten doch lieber möglichst vom Leibe halten und namentlich ·auch möglichst in Leichenhallen, Obductionsräumen und dergl. vertilgen.

Wanzen können nach Nuttall lebende Pestbacillen mit dem von Pestkranken eingesogenen Blute aufgenommen haben, aber die Pestbacillen sterben in der Wanze ziemlich rasch (innerhalb 24 Stunden) ab. Mäuse erkrankten nach Stichen von Wanzen, die pestkranke und an Pest verendete Ratten und Mäuse gebissen hatten, nicht an Pest. Da die Wanzen ausschliesslich Sauger sind, ebenso wie die Blutegel, so ist die Gefahr einer unmittelbaren Uebertragung der Pest durch den Wanzenbiss eine geringe (P. Mühling[3]).

H. F. Müller sah im Arthur Road Hospital in Bombay, dass die **Moskitos** (mangels von Moskitonetzen) die Pestkranken ebenso wie die Gesunden heimsuchten, und trotzdem ist keine Infection von Aerzten, Wärtern und Besuchern vor-

---

1) Annales de l'Institut Pasteur. 1894. p. 662.
2) Centralbl. f. Bakteriol. XXII. S. 87.
3) Centralbl. f. Bakteriol. Bd. 25. S. 703.

gekommen. Müller's Hände wurden während seines Aufenthalts im Hospital häufig von Moskitostichen vollständig überdeckt, ohne dass er selbst erkrankte. Kitasato und seine Mitarbeiter heben in dem Bericht über die Pestepidemieen in Kobe und Osaha besonders hervor, dass Moskitostiche bei der Pestübertragung keine Rolle gespielt haben können, weil die Epidemieen ausschliesslich im Winter verliefen.

Hankin[1]) fand in Gegenden, in denen an Pest verendete Ratten gefunden wurden, auch **Ameisen**, die inficirt waren; mit solchen Ameisen, die an todten Ratten sassen, vermochte er bei Ratten und Mäusen wiederum Pest zu erzeugen.

Nach Guiseppe Cao[2]) passirt der Pestbacillus den Darm der **Käfer** und **Schaben** lebend und virulent; dies hat Bedeutung insofern, als die Küchenschabe mit Leichtigkeit auf Teller, Lebensmittel, Wäsche u. s. w. gelangt. —

Es würde zu weit führen, hier alle Arten von Insecten zu berücksichtigen. Zur Frage der Pestübertragung durch Insecten sind die folgenden Punkte, wie dieselben auch in den mehrerwähnten im kaiserlichen Gesundheitsamt abgehaltenen Berathungen zur Sprache gebracht sind, zu beachten:

1. Die Insecten können den Krankheitskeim unmittelbar mit dem Stich übertragen.

2. Die Insecten können durch Kratzen am Körper der Menschen zerdrückt werden: Pestkeime, die sich im oder am Körper der Insekten befinden, können hierbei in die kleine Stichwunde oder in die beim Kratzen enstandene Hautentzündung gelangen;

3. Durch dieselben Eingangspforten können auch Keime, welche sich auf der Haut oder an den Kleidern des Menschen befanden, eingeführt werden.

4. Die Insekten können den Krankheitskeim auf Geräthe u. s. w. verschleppen. —

Werfen wir einen Rückblick auf die Möglichkeit einer Betheiligung der Thiere bei der Pestübertragung, so kommen hauptsächlich nur solche Thiere in Betracht, welche wir als Ungeziefer zu bezeichnen und als die natürlichen Begleiter mangelhafter Reinlichkeitspflege und man-

---

1) Annales de l'Inst. Pasteur. 1898. p. 761.
2) L'Ufficiale Sanitario. XI. 1898. Ref. von Sanfelice im Centralbl. f. Bakteriol. I. Abth. 26. Bd. S. 456.

gelhafter Ordnung in Haus, Küche, Keller, Müllgruben u. s. w.
anzutreffen pflegen. Die Ratte ist der gewöhnlichste Bewohner in Ställen und in schlammigen Kanälen. Flöhe,
Wanzen, Schwaben u. dergl. nisten mit Vorliebe in vernach-
lässigten Wohnräumen, die ihnen allerlei Spalten, Risse,
Mauerputzdefecte, verborgene Winkel und Ecken als Unter-
schlupf bieten.

Bei der Bekämpfung dieses Ungeziefers ist zunächst danach zu trachten, dass ihm alle Schlupfwinkel verlegt und entzogen werden. Bei der Anlage von Wohnstätten, Kasernen u. s. w. wird auch der Gesichtspunkt im Auge zu halten sein, dass Einwanderung und
Ansiedelung von Ungeziefer schon durch die bauliche Ausführung im Einzelnen möglichst unterbunden wird. Hierzu
gehören z. B. Stabfussböden in fester Bettung, gut anschlies-
sende Fussbödenleisten, möglichste Uebersichtlichkeit der ganzen
Fussbodenfläche, Vermeidung dunkler Ecken, glatte Wände,
gut schliessende Thüren, für Ratten unzugängliche Müllgruben,
für Ratten möglichst unpassirbar gemachte Kanäle, Zuschütten
und Beseitigen alter unbenutzter Kanäle, Anlegen fester für
Ungeziefer nicht durchbrechbarer Fussböden in den Ställen u. s. w.
Brix[1]) wies auf die Erfahrung hin, dass die Ratten aus
neuen und gut umgebauten alten Kanälen um so schneller
verschwinden, je regelmässiger und sorgfältiger der Kanali-
sations-, Reinigungs- und Spülbetrieb gehandhabt wird und
je sorgfältiger die Hausentwässerungen und deren Anschlüsse
an die städtischen Kanäle hergestellt sind. Beiläufig sei erwähnt, dass Ratten bleierne Ausgussröhren durchnagen und
so aus den Kanälen in die Wohnstätten (Kellerräume) gelangen können; in der Sammlung des kaiserlichen Gesundheitsamtes befindet sich ein derartiges von Ratten durchnagtes
Bleirohrstück.

Für die Vernichtung der eingewanderten Ratten stehen
noch eine Anzahl Wege offen: 1. Legen von Gift, z. B. Phos-
phorlatwerge (in grösserem Stile und mit Regelmässigkeit in
Leipzig ausgeführt). 2. Ausgiessen der Löcher mit Wasser
und Tödten der hervorkommenden Thiere, wobei zweckmässig
auch Hunde (Rattenfänger, Terrier) Verwendung finden können.
3. Tödtung der Ratten durch Dämpfe von schwefliger Säure,

---

1) Brix, Die Ratten in den städtischen Kanälen und die Pestgefahr. Gesundheit. 1899. No. 20.

welches Verfahren sich besonders für Schiffsräume und für
Kanäle empfiehlt. 4. Aussetzen von Prämien für die Einlieferung todter Ratten. Das Aussetzen von Prämien für
todte Ratten kostete namentlich bei der Epidemie in Osaha
und Kobe Unmassen von Ratten das Leben. Auch in Kopen-
hagen ist neuerdings durch das gleiche planmässig organi-
sirte Verfahren die Vernichtung sehr vieler Tausende von
Ratten in verhältnissmässig kurzer Zeit erreicht worden.
Näheres s. Abschnitt: Bekämpfung der Pest im Seeverkehr
und innerhalb des deutschen Reiches.

Mit Ordnung, Reinlichkeit und einem offenen Auge
für alle Schlupfwinkel von Ungeziefer werden sich die von
diesem bei der Pest drohenden Gefahren auf ein praktisch
nicht mehr ins Gewicht fallendes Maass beschränken lassen.

II. Verhalten des menschlichen Körpers gegenüber dem Pesterreger.

A. Die Eingangspforten des Erregers und ihre Beziehungen zu den ersten Ansiedelungsstätten desselben.

Die Eingangspforten des Pesterregers in den menschlichen Körper bestimmen ihrer Lage nach in gewissem Grade auch die Lage der ersten Ansiedelungsstätten des Pesterregers und sind insofern, als der verschiedenartige Bau, die verschiedene physiologische Werthigkeit der zuerst befallenen Organe, sowie deren verschiedene Beziehungen zu anderen lebenswichtigen Organen von einer fast maassgebenden Bedeutung für Entwickelung und Ablauf der Krankheitserscheinungen sind, in gewissem Grade auch von Bedeutung für Entwickelung und Ablauf der Krankheitserscheinungen. Diese Beziehungen der Eingangspforte zu den besonderen Formen der Krankheitserscheinungen würden bestimmter sein, wenn Eingangspforten und Ansiedelungsstätten des Pesterregers örtlich stets zusammenfallen würden. Letzteres ist aber nicht der Fall.

Die Eingangspforte ist bei der Pest häufig nur durch ein unscheinbares, bald wieder verschwindendes Bläschen kenntlich gemacht, meistens sogar ganz reaktionslos. Eine reaktionslose Eingangspforte ist nach den Anschauungen der österreichischen Commission sogar die Regel und erste Ansiedelungsstätte und Eingangspforte liegen meist auseinander, in der Regel natürlich in bestimmter regionärer Beziehung.

So ist denn die Lage der Eingangspforte bei der Pest häufig garnicht genau zu bestimmen und auch

der Weg, den der Pesterreger von der Eingangspforte
nach der von ihm erwählten Stätte seiner ersten Ansiedelung zurücklegt, ist durch offensichtliche Veränderungen in der Regel nicht kenntlich gemacht.

Die Eingangspforten des Pesterregers befinden
sich beim Menschen, ebenso wie wir es bei Thieren kennen
gelernt haben, sowohl in den äusseren Hautbedeckungen
des Körpers, wie in den äusseren Schleimhäuten und den
Schleimhautauskleidungen der von aussen zugängigen Höhlen
und Röhren im Innern des Körpers — der Mund-, der
Nasenhöhle, des Kehlkopfes, der Luftröhre und ihrer Verzweigungen.

In die Haut kann der Pesterreger durch äusserlich
sichtbare oder nicht sichtbare Verletzungen der Epitheldecke
hindurch, durch feinste Epithelabschürfungen und kaum sichtbare Insektenstiche, — aber auch durch die unverletzte
Epidermis hindurch Eingang finden. In letzterem Falle ist
anzunehmen, dass das infectionstüchtige Material zunächst
in die natürlichen Ausführungsgänge der Hautdrüsen und
alsdann durch, deren zarte Epithelauskleidung hindurch in
die nächsten Lymphspalten und in die Anfänge der Lymphbahnen hineingepresst wird. Die Infectionsmöglichkeit durch
die intakte Haut hindurch ist für die Thiere durch die bereits erwähnten Einreibungsversuche von Albrecht und
Ghon erwiesen und für den Menschen ebenfalls als zutreffend
anzusehen, weil die Haut des Menschen mit ihren reichlichen
natürlichen Poren im allgemeinen als durchgängiger, wie das
derbe Fell der Versuchsthiere (Meerschweinchen) zu erachten
ist. Auch ist hier anzuführen, dass Albrecht und Ghon
zu wiederholten Malen das Einwachsen der Pestbacillen
zwischen die Epithelien des Rete Malpighi von den Corium-
papillen aus verfolgen konnten, als das Epithel noch völlig
unverändert war. Nur in den obersten Schichten des Rete
Malpighi und zwischen den Hornlamellen konnten Pestbacillen
nicht gefunden werden, so dass diese Theile wenig oder gar
keine Durchlässigkeit besitzen; wenn durch Kratzen oder
Reiben die obersten Epithelschichten entfernt sind, — so
steht den Pestbacillen auch dieser Weg als Eingangspforte
offen.

Die Einwanderung des Pesterregers in den menschlichen
Körper durch die Schleimhaut ist nach dem Ergebniss des
Thierversuches ebensowohl durch zarte Epithelverletzungen wie

durch die unverletzte Schleimhaut hindurch denkbar (z. B.
Einführung von Pestbacillen in den Conjunctivalsack mittelst
der Finger).

Da von der Lage der Eingangspforte die Lage der
Ansiedelungsstätten des Pesterregers abhängig ist, so müssten
im Grossen und Ganzen alle die verschiedenen Formen der
Krankheitsentwickelung und des Verlaufes, welche wir im
Thierversuch je nach Wahl der Infectionsstelle von den verschiedenen Schleimhäuten aus hervorzubringen vermögen, beim
Menschen ebenfalls vorkommen. Dies trifft für die Infection
von den Schleimhäuten des Mundes und Rachens, der Nase
und der Luftwege, sowie auch von der Augenbindehaut aus
zu, — jedoch, wie wir später sehen werden, nicht ohne
Weiteres für die Schleimhautauskleidung des Darmkanals.

Die äusseren Hautbedeckungen sind bei der Grösse der
Angriffsfläche, die sie äusseren mechanischen Einflüssen bieten,
naturgemäss bei weitem am häufigsten Sitz der Eingangspforte für den Pesterreger; namentlich sind es die Hautbedeckungen der oberen Extremitäten, die — wie wir im
militärischen Leben genugsam erfahren können — Insulten
ausgesetzt sind und allerlei Schäden, Abschürfungen, Risse,
aufweisen, durch welche der Pesterreger offenen Einlass finden
kann. Bei den barfüssig laufenden Leuten pflegen in gleicher
Weise oder eher noch reichlicher die Hautbedeckungen der
unteren Extremitäten mit solchen zahlreichen offenen Eingangspforten versehen zu sein. Hierzu kommen die häufigen
kleinen Verletzungen durch Insectenstiche, auf welche gewöhnlich mit starkem Reiben und Kratzen reagirt wird.

Dass zu Epidemiezeiten der Pesterreger thatsächlich
meist durch diese offenen Eingangspforten an Händen und
Füssen bezw. an Armen und Beinen in den menschlichen
Körper seinen Einzug hält, findet darin seinen Ausdruck, dass
die ersten Ansiedelungsstätten des Pesterregers — sei es in
der Haut, sei es in den Lymphdrüsen — bei weitem am
häufigsten im Bereich der Extremitäten sich befinden. Bei
den barfuss gehenden Indiern wurden in Bombay im Arthur-
Road-Hospital bei 939 Kranken in 67,86 pCt. der Fälle die
Bubonen in den zu der unteren Extremität gehörenden Lymphdrüsen gefunden, — und in 16,35 pCt. der Fälle in den
Achseldrüsen, dagegen nur bei 9,92 pCt. in anderen Gegenden.
Russel beobachtete während der Pest zu Aleppo (1760 bis
1762) unter 2700 Pestfällen 69,70 pCt. Leistenbubonen,

21,54 pCt. Achselbubonen und nur 8,76 pCt. Cervicalbubonen. Andere Statistiker (Yamagiwa, Yersin, Bitter, Ibrahim Pascha, Cabadis)[1]) kommen zu ähnlichen Ergebnissen. Bei Kindern, deren Extremitäten noch verhältnissmässig wenig Insulten ausgesetzt sind, die jedoch viel mit unreinen Fingern in Nase und Mund graben, ist der Sitz der Eingangspforte häufiger in der Mund- und Nasenschleimhaut zu suchen, die Halsbubonen sind bei ihnen die vorherrschenden (Griesinger).

Die Pesterkrankung kann auch primär an der Schleimhautbekleidung der Mandeln beginnen, von hier aus nach den nahegelegenen Lymphdrüsen (Cervicaldrüsen) oder an die Hirnbasis (Meningitis) sich verbreiten.

Bei der Lungenpest sind die Schleimhautauskleidungen der Luftröhre und der Verzweigungen derselben der natürliche Sitz der Eingangspforte des Erregers.

Bei Besprechung der einzelnen Krankheitsformen der Pest und ihres Zustandekommens wird sich noch weiter Gelegenheit bieten, auf die Infectionsweise und den Sitz der Eingangspforten zurückzukommen.

B. Einwanderung des Pesterregers und Krankheitsausbruch in ihren zeitlichen Beziehungen.

(Inkubation.)

Es ist erörtert worden, dass die Eingangspforten des Pesterregers selten auch Sitz seiner ersten Ansiedelungsstätte werden, und dass die Eingangspforte beim Ausbruch der Krankheitserscheinungen meist nicht mehr zu entdecken ist; aus Krankheitsfällen, wo sie festzustellen war, weiss man, dass der Pesterreger von der Eingangspforte aus unter Umständen ziemlich weite Wege zurücklegt, bis er einen festen Ansiedelungsort findet; diesen Weg legt er in der Regel in den Lymphgefässen zurück. Eine irgend erhebliche Vermehrung des Erregers kommt auf diesem Wege nicht zu Stande: die Lymphgefässe, innerhalb deren der Pesterreger von

---

1) Näheres bei Müller u. Poech, Die Pest. a. a. O. S. 147 ff.

der Eingangspforte bis zur ersten Ansiedelungsstätte wandert, zeigen in der Regel keinerlei pathologische Veränderungen.

Zur Entstehung sowohl der örtlichen Krankheitserscheinungen (an der Ansiedelungsstelle des Pesterregers)
wie der allgemeinen Krankheitserscheinungen ist
nun aber eine gewisse Anreicherung des Pesterregers
Grundbedingung. Diese Anreicherung geht um so rascher
vor sich, je früher der Pesterreger eine feste Ansiedelungsstätte findet, und je günstigere Wucherungsbedingungen er
vorfindet, d. i. je empfänglicher oder je weniger widerstandsfähig (natürliche Resistenz) das von ihm befallene Individuum ist. So schieben sich denn der Zeitpunkt der Einwanderung des Pesterregers in den menschlichen Körper und
der Zeitpunkt des Ausbruchs der ersten Krankheitserscheinungen mehr oder minder weit auseinander. Die Incubationsdauer schwankt in gewissen Breiten.

Die Grenzen dieser Breiten in den zeitlichen
Beziehungen der Einwanderung des Pesterregers
und des Ausbruchs der Krankheit kennen zu lernen,
hat eine grosse praktische Bedeutung für die Bekämpfung der
Pest, nämlich vor Allem für die Feststellung der Ansteckungs-
quelle und für die Bemessung der Beobachtungszeit bei solchen
Personen, welche ansteckungsverdächtig sind, d. h. welche
zu einer gewissen Zeit den Pestkeim aufgenommen haben
können, aber von einem bestimmten Zeitpunkt ab jeder An-
steckungsgelegenheit fern gerückt sind.

Duvigneau u. Wollmar, Montagu Lubbock setzten
die obere Grenze der Inkubationszeit auf 3 bis 4 Tage,
Griesinger, Grossi und Valli auf 7 Tage, Clot Bey und
Segar-Dupeyron auf 8 Tage, Lawson und Wilm auf
9 Tage, Aubert-Roche auf 8 bis 10 Tage, Russel und
Zacchia auf 10 Tage, Bulard auf 12, Verdoni auf 13,
Siraud auf 14, Edwards und Maurice auf 15 Tage,
Cantlie für manche Fälle auf 17, 20 und 31 Tage. Die
gewöhnliche Inkubationszeit schwankt nach Griesinger
zwischen 2 bis 5 Tagen, nach Montagu Lubbock zwischen
wenigen Stunden und 4 Tagen; nach Aoyama beträgt sie 2
bis 7 Tage, nach Yersin und E. Gottschlich 4 bis 6 Tage,
nach Bitter 3 bis 5 Tage, nach Scheube 2 bis 7 Tage,
nach Albrecht und Ghon 4 bis 7 Tage, nach Choksy
3 bis 6 Tage.

Die Aerzte Nakahora, Aoyama und Ishigami, die sich in Hongkong 1894 bei einer Leiche inficirten, erkrankten nach 1 bezw. nach 2 und 2¹/₂ Tagen an Pest. J. J. Matignou beobachtete (in China) einen Fall von nur 24 Stunden Inkubationszeit. S. Kitasato und seine Mitberichterstatter berechneten die Inkubationszeit bei der Pest in Kobe und Osaka für die Pestpneumonie auf 3 bis 4 Tage, für die Bubonenpest auf 6 bis 7 Tage; die Beobachtungen sind sehr sorgfältig angestellt.

Während der indischen Epidemie im Jahre 1896/97 wurden sichere Fälle mit einer mehr als zehntägigen Inkubationsdauer nicht festgestellt, so dass die Venediger Conferenz ihren Beschlüssen eine zehntägige Inkubationszeit als Maximum zu Grunde legte.

Die Inkubationsdauer der Pest beträgt demnach drei bis zehn Tage. Sie kann noch kürzer werden als drei Tage; die obere Grenze ist auf zehn Tage zu setzen; längere Inkubationszeiten sind, wo sie ausnahmsweise beobachtet worden sind, jedenfalls darauf zurückzuführen, dass der Zeitpunkt ·der thatsächlichen Infection zu früh gelegt worden ist. Wäschestücke u. s. w. können Vermittler der Uebertragung gewesen sein und dieselbe über den Zeitpunkt des letzten Contactes mit Pestkranken erheblich hinausgeschoben haben. Von diesem Standpunkt sind die Mittheilungen von mehrwöchiger Inkubationsdauer aufzufassen.

C. Die Empfänglichkeit des Menschen für die Pesterkrankung.

(Resistenz, erworbene natürliche Immunität.)

Der in den menschlichen Körper durch irgend eine Eingangspforte eingeführte Pesterreger findet in diesem Körper nur unter der Bedingung eine Stätte und Gelegenheit zur Ansiedelung, oder mit anderen Worten: der Einführung des Pesterregers in den menschlichen Körper folgt nur in dem Falle ein Ausbruch der Krankheit, — wenn das betreffende Individuum empfänglich für den Pesterreger ist. Dem Begriff der Empfänglichkeit steht gegenüber der Begriff der Widerstandsfähigkeit.

7*

Die Widerstandsfähigkeit eines Menschen gegen die Pest kann eine natürliche, von Hause aus bestehende (Resistenz), oder eine durch einmaliges Ueberstehen der Pest erworbene (natürlich erworbene Immunität) sein; sie kann aber auch eine künstliche sein, — hervorgebracht durch Einimpfung von dem Pesterreger und seinen Giftstoffen gegenwirkenden Stoffen (passive Immunität) oder entstanden nach Einimpfung des Pesterregers und seiner schädlichen Abscheidungsproducte durch Bildung von Gegenstoffen in dem Blute des so behandelten Menschen (active Immunität). Wir haben uns hier nur mit derjenigen Form der Widerstandsfähigkeit des Menschen gegen die Pest zu beschäftigen, welche unter den Begriff der natürlichen Resistenz und der natürlichen erworbenen Immunität fällt.

Was zunächst die **natürliche Resistenz** anbetrifft, so enthält die Litteratur eine grosse Zahl statistischer Angaben und Einzelbeobachtungen über die Empfänglichkeit der Menschen für die Pest nach Alter und Geschlecht, Beruf und Gewerbe, Rasse, und es sind bald nach dieser, bald nach jener Richtung hin gewisse Schlussfolgerungen gezogen; dass z. B. das Alter von 20 bis 30 Jahren am meisten befallen wird, dass die kräftigen Männer mehr befallen werden wie Weiber und Kinder, dass Wasserträger, Badediener, Oelträger, Fetthändler, ja sogar Strassenkehrer, Abort- und Kanalreiniger verhältnissmässig selten befallen werden, und endlich dass Europäer und Eingeborene, hellfarbige und dunkelfarbige Rassen, sich in der „Disposition“ zur Erkrankung an Pest verschieden verhalten sollen.

Alle diese Statistiken geben für die Beurtheilung der Frage, ob in gewissen Altersklassen, bei gewissen Berufsarten, bei gewissen Rassen eine grössere oder geringere natürliche Resistenz gegen die Pesterkrankung vorhanden ist, keine irgend sicheren Anhaltspunkte, weil die statistischen Zahlen gesammelt sind, ohne dass die mehr oder minder grosse Infectionsgelegenheit bestimmter Alters-, Berufsklassen u. s. w. berücksichtigt ist. Man kann nicht von einer erwiesenen natürlichen Resistenz bei Menschen reden, die überhaupt nicht der Infection ausgesetzt gewesen sind, — oder die überhaupt nicht den Pesterreger aufgenommen haben. Berücksichtigt man, dass der Europäer in Indien der besser situirten, in günstigeren Wohnungen untergebrachten, an grössere Reinlichkeit und Ordnung gewöhnten Klasse angehört, bei der

die unmittelbaren Contactbeziehungen von Individuum zu Individuum im Vergleich zu den in kleinen Hütten eng zu-
sammenwohnenden, mit dem nöthigen Comfort zur Pflege der
Reinlichkeit nicht umgebenen Hindus der niederen Klasse
auf ein Mindestmaass herabgesetzt sind, — so kann man aus
dem Umstande, dass der Europäer seltener wie der Eingeborene von der Pest befallen wird, nicht auf eine grössere
Unempfänglichkeit (Resistenz) des ersteren schliessen.

Dass die Aerzte in Bombay von der Epidemie so gut
wie verschont blieben, findet H. F. Müller[1]) bei den von
diesen angewandten Schutzmaassregeln in Bezug auf Reinlichkeitspflege und Desinfection nicht auffallend. Dass hingegen bei der Pestepidemie in Osaka und Kobe[2]) unter 64
von der Pest Befallenen allein 3 Aerzte und 4 Familienmit-
glieder derselben sich befinden, ist sicher nicht auf deren
mangelhafte Reinlichkeit zurückzuführen.

Als ein Beispiel individueller Unempfänglichkeit gegen
Pest hätte H. F. Müller nach seiner Schilderung über die
in Bombay gemachten Erfahrungen gelten können; er schreibt
selbst[3]), wie es ihm im Drange seiner schweren Berufsge-
schäfte ergangen ist: da die Hindus bei der Racheninspec-
tion vor dem Zungenspatel sich fürchteten, habe er die Zunge
meist mit dem Finger herabgedrückt, und er ist bei dieser Gelegenheit wiederholt gebissen worden, — zweimal von Kranken mit Rachenbelag; die Quetschwunden heilten per primam;
da er ohne Hilfe arbeitete, und die Wärterin meist vollauf
beschäftigt war, war er gezwungen, um die Lungen rückwärts
auscultiren zu können, die aus Schwäche niedersinkenden
Schwerkranken mit dem Kopfe zu stützen und mit freiem
Ohre zu auscultiren. Müller hielt sich, da er trotz der
mannigfachen grössten Gefahren der Infection, denen er sich
aussetzte, gesund blieb, wahrscheinlich selbst für völlig unempfänglich (resistent) gegen die Pest, — und doch erkrankte
er in Wien an Pest und starb als ein Opfer seines Berufes.
Seine Erkrankung war allerdings eine Lungenpest, bei der der
Erreger den Eingang in den Körper durch die Schleimhautauskleidungen der Bronchien findet; auch die erwähnten drei

---

1) H. F. Müller, Beulenpest. II pp. Klin. Bericht. S. 216.
2) Kitasato pp., Bericht über die Pestepidemie in Kobe u. Osaka
pp. S. 5 u. 27.
3) a. a. O. S. 217.

gelegentlich der Epidemie in Osaka gestorbenen Aerzte waren
an Lungenpest erkrankt. Gleiche Erfahrungen bezüglich der
Lungenpest sind an verschiedenen Orten gemacht worden;
diese Erfahrungen berechtigen zu der Schlussfolgerung:

Dem durch die Schleimhautauskleidungen der
Luftwege eingeführten Pesterreger gegenüber hält
keine natürliche Resistenz (angeborene Unempfänglichkeit) Stand, — auch nicht bei solchen Individuen,
die eine natürliche Unempfänglichkeit gegen Infectionen von der Haut aus zu besitzen scheinen.

Bezüglich der Infectionen, die ihren Weg durch Eingangspforten in der Haut nehmen und zu der Beulenpest
im engeren Sinne oder zur Hautpest führen, lassen sich alle
statistischen Daten mit der folgenden (zum Theil auch von
Yamagiwa[1]) vertretenen) Anschauung vereinigen:

Diejenigen Altersklassen, Berufe, Gewerbe,
Rassen u. s. w. weisen die meisten Erkrankungen an
Beulen- oder Hautpest, kurz an den durch Infection
von der Haut zu Stande kommenden Pestformen auf,
die am meisten zu äusseren Verletzungen Gelegenheit haben.

Diejenigen Menschengruppen sind am meisten
der Erkrankung an Pest ausgesetzt, innerhalb deren
die einzelnen Individuen nach ihrer allgemeinen
Lebenslage, nach ihrem Berufe und dergl. in engster
unmittelbarer Berührung mit einander stehen.

Die von manchen Forschern angenommene höhere
Unempfänglichkeit (natürliche Resistenz) gewisser
Klassen u. s. w. gegen die Pest ist nur eine schein-
bare, durch bessere hygienische Verhältnisse, durch
grössere Seltenheit der Infectionsgelegenheit und
durch sorgfältigere Verhütung der Infection bedingte.

Der Inhalt der vorstehenden drei Sätze ist von Bedeutung für die zu ergreifenden individuellen und allgemeinen
prophylaktischen Maassregeln im öffentlichen und im Privat-
leben, ganz besonders auch für die prophylaktischen Maassregeln in Kasernen und militärischen Unterkünften. —

Was schliesslich die **natürliche erworbene Immunität**
gegen die Pest anbetrifft, so gewährt das einmalige

---

1) K. Yamagiwa, Ueber die Bubonenpest. Virchow's Archiv.
1897. 159. Bd. Supplement.

Ueberstehen der Pest nur auf begrenzte Zeit Schutz vor einer Wiedererkrankung. Aus den Ausführungen über die reactiven Blutveränderungen im pestkranken Menschen und namentlich auch über die activen Immunisirungsverfahren wird uns verständlich, dass ein Schutz vor Wiedererkrankung nur so lange anhalten kann, als die Gegenstoffe, deren Bildung durch die Wucherung des Pesterregers im Körper ausgelöst worden ist, sich im Körper des Pestreconvalescenten halten. Die Ausscheidung dieser Stoffe ist aber, wie auch das Thierexperiment lehrt, eine individuell sehr verschiedene. Es ist natürlich, dass Wiedererkrankungen zu einer Zeit, wo noch gewisse Mengen dieser Gegenstoffe im Körper des schon einmal erkrankt gewesenen Individuums vorhanden sind, leichteren Verlauf zeigen.

Ueber wiederholte Erkrankungen an Pest sind an verschiedensten Stellen und zu verschiedensten Zeiten Beobachtungen und Mittheilungen gemacht worden (Diemerbroek, Clot Bey, Pruner, Russel, Griesinger, M. Lubbock, Liebermeister, Weir). Nach Mittheilung von H. F. Müller[1]) wurde von L. Godhino über einen Fall von Neuerkrankung in der Bombay medical and physical society, Sitzung vom März 1897, berichtet: es handelte sich um eine Frau (Flora Benjamin), die im Jahre 1894 einen Nacken-Pestbubo überstanden hatte und Anfang December 1896 mit einem rechtsseitigen Leisten-Pestbubo ohne Eiterung erkrankte; die Krankheitsdauer soll bei der Neuerkrankung nur eine Woche betragen haben, die Erholung sehr rasch von Statten gegangen sein.

Von den Neuerkrankungen sind wohl zu unterscheiden diejenigen Fälle, die als Pestrückfälle, d. i. rückfällige Erkrankungen von zurückgebliebenen Pestherden aus zu deuten sind und meist nach nur kurzer Dauer des Nachlasses aller Krankheitserscheinungen einsetzen.

Nach den bisherigen Erfahrungen lässt sich die Andauer der durch einmaliges Ueberstehen der Pest erworbenen Immunität nicht annähernd schätzen; zumal da diese erworbene Immunität auch mehr eine relative und nicht eine absolute zu sein scheint.

Soweit man aus den Erfahrungen über die Andauer der durch Impfung erzielten künstlichen (activen) Immunität

---

1) Vergl. H. F. Müller, a. a. O. Theil II. Klin. Bericht. S. 205 und H. F. Müller u. R. Poech, Die Pest. a. a. O. S. 268.

schliessen kann, beträgt der Impfschutz mindestens Monate;
die leichte Erkrankung ·des angeführten Falles (Benjamin)
nach mehr als 1 Jahre spricht dafür, dass die natürliche
erworbene Immunität in gewissem Grade über Jahr
und Tag anhalten kann.

D. Die an den Ansiedelungsstätten des Pesterregers entstehenden Veränderungen.

Unter den an den Ansiedelungsstätten des Pesterregers entstehenden Veränderungen sind diejenigen
an den **ersten Ansiedelungsstätten** insofern von besonderer Bedeutung, als sie bestimmend für die
Form des Krankheitsbildes werden.

Hiernach ist zunächst auf die Haut-, Drüsen- und Lungenpest einzugehen, — und zwar ihren örtlichen Krankheitserscheinungen nach. Die allgemeinen Krankheitserscheinungen
werden aus dem Grunde, weil sie allen Formen der Pest in
gleicher Weise, — oder höchstens nur in graduellen, nicht
in qualitativen Unterschieden zukommen und auf dieselben
besonderen Ursachen, nämlich auf die Sonderwirkung der im
Säftestrom kreisenden Gifte zurückzuführen sind, zusammen
mit den rein intoxikatorischen örtlichen Veränderungen in
einem Abschnitt für sich (die intoxikatorischen Erscheinungen)
in Betrachtung gezogen werden.

1. Hautpest.

Die Hautpest wird in dem mehrerwähnten Berichte der
deutschen Commission folgendermaassen beschrieben[1]): „Unter
heissem Stechen oder Jucken erscheint auf der Haut an
irgend einer Stelle ein linsengrosser brauner Fleck, in dessen
Umgebung die Haut hochroth und brennend wird. Aus ihm
entwickelt sich ein Bläschen bis zur Haselnussgrösse mit
trübem Inhalt und dunkelrothem Rand. Unter der Blase
entsteht ein schwarzes kraterförmiges Geschwür mit trockenem
Boden. Sie (die Blasenbildung) kann ohne Bubonenbildung

---

1) a. a. O. S. 73.

verlaufen, gelegentlich aber auch zur Bildung tieferer Furunkel oder Karbunkel und schwerer umfangreicher Nekrosen bis zu Handtellergrösse an Ort und Stelle führen. Ihr Verlauf ist mitunter, von der lokalen Störung abgesehen, gutartig, öfter unter secundärer Bubonenbildung oder Verallgemeinerung der Infection letal, wie bei der einfachen Drüsenpest." —

Es sei hier gleich die von der österreichischen Commission über die Bildung von „Karbunkeln" gegebene Schilderung angeschlossen, die ein sehr anschauliches und in den Einzelheiten ausgeprägtes Bild der Entstehung und des Verlaufs der bei der Pest vorkommenden Hautaffectionen giebt: „Sie (nämlich die Hautaffectionen) stellen ziemlich umfängliche, bis 8 cm im längsten Durchmesser messende, rundliche und prominente Hautinfiltrate vor, die einen erhabenen, derb infiltrirten Wall besitzen. Im Centrum ist das Epithel gewöhnlich blasenartig abgehoben, die so gebildete Blase mit trübem, röthlichem Exsudat gefüllt. Platzt die Blase und fliesst ihr sehr bacillenreicher Inhalt aus, so schrumpft das vertrocknende Epithelhäutchen (wie bei jeder anderen exsudativ entzündlichen Epidermisblase) zusammen, und es liegt ein saftiges, feuchtes, lebhaft roth und gelb geflecktes und gesprenkeltes Corium, einen Geschwürsgrund bildend, bloss. Am Durchschnitte ist das Corium und das subkutane Fett- und Bindegewebe in mehrere Centimeter dicker Schichte derb und starr von saftigem, gelblichem und eiterähnlichem Exsudate in ziemlich weiter Strecke infiltrirt und von zahlreichen kleinen, punkt- oder streifenförmigen Blutungen durchsetzt, so dass das Ganze ein eigenartig bunt gesprenkeltes Bild bietet. In weiterer Umgebung und allmählich abnehmend findet sich dann ein sulzig-gelbliches Oedem. — Mikroskopisch zeigt sich ausser zerstreut stehenden Blutungen eine enorm reiche Infiltration der subkutanen Gewebschichten von meist polynukleären Leukocyten, ganz ähnlich, wie bei einer Phlegmone, und von Pestbacillen, in grossen, dichten Rasen angeordnet. Die Bündel des kollagenen Bindegewebes sind vielfach homogen aufgequollen oder in Bruchstücke zerfallen, nekrotisch. Die Kerne der Leukocyten des eiterigen Exsudats zeigen vielfach feinkörnigen Zerfall, und die Blutgefässe besitzen verbreiterte homogene Wand mit eigenartigen Gerinnungen in ihrem Lumen — — —". „In der Peripherie eines solchen Karbunkels, wo die Infiltration weniger reichlich ist, erscheint das Bindegewebe von homogener oder feinst granulirt geronnener Oedemflüssigkeit auseinander geworfen und von sehr zahlreichen basophilen Granulacillen durchsetzt. Fibrin ist ausserordentlich spärlich nachweisbar. — Die Veränderungen am Epithel erinnern an diejenigen bei der Pockenpustel. Das zur Oberfläche vordringende Exsudat hebt entweder das Epithel einschliesslich des ganzen Rete Malpighi oder ohne die pigmentirte Basalzellenschicht, welche in Verbindung mit dem Corium bleibt, ab. Zwischen Blasendecke und Blasengrund spannen sich fächerförmig zahlreiche in die Länge ausgezogene und zum Theil homogen gewordene Epithelzellen, so dass namentlich an der Peripherie einer solchen Hautblase rundliche, von ungemein bacillenreicher Oedemflüssigkeit und Leukocyten erfüllte Lücken und Spalten entstehen." —

Albrecht und Ghon heben im Anschluss an diese Schilderung hervor, dass Pestbacillen und polynukleäre Leukocyten — durch die Epithelschichte hindurch an die Oberfläche wandern. Auch die über dem Karbunkel in Folge des hochgradigen Oedems sich abhebenden Hautblasen enthalten Pestbacillen. —

Von mehreren Seiten, namentlich auch von den Mitgliedern der österreichischen Commission ist Zweifel erhoben worden, ob die Aufführung der Hautpest als einer besonderen Form der Pest überhaupt zu Recht bestehe. Lässt man für die Eintheilung der Erscheinungsformen der Pest den Sitz der ersten Ansiedelungsstätte (der ersten Lokalisation) des Pesterregers maassgebend sein, so ist die Stellung der Hautpest als eigener Form neben der (primären) „Bubonenpest" und der (primären) „Lungenpest" deshalb berechtigt, weil eben die erste ausserordentliche Vermehrung des in den Körper eingeführten Pesterregers in dem Primäraffect in der Haut ebenso stattfindet, wie die erste Wucherung des Pesterregers in der primär befallenen Lymphdrüse oder in der primär befallenen Lunge; die Hautaffection ist nicht etwa ein Vorläuferstadium der Pest, sondern bereits von den allgemeinen Krankheitserscheinungen der Pest begleitet und somit auch der Sitz der Krankheit selbst.

Die Bezeichnung „Hautpest" würde in erster Linie für alle diejenigen Pestfälle zutreffen, in denen zu Beginn der Krankheit ein (primäres) Pestbläschen, oder eine (primäre) Pestpustel, oder ein Pestkarbunkel besteht, ohne dass sich zunächst die Lymphdrüsen in erheblichem Grade betheiligen.

Kommt es im weiteren Verlauf der Krankheit nicht zu einer grösseren Ausdehnung des Hautaffectes, sondern werden vielmehr unmittelbar von dem primären Hautaffect aus die mit demselben in Beziehung stehenden nächsten und ferneren Lymphdrüsengruppen in höherem Grade ergriffen, so dass die Bubonen alsbald in den Vordergrund der Krankheitserscheinungen treten, so wird nunmehr die Bezeichnung: „Haut- und Bubonenpest" oder noch besser „Bubonenpest mit primärem Hautaffect" das ganze Kranheitsbild treffender zum Ausdruck bringen, als die Bezeichnung „Hautpest" allein. Die österreichische Commission will die von der deutschen Commission (Sticker) vielfach gewählte Bezeichnung „Pestpustel", die einen unter die Hautpest unterzuordnenden Begriff neben dem Pestfurunkel oder Pestkarbunkel darstellt und von Sticker auch an Stelle des weiteren Begriffs der Hautpest selbst gebraucht ist, nicht gelten lassen, weil mit jeder Pustel auch eine mehr oder minder tiefe entzündliche Infiltration der Umgebung verbunden ist, die der Pestpustel von vornherein das Gepräge des Pestfurunkels oder des Pestkarbunkels geben. Man kommt aus diesen Schwierigkeiten am besten heraus, wenn man in jedem Falle auf die allgemeinere Bezeichnung der primären Hautaffecte als Hautpest den Schwerpunkt legt und nur die Unterformen derselben durch den Zusatz: Pustel, Furunkel, Karbunkel näher kennzeichnet.

Erscheinungsformen der Pest, bei denen der primäre Ansiedelungsort der Pesterreger in den Lymphdrüsen selbst liegt, und erst späterhin innerhalb des befallenen Lymphgebietes eine Bildung von Eiterpusteln, Karbunkeln erfolgt, werden als Bubonenpest mit nachfolgendem (secundärem) Karbunkel oder in allgemeinerer Fassung als Bubonenpest mit (nachfolgenden) Hautaffectionen zu bezeichnen sein, — jedoch nicht etwa als Bubonenpest mit nachfolgender oder gar secundärer „Hautpest", weil der Begriff der „Hautpest" immer die primäre Ansiedelung des Pesterregers in der Haut zur Voraussetzung hat. —

Die im Gefolge von Bubonen auftretenden Hautaffectionen werden von der deutschen Commission (Sticker) ausführlich der primären (in der Regel vereinzelten) Pestpustel gegenüber gestellt als „secundäre epilymphangitische und epiglanduläre Vesikeln, Pusteln und Karbunkeln, welche im Verlauf der Entwickelung von Bubonen peripher oder über

dem Bubo sich zeigen und dann nicht vereinzelt, sondern
häufig gleichzeitig in der Mehrzahl und in wiederholten Nach-
schüben auftreten." Dass diese „secundären" Hautaffectionen
peripher von dem Bubo, von welchem sie ausgehen, liegen
können, beruht, wie dies Albrecht und Ghon[1]) des Nähern
ausführen, auf Rückstauung oder Umkehrung des Lymphstromes von dem grossen primären Bubo aus: Infection auf
retrogradem Wege.

Dieses eigenthümliche Verhältniss der Lage der Karbunkel
zu dem gleichzeitig bestehenden (primären) Bubo erschwert
grade in den vorgeschrittenen Fällen die Unterscheidung, ob
es sich um vom Pestbubo aus entstandene oder um primäre
Karbunkel handelt, ungemein, und es erscheint nicht auffallend, dass Albrecht und Ghon nach dem Befunde an
der Leiche das Vorkommen echter primärer Karbunkel als
„ausserordentlich selten" hinstellen. Nur in zwei Fällen von
an der Leiche beobachteten Karbunkeln geben A. und G.
der Möglichkeit Raum, dass dieselben einen Primäraffect darstellen, weil sich nämlich diese Karbunkel im Bereich des
primären Bubo, d. h. jenes Hauptbezirkes befanden, dessen
Lymphgefässe in die zu einem primären Bubo umgewandelten
Lymphdrüsengruppe münden. — H. F. Müller und A. Poech[2])
gehen noch weiter: sie sind geneigt, den Karbunkel in der
Regel als eine auf dem Wege der Lymph- oder Blutblasen entstandene Pestmetastase aufzufassen, weil Bubo und Karbunkel
stets zusammen vorkommen und es dann nie zweifelfrei sei,
welcher der primäre ist; auch wenn der Kranke angiebt, zuerst an dem Sitz des Karbunkels Erscheinungen wahr-
genommen zu haben, so sei es immer noch möglich, dass
der zuerst vorhanden gewesene primäre Bubo wegen seiner
geringeren Augenfälligkeit erst in zweiter Linie entdeckt
worden ist.

Sehen wir uns mit Bezug auf diesen negirenden
Standpunkt der österreichischen Commission die 14 im Bericht der deutschen Commission aufgeführten Fälle von Hautpest (No. XXX bis XLIII und XXXVIa)[3]) etwas näher an:
zunächst befindet sich unter diesen Fällen ein als „Karbunkel
in der linken Oberschenkelweiche" bezeichneter Fall (XXXVIII),
welcher allerdings die Deutung gestattet, dass es sich um

---

1) a. a. O. Beulenpest. II. S. 483.
2) Müller-Poech, a. a. O. S. 190, 191.
3) a. a. O. S. 133—145.

einen primären Pestbubo mit Durchbruch nach aussen
unter karbunkulösen Erscheinungen gehandelt hat; in der
linken Oberschenkelweiche entwickelte sich nämlich eine
tiefgehende bis zur Freilegung der grossen Schenkelgefässe
führende Zerstörung der anfänglich bretthart geschwollenen
Weichtheile und eine Nekrosirung der darüber befindlichen Haut. — Die übrigen 13 Fälle der deutschen
Commission zeigen ausser dem primären Hautaffect
sämmtlich einen Bubo, der seiner Lage nach mit dem
ersteren in genetische Beziehung zu setzen ist; der Fall XXX
betrifft nämlich eine „Pestpustel" am linken Daumen mit
linksseitigem Achselbubo; Fall XXXI eine Pestpustel am
rechten Daumen in Folge einer Verletzung bei der Section
mit rechtsseitiger Achseldrüsenschwellung (Krankengeschichte
von Sticker); Fall XXXII einen primären Furunkel am
rechten Handgelenk mit 4 Tage später auftretendem rechtsseitigem Achselbubo; Fall XXXIII: Pustel am Handrücken
mit Achselbubo; XXXIV: Pestbläschen mit furunkelartiger
Infiltration der Umgebung am rechten Vorderarm und mit
Cubital- und Axillarbubo derselben Seite, secundäre Pusteln
in der Gegend zwischen dem Primäraffect und den Cubitaldrüsen, sowie zwischen letzteren und den Axillardrüsen;
Fall XXXV: primäres Bläschen am Fussknöchel, Bubo der
Lymphdrüsen der Kniekehle und Schenkelbeuge derselben
Seite und Pestsepsis; Fall XXXVIa: primärer Karbunkel am
rechten Oberschenkel mit Schenkelbubo; Fall XXXVII: Pestpustel am linken Fuss mit Schenkelbubo; Fall XXXVIII
hat bereits Erledigung gefunden; Fall XXXIX betrifft ein
primäres Pestbläschen am Bauch mit Leistenbubo; Fall XL
einen primären Pestkarbunkel mit Ausgang in Gangrän, begleitet von einem in Eiterung übergehenden Inguino-Iliacal-
Bubo; Fall XLI: primäre Pestpustel rechts vom Nabel mit
rechtsseitigem Inguino-Iliacalbubo; Fall XLII: Pestgeschwür
auf der rechten Hinterbacke mit rechtsseitigem Iliacalbubo:
Fall XLIII: primäre Pustel am Penis eines achtjährigen Knaben
mit doppelseitigem Leistenbubo und Pestsepsis.

Auch die Wiener Commission verfügt über keinen Fall
von (primärer) Hautpest ohne Bubo. Unzweifelhafte Fälle
von primärem Pestkarbunkel sind bei den Epidemien von
Kobe und Osaka von Kitasato und seinen Mitarbeitern[1])

1) Kitasato, Takaki, Shigo u. Morgia, Die Pest in Kobe
und Osaka. Tokio 1900. S. 32.

beobachtet worden. Bei vier Fällen von Pestkarbunkel ge-
sellte sich der Bubo zu dem primären Hautaffect erst am
zweiten (2 Fälle), am vierten (1 Fall) und am dreizehnten
Tage (1 Fall). Auch die Möglichkeit des Vorkommens einer
primären Pestpustel für sich allein ohne Bubo ist theoretisch
nicht von der Hand zu weisen. Der ganze Krankheitsverlauf
kann in Folge der individuellen Widerstandsfähigkeit der
Gewebe mit einer kleinen Pestpustel sein Ende erreichen oder
durch ein frühzeitiges Eintreten des Todes in Folge Septicämie
so abgekürzt werden, dass es zur Bildung eines Bubo von
dem primären Hautaffect aus garnicht kommt. Die leichten
Fälle dieser Art werden in der Regel dem Arzte garnicht
zu Gesicht kommen und auch dann, wenn sie dem Auge des
Arztes zugänglich werden, als Pesterkrankungen in der Regel
nur dann erkannt werden, wenn eine bacteriologische Untersuchung stattfindet. Ein tödtlicher Fall von primärem
Pestkarbunkel mit Septicämie ohne Bubo ist ebenfalls von Kitasato pp. mitgetheilt.

Die deutsche Commission hat der Hautpest (primärer
Karbunkel, primäre Pestpustel) als besonderer Erscheinungsform der Pest überall eine Gleichberechtigung neben der
Bubonenpest (im engeren Sinne) und der Lungenpest einge-
räumt; sie unterscheidet in bestimmter Weise den primären
Karbunkel als Krankheitsform gegenüber dem secundären
(metastatischen) Karbunkel als Folgeerscheinung. Die Japaner
(Kitasato etc.)[1] halten den Pestkarbunkel stets für einen
primär entstandenen und die Entstehung eines secundären
resp. mesastatischen Karbunkels bei der Pest für „schwer
verständlich“. Die Japaner stehen mit ihrer Ansicht also in
schärferem Gegensatz zu der österreichischen Commission und
nähern sich im Ganzen noch am meisten der deutschen Commission. Die Wahrheit liegt auch hier in der Mitte: Es giebt
bei der Pest sowohl primäre Karbunkel — Hautpest —,
wie auch secundäre (metastatische) Karbunkel.

Diejenigen gleichzeitig mit Bubonen vorkommenden
Pusteln, Furunkel oder Karbunkel, welche in der Einzahl
peripher von dem regionär gelegenen Bubo sich befinden
und ihrer zeitlichen Entwickelung nach nicht mit einiger
Sicherheit als im Gefolge des Bubo entstanden angenommen

---

1) Bericht über die Pestepidemie in Kobe und Osaka u.s.w. S.34.

werden können, werden zur „Hautpest" im Sinne der deutschen Commission zu rechnen sein. Da die Eingangspforte des Erregers meistens in der Haut liegt, so ist es natürlich, dass bei vorhandenen Affectionen der Haut zunächst in dieser die primäre Localisation des Pesterregers gesucht wird.

In der mehrerwähnten für Aerzte bestimmten Belehrung über die Pest[1]) ist die Hautpest knapp und klar in folgender Weise gezeichnet:

„Pestpustel und Pestkarbunkel beginnen mit einem flohstichartigen, etwa linsengrossen Flecken an irgend einer Stelle der Haut. Aus den lebhaft schmerzenden Flecken entwickelt sich rasch ein kleineres oder grösseres Bläschen mit trübem Inhalt. Entweder bleibt es dann bei der Bildung der Pestpustel oder die unterliegenden Gewebe werden derb und hart, um sich bald zu einem tiefgreifenden Karbunkel und weiterhin in ein brandiges Geschwür umzuwandeln. Von der Pustel sieht man oft entzündete Lymphgefässe zu dem nächsten Drüsenlager führen, in welchem dann ein Bubo zu entstehen pflegt. Auch zum ausgebildeten Karbunkel kann sich der benachbarte Bubo gesellen. — Der Saft frischer Karbunkel enthält ebenso wie die Bubonen und das entzündliche Exsudat der Lunge den Pesterreger in grosser Menge."

Die gesammten vorstehenden Ausführungen über die Hautpest lassen sich in folgende Sätze zusammenfassen:

1. „Hautpest ist diejenige Erscheinungsform der Pest zu nennen, bei welcher die erste Ansiedelungsstätte des Pesterregers in der Haut liegt.

Eingangspforte und Ansiedelungsstätte pflegen hier zusammenzufallen.

2. Die Hautpest umfasst sowohl das (primäre) Pestbläschen oder die (primäre) Pestpustel, wie auch die primären furunkelartigen und karbunkelartigen Hauterscheinungen.

3. Die Abgrenzung dieser drei, dem Begriffe der Hautpest untergeordneten Erscheinungsformen ist nur eine graduelle.

---

1) Veröffentl. des Kaiserl. Gesundheitsamtes. 1899. No. 49. Beil. S. 1099.

4. Pestbläschen, Pestfurunkel und Pestkarbunkel enthalten zahlreiche Pestbacillen, am meisten
freilich der den grössten Umfang nach der Tiefe und
der Fläche erreichende Karbunkel.

5. Alle drei Unterformen können sich mit mannigfachen Uebergängen zum Pestgeschwür umwan-
deln, — durch Mitleidenschaft der benachbarten
Lymphdrüsen sich mit dem Bilde der Drüsenpest
(Bubonenpest) vereinigen oder endlich im weiteren
Verlauf zur Ueberschwemmung des Blutes mit Pesterregern, d. i. zur Pestsepticämie, führen.

2. Bubonenpest.

Die erste Stätte der Ansiedelung des Pesterregers liegt meist in derjenigen Lymphdrüsengruppe, welche nach dem natürlichen Verlauf der
Lymphgefässe und nach der Richtung des Lymphstromes der Eingangspforte am nächsten liegt, — kurz
in der regionären Lymphdrüse oder Lymphdrüsengruppe.

In der von Mitgliedern der deutschen Pestcommission
zusammengestellten mehrerwähnten Belehrung über die Pest
wird die Bubonen- oder Drüsenpest folgendermaassen geschildert: „Bei der Drüsenpest oder Bubonenpest, der weitaus
häufigsten Form der Krankheit, handelt es sich um die Bildung eines Bubo, der sich als geringere oder stärkere, rascher
oder langsamer sich entwickelnde entzündliche Anschwellung
einer oder mehrerer Lymphdrüsen und der sie umgebenden
Gewebe darstellt. Jede äussere Lymphdrüse kann
erster Krankheitssitz sein.“ (Im weiteren Sinne wird
das Wort „Bubonenpest“ oder „Beulenpest“ auch zur Bezeichnung nicht einer einzelnen Pestform, sondern schlecht-
weg der Pest als Gesammtbegriff gebraucht; dies hat darin
seinen Grund, dass die Pest in vielen Epidemieen sich fast
ausschliesslich unter dieser besonderen Krankheitsform der
Bubonenpest im engeren Sinne geäussert hat.)

a) Begriff der primären und secundären Bubonen.

Nach dem Vorgange der deutschen und der österreichischen Commission werden unter primären Pestbubonen
ausschliesslich solche verstanden, welche entstanden

sind: durch Einführung des Pesterregers von der Eingangspforte aus bis in die befallenen Lymphdrüsen lediglich. auf dem Wege der Lymphbahnen.

Bubonen; welche nach Uebergang der Pesterreger vom primären Affect aus in die Blutbahn an allen Stellen des Körpers, an denen es überhaupt Lymphdrüsen giebt, entstehen können, werden als secundäre (metastatische) Bubonen bezeichnet.

So würde folgerichtig der mit einem primären Pestbläschen in unmittelbarer genetischer Beziehung stehende, zeitlich später auftretende Bubo der regionären Lympsdrüse ebenso den primären Bubonen zuzurechnen sein, wie alle diejenigen Bubonen, welche in unmittelbarer Beziehung zu einem primären regionären Bubo durch Vermittelung der Lymphbahnen in den weiter sich anschliessenden Drüsengruppen zur Entwickelung gelangen. Um nun diese örtlichen Beziehungen der befallenen Drüsengruppen zum Ausdruck zu bringen, spricht man von Bubonen erster, zweiter und weiterer Ordnung; so würde z. B. ein von einer Pestpustel am Knöchel aus durch Vermittelung der Lymphgefässe, vielleicht durch eine fortschreitende Lymphangitis, entstandener Poplitealbubo ein primärer Bubo erster Ordnung, der von hier durch Vermittelung der Lymphgefässe entstandene Femoralbubo ein primärer Bubo zweiter Ordnung, die Bubonen der von dem letzteren aus auf dem Lymphwege angesteckten Inguinaldrüsen und Iliacaldrüsen als primäre Bubonen dritter und weiterer Ordnung zu bezeichnen sein.

Es kann vorkommen, dass die nächstgelegene (regionäre) Lymphdrüsengruppe erster Ordnung von den durch die periphere Eingangspforte eingeführten Pesterregern übersprungen wird, und dass alsdann die Lymphdrüsengruppe zweiter Ordnung Sitz der allerersten Ansiedelungsstätte des Pesterregers wird. Auch ist es möglich, dass nunmehr von dem primären Bubo in den regionären Lymphdrüsen zweiter Ordnung durch Rückstauung des Lymphstromes nachträglich die regionären Drüsen erster Ordnung angesteckt werden.

Die Bezeichnungen „primär" und „secundär" in der Verbindung mit Bubonen haben eine etwas andere Bedeutung als in der Verbindung mit den Hautaffectionen bei der Pest. Eine Hautpustel ist z. B. eine secundäre, wenn sie ihre Entstehung einem primären Bubo verdankt, d. h. wenn die Pesterreger an den Sitz dieser Pustel von jenem primären Bubo aus durch Vermittelung der Blutbahn oder auf dem Lymph-

wege eingeschleppt sind; der Bubo bleibt immer ein
primärer, so lange er seine Entstehung der Einwanderung von Pesterregern auf dem Lymphwege, nicht
aber auf dem Blutwege sein Dasein verdankt.
Müller u. Poech[1]) scheiden den primären Bubo von
den secundären, indem sie hervorheben, dass der primäre
Bubo „die Krankheit selbst darstellt“, während die secundären Bubonen lediglich die Bedeutung eines Symptoms zur
Krankheit haben, das während des ganzen Verlaufs der
Krankheit auch fehlen kann.

Da die secundären Bubonen erst dann entstehen, wenn
der (meist in kürzerer Zeit zum Tode führende) Uebergang
von mehr oder minder zahlreichen Pesterregern aus dem
Primäraffect in's Blut stattgefunden hat, so werden secundäre Bubonen meist gleichzeitig in der Mehrzahl an
verschiedenen Gegenden des Körpes in von einander
unabhängigen Lymphgebieten auftreten.

Der primäre Bubo hingegen ist vereinzelt oder höchstens
mit Bubonen erster und zweiter Ordnung, also mit solchen
in demselben Lymphgebiete vergesellschaftet. Zu seiner Entwickelung steht ihm längere Zeit zur Verfügung als dem secundären.

Die verschiedenartige Entstehungsweise der primären und secundären Bubonen bedingt auch bestimmte Unterschiede in ihrer Erscheinung. Die
Erkenntniss dieser Unterschiede noch bei Lebzeiten des
Kranken ist insofern von grosser Bedeutung, als der secundäre Bubo als Ausdruck bereits stattgehabter Blutinfection ein ungünstiges prognostisches Zeichen
darstellt, während der primäre Bubo an und für sich
etwas prognostisch Ungünstiges nicht hat.

b) Gepräge der primären Bubonen.

In dem Bericht der deutschen Commission[2]) wird von
Sticker der primäre Bubo seinem anatomischen Verhältnisse
nach geschildert als ein mehr oder weniger grosser Tumor, welcher einzelne oder viele normal grosse oder
vergrösserte, selten über taubeneigrosse Lymph-

1) a. a. O. S. 174.
2) a. a. O. S. 77.

drüsen mit einem serös oder hämorrhagisch infiltrirten Bindegewebe zu einem Packet vereinigt. Die
Drüsen und ihre Umgebung zeigen je nach der Heftigkeit
des Processes nach der Dauer der Krankheit und nach den
verschiedenen Bedingungen der einfachen oder complicirten Infection alle Grade der Entzündung: von der einfachen scheckigen oder markigen Schwellung bis zur
ödematösen Durchtränkung und blutigen Infarzirung,
von der Erweichung und Verflüssigung bis zur Vereiterung und völligen Nekrose. Wie das periglanduläre
Bindegewebe können auch die benachbarten Fascien,
das Fettgewebe, die Muskeln, Gefässstämme und
Nervenscheiden in weiter Ausdehnung von der ödematösen oder sulzigen oder hämorrhagischen Durchtränkung befallen und so gewissermassen in den Bubo
einbezogen werden.

Albrecht und Ghon[1]) heben hervor, dass die dem
primären Bubo zukommenden anatomischen Veränderungen,
welche seltener nur eine einzelne Drüse, gewöhnlich eine
ganze Gruppe zusammengehörender Lymphdrüsen betreffen,
nicht nur in dem eigentlichen Lymphdrüsengewebe,
sondern immer auch in der unmittelbaren Umgebung
desselben in fast gleichem Grade vorhanden sind,
so dass die schweren Entzündungserscheinungen der
Lymphdrüsen und des sogenannten periglandulären
Gewebes dem Wesen nach nicht zu trennen sind;
beide zusammengenommen geben das typische Bild
des primären Bubo.

In den von der deutschen und von der österreichischen
Pestcommission mitgetheilten Krankheitsgeschichten werden
faustgrosse Bubonen beschrieben. Die Entwickelung dieser
grossen Bubonen ist auf Rechnung der Blutaustritte und
des Oedems zu setzen, die einmal die Drüse selbst zu bedeutender Grösse anschwellen lassen, andererseits aber auch
das die Drüsen umgebende Gewebe sprengen und sich im
periglandulären und in dem Gewebe der weiteren Umgebung
verbreiten.

Das Zustandekommen der Blutaustritte wird durch die
aussergewöhnlichen Stauungsverhältnisse befördert, ist aber

---

1) H. Albrecht u. A. Ghon, Ueber die Beulenpest in Bombay
im Jahre 1897. II. Theil. S. 987.

hauptsächlich auf Erkrankung der zarten Gefässwandungen der kleineren und kleinsten Gefässe — vergl. S. 128 ff. — zurückzuführen; durch das ausgetretene Blut werden natürlich aus den von Pestbacillen wimmelnden Lymphdrüsen in den ganzen Bereich des Blutaustrittes· reichlich Pestbacillen verschleppt, welche auch dort lebhaft sich vermehren und in die weitere Umgebung hineinwuchern.   Sowohl durch diese Blutaustritte, wie durch Vermittelung der zu- und abführenden Lymphbahnen werden sehr bald sämmtliche einzelnen Lymphdrüsen einer Drüsengruppe, ja früher oder später auch die Drüsen der nächst benachbarten Drüsengruppe ergriffen. Schliesslich kann das Ganze einen einheitlich erscheinenden bis an die letzten Grenzen der ödematös-hämorrhagischen Durchtränkung von Pestbacillen wimmelnden Tumor darstellen, der eine grosse Anzahl Lymphdrüsen umschliesst.

Das Oedem ist ein entzündliches, vermehrt durch die aussergewöhnlichen Stauungsverhältnisse innerhalb des Bereichs des Tumors.   An Stellen, die in weiterer Ferne von Blutaustritten liegen, kann die ödematöse Durchtränkung sich als ein leicht gelblich gefärbtes klares Oedem darstellen.   Meist nimmt die Oedemflüssigkeit durch Auslaugung von Blutfarbstoff aus benachbarten Blutaustritten eine hellröthliche Färbung an, beim Hinzukommen eines Blutaustrittes im unmittelbaren Bereich des Oedems geht die Färbung desselben natürlich ins Dunkelrothe über.   Ihre durchsichtige Farbe büssen die ödematösen Partien erst ein, wenn eine zellige Infiltration stattfindet; dieselbe bringt eine Trübung und Steigerung der Prallheit des Oedems zu Stande.

Albrecht und Ghon schildern die mit reichlicher Infiltration verbundene ödematös-hämorragische Durchtränkung der nächsten Umgebung des primären Bubo als kenntlich nicht nur an der Starrheit des umgebenden Fettgewebes, sondern auch an der lichtgelben Farbe, so dass sie oft einer ganz frisch beginnenden phlegmonösen Infiltration gleicht, — und weiterhin kenntlich auch daran, dass man mit dem Messer reichlichen trüben Saft abstreichen kann, der aus polynukleären Leukocythen und zahllosen Pestbacillen besteht; an einem solchen Infiltrat falle die eigenthümliche Farbmischung auf, die durch die zahlreichen lebhaft rothen, grösseren und kleineren fleckigen Blutaustritte auf lichtgelbem Grunde erzeugt wird.

Also auch in der Umgebung der befallenen Lymphdrüsen befindet sich eine eigenthümliche, durch die zahlreichen Blutaustritte bedingte rothe Sprenkelung des Farbengrundes, ähnlich wie sie auf dem Durchschnitt markig geschwollener Lymphdrüsen und auch auf dem hämorrhagisch-ödematös durchtränkten Gewebe in und um den Pestkarbunkel geschildert ist. Diese rothe Sprenkelung wird verwischt, sobald die einzelnen hämorrhagischen Durchtränkungen des Bubo grösseren Umfang erreichen und zusammenfliessen; alsdann kann schliesslich der Bubo in seiner gesammten Ausdehnung gleichmässig hämorrhagisch infiltrirt erscheinen.

Die Erscheinungen der Bubonen in Bezug auf Farbe und Consistenz ändern sich unter dem Einfluss der im weiteren Verlauf eintretenden:

Zerfalls- und Rückbildungsvorgänge.

Diese Zerfalls- und Rückbildungsvorgänge sind, um dies hier vorwegzunehmen, nicht ausschliesslich den primären Bubonen eigen, sondern können, wenn der Krankheitsverlauf sich nach bereits eingetretener Blutinfection in die Länge zieht, auch bei den secundären Bubonen beobachtet werden. Es handelt sich bei diesen Vorgängen in der Hauptsache um Nekrose, Einschmelzung und Resorption, Vorgänge, die sich gleichzeitig in einem und demselben Tumor nebeneinander abspielen können; sie sind ihrer Art und ihrem Verlauf nach vor allem davon abhängig, ob es lediglich bei der Wucherung von Pestbacillen bleibt, oder ob auch noch eine Einsaat von andern Bakterien, namentlich von Eitererregern erfolgt. Entzündliche Processe irgend welcher Art werden, wo sie sich auch im Gewebe abspielen mögen, häufig Sitz von:

Eiterungen

in Folge nachträglicher Einwanderung von Eitererregern. Eine sehr bekannte Einwanderungspforte der Eitererreger sind z. B. die zerklüfteten Mandeln.

Es ist nicht auffallend, dass auch die Pestbubonen Neigung zu Eiterung zeigen, zumal da angenommen werden kann, dass die äusserliche Eingangspforte des Pesterregers gelegentlich auch einzelnen in der Umgebung derselben an der Haut haftenden Eitererregern den Eingang gestattet.

Auch der Pesterreger allein kann eitererregend wirken, wie wir das im Versuch - mit Meerschweinchen bei Anwendung abgeschwächter Pestkulturen sahen.

Je nachdem nun der Pesterreger allein oder in Gesellschaft mit den landläufigen Eitererregern wirkt, stellen sich die Eiterungsvorgänge verschieden dar. Nach Sticker spielen sich unter dem Einflusse hinzugewanderter Staphylo- oder Streptokokken die Vorgänge der Eiterung wie in jedem vereiternden (abscedirenden) Bubo dar; die mehr oder weniger einheitliche Eiterhöhle öffnet sich schliesslich vermittelst Durchbruchs des eiterigen Inhalts durch die Aussenwand, oder sie wird künstlich entleert. Je mehr sich der Krankheitsverlauf in die Länge zieht, um so deutlicher bilden sich die Erscheinungen des abscedirenden Bubo aus. Jede einzelne Drüse wird zunächst einen Eiterheerd für sich darstellen; durch Zusammenfliessen der einzelnen Herde und durch Zerfall der Zwischengewebe entsteht schliesslich eine einheitliche grössere Abscesshöhle. Der Abscessinhalt des Pestbubo kann der Farbe und rahmigen Consistenz nach den Eindruck reinen Eiters machen, er wird jedoch auch — namentlich in mittleren Entwickelungsphasen des Drüsen-Abscesses — in Folge der die vereiternden Drüsen durchsetzenden Hämorrhagien eine mehr oder minder missfarbige braune, oder eine Chocoladenfarbe und durch die beigemischte Oedemflüssigkeit eine dünnere Consistenz erhalten können.

Während der Umwandlung des prallen Infiltrations-Drüsentumors in einen abscedirenden Bubo erfahren auch die in dem Tumor vorhandenen massenhaften **Pestbacillen** eine Veränderung. Ihre Wucherung hört auf, und es bilden sich Degenerationsformen von meist bläschenartiger Gestalt, wie wir sie in dem Abschnitt über die Morphologie und Kultur des Pesterregers kennen gelernt haben. Im weiteren Verlauf der Eiterung schwinden die Pestbacillen mehr und mehr, und die Bakterienflora des abscedirten Pestbubo gehört schliesslich lediglich der Gruppe der Eitererreger an.

Dieses Schwinden der Pestbacillen im abscedirenden Pestbubo erschwert die bakteriologische Diagnose aus dem eiterigen Inhalt der abscedirenden Pestbubonen ausserordentlich und legt nahe, das zur bakteriologischen Untersuchung bestimmte Material aus Pestbubonen möglichst aus denjenigen

Gewebspartien zu entnehmen, in welchen der eiterige Zerfall noch am wenigsten vorgeschritten ist.

Es ist möglich, dass mit dem Schwinden der Pestbacillen aus dem primären Bubo der eigentliche Krankheitsvorgang der Pest seinen Abschluss findet, und eben nur noch die durch Staphylo- oder Streptokokken gesetzten Veränderungen ablaufen; diese letzteren Veränderungen können örtliche auf den Bubo beschränkte bleiben, die Eitererreger können aber auch, wie dies bei jeder lang dauernden Eiterung bei schwerer allgemeiner Schädigung der Gewebe möglich ist, ihrerseits zu einer schweren, schliesslich tödtlich verlaufenden Allgemein-Infection — zur Pyaemie oder Streptococcensepticaemie führen. Somit ist die Möglichkeit gegeben, dass eine ursprüngliche Pesterkrankung schliesslich klinisch, anatomisch und auch bakteriologisch nur noch das Bild einer durch Eitererreger hervorgebrachten Septicämie oder Pyämie bietet.

Die deutsche Pestcommission berichtet über einen Fall, in welchem ein Pestbubo der Unterkieferdrüsen und eine Pestlungenentzündung in Heilung ausgingen, eine nachfolgende Streptokokkensepticämie jedoch schliesslich den Tod herbeiführte. In zwei anderen Fällen[1]) liefen „Pestsepsis" und Streptokokkensepsis, welche von Femoral-Iliacalbubonen ausgegangen waren, nebeneinander; aus dem Herzblut wuchsen in Kulturen Colonien von Pestbacillen und Streptokokken, in dem einen Falle massenhaft, — in dem anderen Falle wuchsen die Pestbacillen aus dem Herzblut fast ohne Beimischung von Streptokokken, — dagegen zahlreiche Streptokokkencolonien aus dem Lungensaft.

Von der durch Eitererreger veranlassten gewöhnlichen Eiterung der Bubonen unterscheidet Sticker[2]) einen zweiten Umwandlungs- oder Rückbildungsvorgang, nämlich die:

„puriforme Einschmelzung".

Bei derselben kommt ohne Mitwirkung von Eitererregern eine umfangreiche Verflüssigung der Bubonengeschwulst und nach-

---

1) a. a. O. S. 105. Fall XIII u. XIV.
2) G. Sticker, Ueber die Pest nach Erfahrungen in Bombay. Münchener med. Wochenschr. No. 1. 1898.

trägliche Resorption zu Stande, oder es wird nach künstlicher
Eröffnung ein chocoladefarbener steriler Inhalt entleert.

Wenn Eitererreger in einschmelzende Bubonen nicht einwandern, so wird eben der Inhalt solcher Bubonen
steril, sobald die Pestbacillen im Verlauf der
Einschmelzung geschwunden sind.

Albrecht und Ghon und mit ihm Müller und Poech
wollen die von Sticker vertretene Trennung der Eiterung von
der puriformen Erweichung (nekrotischer Einschmelzung) nicht
gelten lassen, weil in den ersten Stadien der Erweichung
beide Vorgänge „thatsächlich" nebeneinander beständen, und
späterhin es sich stets um wirkliche Eiterung handele.
Albrecht und Ghon bezweifeln auch, dass es abscedirende
oder puriform erweichende Bubonen mit sterilem Inhalt gebe,
weil es ihnen gelungen sei, fast stets Pestbacillen nachzuweisen, und weil beim Versuch des Nachweises mittelst der
Kultur die Pestbacillen sehr leicht von den Streptokokken
überwuchert werden und sich so dem Nachweis entziehen
können.

Gegen diese Anschauung der Mitglieder der österreichischen Commission ist Folgendes einzuwenden: Erstens
haben auch Albrecht und Ghon in nekrotisirenden und
eiterig einschmelzenden Bubonen nicht immer Pestbacillen
nachweisen können, ferner sind die Pestbacillen in Bubonen
mit vorgeschrittenem eiterigen Zerfall nach den überein-
stimmenden Beobachtungen aller Forscher, auch der von
Albrecht und Ghon, nur in ausserordentlich spärlicher Zahl
gefunden und die wenigen gefundenen zeigten im Präparat
Degenerationserscheinungen; auch kann in den Fällen, wo
in der aus dem Buboneninhalt angelegten Kultur überhaupt
keine Colonie anging, von einem Misslingen des Nachweises
in Folge der Ueberwucherung nicht die Rede sein; endlich
ist anzuführen, dass von der deutschen Commission[1]) zum
Nachweis von Pestbacillen in den Bubonen oder vielmehr in
deren vereiterndem oder puriform sich verflüssigendem Inhalt
nicht nur das Ausstreichpräparat und die Kultur, sondern in
zahlreichen Fällen auch der Thierversuch (Mäuse) mit negativem Ergebniss ausgeführt worden ist. Wenn im Ausstrichpräparat und in der Kultur keine Pestbacillen zu finden sind
und wenn auch die Versuchsthiere gesund bleiben, so ist

---

1) Bericht der deutschen Commission u. s. w. S. 261.

eben der Beweis erbracht, dass in dem untersuchten Buboneninhalt thatsächlich keine lebenden Pestbacillen mehr vorhanden waren.

Wir werden demnach an der Anschauung festhalten,
dass sowohl in vereiternden wie in puriform einschmelzenden
Bubonen die Pestbacillen gänzlich verschwinden können.
Negativer Bacillenbefund bei Bubonen vorge-
schrittener Entwickelung gestattet demnach für sich
nicht den Ausschluss der Pestdiagnose.

Mit Bezug auf die Prophylaxe werden wir gut thun, den
Inhalt eines Pestbubo, mag derselbe nachweislich Pestbacillen
enthalten oder nicht, in jedem Falle so anzusehen, als ob
er Pestbacillen enthalte; dabei wird namentlich auch an die
noch am 19. und 20. Krankheitstage gelungenen positiven
Befunde Albrecht's und Ghon's zu denken sein. Vagedes[1])
gelang es übrigens, aus einem Beckenabscess noch $2^1/_2$ Monate
nach dem Beginn der Erkrankung Pestbacillen nachzuweisen. —

Der Ausgang der Bubonen braucht nicht Eiterung
oder puriforme Einschmelzung oder beides zusammen zu
sein; bei kleineren Bubonen kann es einfach zur

Zertheilung

kommen. Den Vorgang der Zertheilung des Pestbubo haben
wir uns ähnlich demjenigen vorzustellen, wie er bei den gewöhnlichen entzündlich geschwollenen Lymphdrüsen der
Schenkelbeugen oder Achselhöhlen, die von einem peripheren
Entzündungsherd (am Fuss oder den Fingern) aus inficirt
sind, beim Gebrauch der Eisblase oder hydropathischer Um-
schläge oft genug zu Stande kommt. Bei sich zertheilenden
Pestbubonen schwindet zuerst die ödematöse Infiltration in
der Umgebung des Pestbubo und dann erfolgt die Zertheilung
der zunächst abtastbar werdenden und sich mehr und mehr
verkleinernden Drüsengeschwulst. —

Ueber das Verhältniss der Grösse (Entwickelung)
der primären Bubonen erster und weiterer Ordnung

---

1) Bericht über die Pest in Oporto. Arbeiten a. d. Kaiserl. Gesundheitsamte Bd. XVII. H. 1.

zu der zeitlichen Aufeinanderfolge der Infection
stehen die Anschauungen der Theilnehmer der österreichischen
Commission p. p. in einem Gegensatz zu den Anschauungen
Sticker's.

Sticker[1]) führt in dieser Hinsicht aus: „Der Befund
eines Bubo, welcher von den Leistendrüsen oder Schenkeldrüsen bis zur Cysterna chyli, oder von einer Cubitaldrüse
bis in die Achselhöhle und weiter bis zur Vena subclavia,
oder von dem Kieferwinkel bis tief in die Brusthöhle hinein-
reicht, ist nicht so selten. Bei derart ausgedehnten
Bubonen zeigen für gewöhnlich die peripher gelegenen
Drüsen die milderen Grade, während umgekehrt das
jüngere Stadium des Processes den centralwärts,
das ältere den peripheren Drüsen zukommt.“

Die Anschauung von Albrecht und Ghon, Müller und
Poech[2]) geht dahin, dass die entzündlichen Veränderungen der
auf den Lymphwegen befallenen Drüsen und die Veränderungen
ihrer Umgebung abnehmen, je weiter die Drüsen vom primären
Bubo entfernt liegen. Die Bubonen II. und III. Ordnung
müssten also — im Gegensatz zu Sticker — kleiner sein,
als die primären Bubonen I. Ordnung. Albrecht und Ghon[3])
heben hervor, dass die Infection der Lymphwege vom primären
Bubo aus „nicht immer den natürlichen graden Weg“ geht;
bei einem inguinalen Bubo ist nicht immer nur die eine entsprechende Seite betheiligt, sondern es ist häufig der Fall,
dass ausser den Iliacaldrüsen derselben Seite auch die inguinalen Lymphdrüsen der anderen Seite stark verändert
sind, und zwar in einer Weise, dass auf eine stattgehabte
Infection auf dem Lymphwege zu schliessen ist. Hier erfolge die Infection sicherlich zum Theil auf retrogradem
Wege, durch Umkehrung des Lymphstromes in die centrifugale
Richtung, sei es von den lumbalen Lymphdrüsen aus, sei
es durch Lymphgefässe der Bauchhaut und des Scrotums,
wohin sich häufig das hämorrhagische Oedem des primären
Bubo ausbreitet. — Aehnlich liegen nach Albrecht und
Ghon die Verhältnisse bei axillaren Bubonen: man könne

---

1) G. Sticker, Die Pest nach Erfahrungen in Bombay. Münch.
med. Wochenschr. 1898. No. 1. S. 4 u. 12. Bericht der deutschen
Pestcommission. S. 77.

2) Müller-Poech, a. a. O. S. 173.

3) Albrecht u. Ghon, Die Beulenpest. a. a. O. S. 483.

hier häufig den Weg der Infection von den Axillar- zu den Infra- und Supraclaviculardrüsen, sogar zu den cervicalen Lymphdrüsen genau verfolgen. Dahingegen seien an den cubitalen Lymphdrüsen die einem primären Bubo zukommenden vorgeschrittenen Veränderungen (ebensowenig, wie an den Poplitealdrüsen bei vorhandenem Inguinalbubo) — nicht gefunden, immer waren die Cubital- (bezw. Popliteal)-drüsen verhältnissmässig klein, wärend die Axillar- (bezw. Femoral)-bubonen ihrer Grösse nach das Bild primärer Bubonen boten. Albrecht und Ghon wurden durch diese Beobachtungen zu der Anschauung geführt, dass es sich bei Popliteal- und Cubitalbubonen in der Regel entweder um secundäre Bubonen oder um Infection auf retrogradem Wege handelt; eine primäre Infection der Popliteal- und Cubitaldrüsen halten Albrecht und Ghon im Gegensatz zu Sticker für so gut wie ausgeschlossen.

Die im Anschluss an kleine Fussschäden auftretenden Lymphdrüsenschwellungen gewöhnlicher Art, wie sie der Militärarzt so häufig zu beobachten Gelegenheit hat, finden sich nicht selten nach Uebersrpingen der Kniekehlendrüsen in den Lymphdrüsen der Leistenbeuge localisirt. Dies hängt mit den Lageverhältnissen der Lymphbahnen der unteren Extremitäten zu den genannten Drüsengruppen zusammen: Die Lymphgefässe verlaufen eben von dem peripher am Fusse gelegenen Ort der Infection nicht ausschliesslich nach der nächsten Drüsengruppe in der Kniekehle, sondern sie gehen zum grossen Theil an der kleinen Lymphdrüsengruppe der Kniekehle vorbei unmittelbar bis nach den massenhaften Drüsengruppen in der Schenkelbeuge bezw. in der Leiste. Diesem anatomischen Lageverhältniss der Lymphbahnen der unteren Gliedmaassen zu den Lymphdrüsen entspricht es auch, dass im Anschluss an derartige gewöhnliche Entzündungsvorgänge an den Füssen in manchen Fällen lediglich die Lymphdrüsen der Kniekehle, in anderen Fällen lediglich die Leistendrüsen in Mitleidenschaft gezogen werden. Ganz ähnlich liegen die Verhältnisse an den oberen Gliedmaassen. Von einem Panaritium aus kann eine Infection sowohl der Cubitaldrüsen, wie nur der Axillardrüsen, wie auch der Cubital- und Axillardrüsen erfolgen. Die axillaren und die inguinalen Lymphdrüsen-Schwellungen pflegen an Grösse die cubitalen bezw. poplitealen Drüsenschwellungen zu übertreffen. — Diese bei den Lymphdrüsenschwellungen im Allgemeinen (im An-

schluss an periphere entzündliche Vorgänge einfacher Art)
gemachten Erfahrungen lassen sich für die Deutung der Verhältnisse bei den Pestbubonen verwerthen.

Man wird sich nicht mit der Ansicht von Albrecht
und Ghon befreunden können, dass Popliteal- oder Cubitalbubonen beim gleichzeitigen Vorhandensein von Crural-
oder Axillarbubonen womöglich stets secundär durch Infection vom Blut aus entstanden sind; man wird auch die
von Albrecht und Ghon angenommene Infection auf retrogradem Wege nur dann als das Näherliegende ansehen, wenn
z. B. der Schenkelbubo wegen seiner enormen Ausdehnung
im Vergleich zu einem sehr kleinen Poplitealbubo dazu drängt.

Das von Sticker hervorgehobene umgekehrte
Verhältniss von Alter und Entwickelungsgrad (Grösse)
der Pestbubonen erscheint für die unteren und oberen
Gliedmaassen aus dem Grunde zutreffend, weil nämlich für die Grösse eines Bubos auch die grössere
oder geringere Zahl der zu einer Drüsengruppe gehörenden
und gleichzeitig angesteckten Lymphdrüsen von Bedeutung
ist. Dazu kommt, dass die Masse der in eine Lymphdrüsengruppe eingeführten Pesterreger auf die entzündlichen Veränderungen in den befallenen Lymphdrüsen beschleunigend
wirken muss. Die Einsaat wird von einem bereits vorhandenen primären Bubo 1. Ordnung, mag derselbe noch so
klein sein, reichlicher ausfallen, als die Einsaat in den ersten
Bubo ursprünglich gewesen war.

Hiernach erscheint es nicht auffallend, wenn der später
entstandene Bubo zweiter Ordnung viel grössere Mächtigkeit
und ein vorgeschritteneres Stadium der Entwickelung erreicht,
als der zeitlich ältere primäre Bubo 1. Ordnung.

Dieses Verhältniss braucht nicht als Regel zu gelten
(Sticker), ebensowenig wie es als allgemeingiltig erachtet
werden kann, dass die später befallenen Drüsengruppen den
geringeren Grad der Entwickelung des Bubo zeigen. (Albrecht
und Ghon).

Von Albrecht und Ghon sind Krankheitsfälle beobachtet,
in denen vom grossen Axillarbubo aus in der Oberarmfurche
nach der Ellenbeuge zu mehrere Lymphdrüsenbubonen abtastbar waren; die Grösse dieser Cubitalbubonen nahm nach
der Peripherie oder nach der Ellenbeuge hin bis zu Erbsen-
grösse herunter ab, die Bubonen lagen in einer hämorrhagisch-
ödematösen Umgebung eingebettet und trugen demnach die

Kennzeichen primärer Bubonen (vergl. S. 194). In derartigen
Fällen ist gegen die Erklärung von Albrecht und Ghon
ein Einwand nicht zu erheben, — dass nämlich die krankhaften Veränderungen in der nur erbsengrossen am meisten
peripher vom grossen Axillarbubo gelegenen Cubitaldrüse
zeitlich später eingesetzt haben als in den mehrveränderten
höher gelegenen Cubitaldrüsen und vor allem später, wie in
dem grossen und erheblich veränderten Axillarbubo — dass es
sich demnach um Infection auf retrogradem Wege handelt.

Die vorstehenden Ausführungen dürften geeignet
sein, die von einander abweichenden Auffassungen
Sticker's und der österreichischen Commission bezüglich des Verhältnisses von Alter, Grösse und
Entwickelungsgrad der primären Bubonen verschiedener Ordnung zu vermitteln: jede der beiden Anschauungen ist nicht für sich allein allgemein giltig,
sondern hat nur für bestimmte Verhältnisse ihre
Richtigkeit.

Hervorzuheben ist dabei, dass dem praktischen Bedürfniss, nämlich in Beziehung zur Prognose, in der Regel
schon durch die Erkenntniss der Zusammengehörigkeit mehrerer
Bubonen im Sinne von primären Bubonen verschiedener
Ordnung genügt sein wird; — die weitere Entscheidung,
welcher der einzelnen (primären) Bubonen der allererste seiner
Entstehungszeit nach war, hat mehr ein wissenschaftliches
Interesse, insofern als daraus auf die Lage der Eingangspforte Schlüsse gemacht werden können.

c) Gepräge der secundären (metastatischen) Bubonen.

Die secundären Bubonen, d. s. diejenigen, welche durch
Einführung des Pesterregers von einer primären Ansiedelungsstätte aus auf dem Wege der Blutbahnen
entstehen, zeigen in ihren histologischen und pal-
patorischen Erscheinungen mehrfache Abweichungen
vom primären Bubo.

Diese Verschiedenheiten werden im Wesentlichen bedingt
einmal dadurch, dass bei den secundären Bubonen die Infection auf embolisch metastatischem Wege erfolgt, also zunächst ohne jede Betheiligung der ab- und zuführenden
Lymphgefässe, ferner dadurch, dass die histologischen Veränderungen in verhältnissmässig früherem Stadium durch den

eintretenden Tod einen Abschluss finden. Die Eigenthümlich-
keiten der secundären Bubonen im Vergleich zu den primären
sind folgende:

1. Da es nicht bei der Fortschleppung eines einzigen
bacillenhaltigen Embolus zu bleiben pflegt, und da die Verschleppung nicht nur nach einer und derselben Stelle stattfinden wird, so werden eine grössere oder geringere Anzahl
von Lymphdrüsen, die nicht zu einander in Beziehung stehen,
mehr oder weniger gleichzeitig inficirt werden; die secundären Bubonen sind also in der Regel multipel und
unabhängig von einander in der Lage.

2. Die abführenden Lymphgefässe sind nicht der
Sitz einer Entzündung wie beim primären Bubo, — weil
die Masseneinsaat von Pesterregern auf dem Lymphwege fehlt.

3. Dementsprechend ist die Kapsel der Lymphdrüsen
meist intact, und es fehlt das periglanduläre Oedem;
der secundäre Bubo ist in früherem Stadium leichter
abzutasten. Die bei Pestleichen nicht selten aufzufindenden
multipeln Bubonen der Mesenterialdrüsen zeigen abgesehen
von ihrem Bacillenreichthum den Charakter der secundären
Bubonen und werden von Albrecht und Ghon, Sticker
in der Regel als secundäre angesehen (vergl. S. 228).

4. Die Pestbacillen vermehren sich zunächst innerhalb
des embolischen Bezirkes und überschwemmen nicht so rasch
das gesammte Drüsengewebe, wie beim primären Bubo —
der secundäre Bubo enthält den Pesterreger in geringerer Menge.

5. Ueber das ganze Gewebe gleichmässig verbreitet ist
eine Hyperämie; nicht nur das reiche Gefässnetz des adenoiden Gewebes (Follikel und Markstrahlen) zeigt die hochgradige Hyperämie, auch die zahlreichen Gefässchen, die von
den Trabekeln aus die Sinus durchziehen (Albrecht und
Ghon[1]).

Zieht sich der Verlauf der Krankheit nach dem Auftreten der secundären Bubonen in die Länge, dann vollzieht
sich durch Blutaustritte und Gewebssprengungen eine Verstreuung der Pesterreger über das ganze Lymphdrüsengewebe,
und es kommt zu denselben Veränderungen wie im primären
Bubo, namentlich auch zu hämorrhagisch-ödematöser Durchtränkung des umliegenden Gewebes.

---

1) a. a. O. Th. II. S. 503.

So kann ein länger bestehender secundärer Bubo
schliesslich an Grösse den primären Bubo übertreffen; er kann dieselben Stadien der Nekrotisirung,
des Zerfalls oder der Rückbildung aufweisen wie
der primäre Bubo.

In Krankheitsfällen, die erst in vorgeschrittenen Stadien,
nach geschehener Blutinfection in ärztliche Beobachtung gelangen, würde die Unterscheidung der primären und secundären Bubonen Schwierigkeiten bereiten, wenn man sich lediglich an den Entwickelungsgrad der Bubonen halten wollte.
Bei der näheren anatomischen Untersuchung der exstirpirten
Bubonen oder an der Leiche wird vielfach noch aus der Beschaffenheit der zu- und abführenden Lymphgefässe die Entscheidung, ob es sich um einen primären oder secundären
Bubo handelt, zu stellen sein. Wo die zu- und abführenden
Gefässe sich nicht von Bacillen vollgepfropft, sondern wenig
verändert zeigen, wird man annehmen müssen, dass es sich
um einen secundären Bubo handelt. Die Thatsache der stattgehabten prognostisch wichtigen Blutinfection wird vor Allem
aus der Multiplicität der Bubonen und aus der Lage derselben
zu einander, nämlich daraus, dass sie dem Verlauf der
Lymphgefässe nach nicht mit einander in Beziehung stehen,
zu folgern sein.

Der Bericht der österreichischen Commission enthält einen
hierher gehörigen, durch eine eingehende Krankheitsgeschichte,
durch den pathologisch-anatomischen und bakteriologischen
Befund und durch eine photographische Abbildung (Helio-
gravüre) besonders lehrreich gemachten Fall[1]; der secundäre Halsbubo der linken Seite übertrifft an Grösse den
primären rechtsseitigen cubitalen und auch den primären
axillaren Bubo, über dem rechtsseitigen primären Cubital-
bubo befindet sich ein grosses (von Albrecht u. Ghon als
secundär bezeichnetes) Pestgeschwür und auf dem linken
Vorderarm ein der Grösse nach furunkelartiger, noch in der
Entwickelung befindlicher secundärer (metastatischer) Karbunkel. Die Frage, ob der kleinere cubitale Bubo hier den
Sitz der allerersten Ansiedelung des Pesterregers darstellt im
Sinne eines primären Bubo erster Ordnung, oder ob er durch
Rückstauung von dem grösseren axillaren Bubo der rechten
Seite her entstanden ist, verliert in diesem vorgeschrittenen

---

1) H. Albrecht u. Ghon, a. a. O. II. Theil. S. 502.

Falle von primärer Drüsenpest mit secundären Haut-
und Lymphdrüsenaffectionen an Bedeutung.

d) Eigenartigkeit der feineren histologischen Veränderungen an den kleinen Gefässen in den Bubonen.

Aus den zahlreichen mikroskopisch-histologischen
Untersuchungen Albrecht's u. Ghon's[1]) über die feineren Gewebsveränderungen in den Bubonen im Allgemeinen ist hier noch hervorzuheben, dass an den Blutgefässen, namentlich auch an den Capillaren, sich eigenthümliche Veränderungen vorfinden. Sie bestehen in „nekrotisirenden Vorgängen der Gefässwand und in einem höchst
eigenartigen Gerinnungsprocess von Blutbestandthei-
len, vielleicht auch der Intercellularflüssigkeit der Gewebe." „Die widerstandsfähigeren Gefässe sind meist erweitert und ihre Wand etwas verdickt, seltener gleichmässig
homogen, meist in homogen glänzende Balken oder auch
Fasern umgewandelt und stark mit Eosin gefärbt. Im Innern
eines solchen Gefässes findet sich nun ein ganz ähnliches
Balkenwerk, das sich manchmal auch in etwas feinere Fäden
auflöst oder in unregelmässige Klumpen und Bröckel über-
geht." Weiter führen Albrecht u. Ghon aus, dass das die
Gefässwand durchsetzende Balkenwerk vielfach mit dem im
Lumen befindlichen zusammenhängt; in grösseren Gefässen
werden die Balken breiter und stellen oft „ein schon ent-
wickeltes Balkenwerk vor, das grosse Aehnlichkeit mit der
Coagulationsnekrose in der Epithelschicht diphtheritisch entzündeter Schleimhäute besitzt."

Wenn man die diese Verhältnisse veranschaulichende
Abbildung in der Albrecht u. Ghon'schen Arbeit (Theil II.
Tafel IX. Fig. 2) näher besieht, so macht es den Eindruck,
als ob die Grundsubstanz dieses Balkenwerkes ehemals flüssiger Natur gewesen sei und die Wandungen des Gefässes von
innen nach aussen durchsetzt, ja unter dem Einfluss eines
von innen nach aussen gerichteten Druckes sich zum Theil
auch noch in nächster Umgebung des Gefässes ausgebreitet
hat; innerhalb der Gefässwand sind die Züge dieses Balkenwerkes hauptsächlich ringförmig angeordnet, folgen also etwa
den auseinander gedrängten Zügen der Ringmuskelschichte.

---

1) a. a. O. S. 499.

Das Balkenwerk verhält sich zwar negativ gegenüber der Weigert'schen Fibrinfärbungsmethode, aber es kann nach Allem kaum wo anders her als von dem Blute einschliesslich Fibrin entstammen. Der von Albrecht u. Ghon hervorgehobene Umstand, dass gewöhnliches Fibrin entweder gar nicht oder nur spärlich vorzufinden sei, dürfte ebenfalls dafür sprechen, dass dieses das Gefässlumen, die Gefässwandung und die nächste Umgebung des Gefässes durchsetzende Netz- oder Balkenwerk auch Bestandtheile des Blutfibrins enthält.

Dass nach Albrecht u. Ghon dieses eigenartige Balkenwerk in den Lymphgefässen fehlt, spricht dafür, dass für seinen Aufbau auch die rothen Blutkörperchen verwendet worden sind; die augesprochene Eosinophilie der Züge dieses Netzwerkes bestärkt in dieser Auffassung.

e) Feststellung der Pestbubonen (Diagnose).

Für die Entdeckung der Bubonen beim Kranken genügt in vorgeschrittenen Fällen, wo es sich z. B. um faustgrosse Bubonen handelt, das Auge. Die Inspection für sich kann jedoch gerade bei den primären Pestbubonen, bei denen auch das periglanduläre Gewebe hämorrhagisch-ödematös infiltrirt ist, unzulänglich sein. Durch das Oedem der Umgebung können die durch den eigentlichen Lymphdrüsentumor bedingten Emporhebungen der Hautdecken so weit ausgeglichen werden, dass sie dem Blick ganz entgehen.

Gleiche Verhältnisse können auch bei der Inspection der Leiche vorkommen. J. Reiche und Th. Rumpel[1]), welche von Hamburg zum Studium der Pest nach Oporto gesandt waren, berichteten von einem Pestfall, in dem sogar ein wallnussgrosses Drüsenpacket in der Schenkelgegend bei der Inspection einer Leiche nicht aufgefallen war.

Es ist deshalb in jedem pestverdächtigen Falle eine eingehende Abtastung aller Körpergegenden, in welchen Lymphdrüsen dem zufühlenden Finger zugänglich werden können, zur Entdeckung etwa vorhandener Bubonen erforderlich. Beim Kranken zeichnen sich die Pestbubonen durch grosse Druckempfindlichkeit aus; sie sind hingegen im Allgemeinen wenig spontan empfindlich. So können primäre Bubonen einen verhält-

---

1) Münch. med. Wochenschr. 1900 No. 3 und Sonderbericht vom 18. 10. 99.

nissmässig grossen Umfang erreichen, ehe sie sich dem
Kranken durch spontanen Schmerz verrathen. Vielleicht wirkt
bei den primären Bubonen das frühzeitig auftretende periglanduläre Oedem nach Art einer Infiltrationsanästhesie? Jedenfalls
darf man sich nicht auf die Angaben des Kranken allein verlassen.
Kleine primäre Bubonen mit Oedem in der Umgebung können
dem tastenden Finger entgehen, wenn nicht der Druckschmerz
ihre Gegenwart verräth. Andererseits können kleinere secundäre Bubonen, bei denen das Oedem der umgebenden Weichtheile fehlt, der Abtastung leichter zugänglich sein wie selbst
grössere primäre Bubonen.

Für die endgiltige Feststellung eines Pestbubo als solchen
beim Lebenden giebt den Ausschlag der Nachweis der Pestbacillen auf mikroskopischem oder kulturellem Wege und im
Thierversuch. Für die Entnahme des erforderlichen
Untersuchungsmaterials aus geschlossenen Bubonen kommen im Wesentlichen vier Methoden in Betracht:

1. Einstich mit einer mit entsprechendem Ausschnitt
über der Spitze versehenen Nadel (Harpunennadel) behufs
Entnahme eines kleinen Gewebsfetzens; dies Verfahren
erscheint unvollkommen im Vergleich zu der Probepunction.

2. Die Probepunction zur Gewinnung von Bubonen-
saft; auf eine weite Canüle wird besonderer Werth zu legen
sein. Beim Einstechen wird man zu bedenken haben, dass
nicht nur die Lymphdrüse selbst, sondern auch das umgebende ödematöse Gewebe Pestbacillen zu enthalten pflegt,
ferner dass in den erweichten Partieen des Bubo die Pestbacillen geschwunden, dahingegen in den weniger zerfallenen
Gewebspartieen der Umgebung noch vorhanden sein können.

3. Eröffnung des Bubo mit der Lanzette oder
durch breiten Schnitt wird namentlich dann am Platze
sein, wenn diese Operation auch zu therapeutischen Zwecken
vorgenommen werden kann; da die Pestbacillen im einge-
schmolzenen Theil des Bubo fehlen können, wird auf Untersuchung gerade derjenigen ödematös-hämorrhagisch infiltrirten
Gewebstheile Werth zu legen sein, welche in nächster Umgebung der Abscesshöhle liegen.

4. Exstirpation des Bubo; für die Diagnose würde
diese Operation namentlich dann Gewinn bringen, wenn in
den exstirpirten Drüsen schon makroskopisch oder grob patho-
logisch-anatomisch das Gepräge des primären Pestbubo gefunden wird; die Reichlichkeit des Materials würde eine nach

jeder Richtung hin gründliche bakteriologische und patho-
logisch-histologische Untersuchung gestatten. Es fragt sich
dabei noch, ob mit der Exstirpation des Bubo dem Kranken
gedient ist und ob dieser seine Zustimmung dazu giebt. Erfahrungen über Nutzen und Nachtheile solchen Operations-
eingriffs wären noch zu sammeln. Von Reiche und Rumpel[1])
ist die Exstirpation des Bubo zu diagnostischen Zwecken als
besonders Erfolg versprechend hervorgehoben worden.

Endlich wird man bei Bubonen, bei denen epilymphangitische und epiglanduläre Bläschen sich zeigen, sich erinnern,
dass auch in diesen Pestbacillen enthalten sind; durch die An-
fertigung und Durchmusterung eines Deckglas-Ausstrich-
präparates, die unter Umständen unmittelbar am Krankenbett
oder am Leichentisch erfolgen kann, wird sofort Aufschluss zu
gewinnen sein, ob nicht schon dieses leicht zu erlangende
Untersuchungsmaterial aus den secundären Pestbläschen zur
bakteriologischen Diagnose ausreicht. In der im Kaiserlichen
Gesundheitsamte bearbeiteten Anleitung für die bakteriologische
Feststellung der Pestfälle (Anlage 3 der Grundsätze etc.) ist
für die Gewinnung geeigneten Materials aus erkrankten frischen
oder vereiterten Bubonen vom Lebenden der breite Einschnitt
(unter antiseptischen Cautelen) oder durch Punction mittelst
Pravaz'scher Spritze empfohlen; — für die Gewinnung von
Drüsensaft, Drüseneiter oder Oedemflüssigkeit aus der Umgebung der Drüse, Drüsenstückchen: der Einschnitt in erkrankte Drüsenpackete, vorzugsweise in solche, welche starke
entzündliche Durchtränkung des umgebenden Bindegewebes
zeigen.

3. Lungenpest.

a) Begriff der Lungenpest.

Unter den Begriff der Lungenpest fallen nur diejenigen Lungenerkrankungen bei der Pest, in denen die
Lungen den ersten Sitz der Krankheit nach Analogie
des primären Pestbubo bei der Bubonenpest, und
des primären Karbunkels bei der Hautpest darstellen.
Dem Begriff der Lungenpest in diesem Sinne stehen gegenüber diejenigen Lungenerkrankungen bei der Pest, welche
durch Infection der Lungen von einer bereits vorhandenen

---

1) a. a. O.

ersten Ansiedelungsstätte des Pesterregers aus entstehen, d. h.
die secundären Pest-Lungenerkrankungen.

Ausserdem kommen bei der Pest auch Lugenerkrankungen
vor, welche nicht durch den Pesterreger, sondern durch
anderweitige Krankheitserreger entstehen, z. B. die durch den
Pneumococcus Fränkel, durch den Pneumobacillus Friedländer,
durch Influenzabacillen hervorgerufenen Lungenentzündungen.
Man bezeichnet diese Lungenerkrankungen zweckmässig als
complikatorische nicht specifische oder als begleitende,
durch anderweitige Krankheitserreger entstandene Lungenerkrankungen bei der Pest.

Ausser diesen letzteren und den primären und secundären
Pest-Lungenerkrankungen sind noch die hypostatischen
Lungenentzündungen und das terminale Lungenödem
bei der Pest zu erwähnen; sie sind nicht der Ausdruck einer
besonderen Infection der Lungen durch den Pesterreger oder
anderweitige Krankheitserreger, sondern Folgeerscheinungen
functioneller Störungen der Herz- und Athemthätigkeit.

b) Infectionsweise und Eingangspforten für den Pesterreger bei der Lungenpest.

Bereits bei der Besprechung der experimentellen Pest-
Lungenerkrankungen — S. 75 — ist hervorgehoben worden,
dass eine primäre Lungenpest nur durch unmittelbare Einführung des Pesterregers oder des ihn enthaltenden Materials
in die Luftwege zu Stande kommen kann; die Eingangspforte des Pesterregers liegt demnach in den Schleimhäuten
der Luftröhre und deren Verzweigungen bis zu den Alveolen hin.

Die Einführung des Pesterregers in die Luftwege ist möglich durch Inhalation (Einathmung) mit der
Luft oder durch Aspiration von pestbacillenhaltigem Material,
welches in den Mund eingenommen ist (Ansaugung).

Da der Pesterreger, wenn er an feinsten, in gewissem
Grade schwebefähigen Staubtheilchen haftet, nach den bereits
erwähnten Versuchsergebnissen des Flügge'schen Laboratoriums in der Regel ziemlich rasch durch Austrocknung zu
Grunde geht, so bleibt die Möglichkeit einer Inhalationsinfection der Lungen im Wesentlichen beschränkt auf die
Inhalation feinster Tröpfchen, die von einem anderen
Pestkranken durch Hustenstösse, sei es von einem im Rachen
befindlichen geöffneten Pestbubo der Mandeln, sei es aus der

erkrankten Lunge, mit dem Auswurf herausgeschleudert
werden.

Von einem tonsillaren Bubo losgerissene Theilchen werden
aus dem Grunde weniger gefährlich sein, weil der bereits
spontan geöffnete, also bis zu einem hohen Grade der Erweichung (eitrigen Einschmelzung) vorgeschrittene Tonsillarbubo in dem zu Tage liegenden Sekret meist eine verhältnissmässig geringere Zahl lebensfähiger Pesterreger enthalten
wird, — und weil diese losgerissenen Theilchen in Folge
des verhältnissmässig grösseren Umfangs, in der Regel der
Schwere folgend, bald niedersinken werden, ehe sie den Weg
in die Oeffnung der Nasen- und Mundhöhle eines anderen
Menschen finden. Damit diese herausgeschleuderten infections-
tüchtigen Theilchen, welche Eingang in die Mund- oder Nasenhöhle eines anderen Menschen gefunden haben, mit der
Athmungsluft bis in die tieferen Luftwege und Lungen gelangen, müssen sie eine besondere Kleinheit besitzen; sie
müssen in der Athmungsluft wenigstens so lange zu schweben
vermögen, bis sie den Kehlkopfeingang passirt haben.

Alle diese Bedingungen werden ziemlich selten zusammentreffen, so dass die Erwerbung einer (primären) Pestlungenentzündung durch Ansteckung von einem an Pesterkrankung in
der Mundhöhle Leidenden zur Seltenheit gehören wird. Am
meisten wird einer derartigen Infection von einem mit Tonsillarbubo behafteten Kranken aus der Arzt ausgesetzt sein,
der bei einer Rachen- oder Kehlkopfinspection von einem
Hustenstoss des Kranken überrascht wird.

Dahingegen ist die Gefahr, dass durch die Tröpfchen-
verspritzung beim Aufhusten eines an einer Pesterkrankung der Lunge Leidenden eine Inhalations-Lungen-
pest erworben wird, ausserordentlich gross, weil die Sekrete
aus der vom Pesterreger befallenen Lunge Unmassen von
Pestbacillen zu enthalten pflegen und weil die beim Aufhusten verspritzten feinsten Tröpfchen noch auf Entfernung
über 1 m hinaus fortgeführt und dort noch von einem um
den Kranken beschäftigten Menschen inhalirt werden können.
Diese Verhältnisse erklären die epidemiologische Erfahrung,
dass die Lungenpest in einzelnen Pestseuchen auffallend vorherrscht, in anderen an Häufigkeit zurücktritt, ja vielleicht
ganz fehlt. Ist der erste Lungenpestkranke da, so ist die
Möglichkeit sehr nahe gerückt, dass die sich unmittelbar um
ihn Beschäftigenden, die mit ihm unter einem Dache Leben-

den alle ebenfalls an Lungenpest erkranken. So zog das erste
Opfer (der Laboratoriumswärter) der Wiener Pestfälle trotz
der getroffenen Gegenmaassregeln hauptsächlich aus dem
Grunde noch mehrere Opfer nach, weil es sich bei ihm eben
um die höchst ansteckende Form der Lungenpe;st handelte.

Theoretisch betrachtet wird ein Pestkranker, der in
der Nase eine Pestlocalisation aufweist, durch Niesen
seine Umgebung in die Gefahr, eine Pest-Lungenentzündung
zu erwerben, bringen, weil auch hier eine Verspritzung feinster
Tröpfchen in Menge stattfindet. Immerhin wird als erschwerend für das Zustandekommen der Luftröhren- oder
Lungeninfection auf diesem Wege der Umstand zu berücksichtigen sein, dass die aus der Nase verspritzten Sekrete in
der Regel viel weniger Pestbacillen, wie das Bronchialsekret
des Pest-Lungenkranken enthalten werden. Localisationen
der Pest in der Nasenhöhle sind überdies sehr selten.

Im Thierversuch gelingt die Inhalationsinfection der Lungen, wie wir bereits wissen, nur schwierig und kaum in
völlig einwandsfreier Weise; beim Menschen ist die Einathmung (Inhalation) als Infectionsart bei der Uebertragung der Pest von einem Lungenpestkranken aus
keine seltene.

Umgekehrt gelingt beim Thiere die Lungeninfection durch
Ansaugung — Aspiration — von der Mund- oder Nasenhöhle ziemlich leicht, während die Aspirationsinfection
der Lungen beim Menschen wegen der besonderen Bedingungen
für das Zustandekommen der natürlichen Infection auf diesem
Wege — nur selten einmal vorkommen wird.

Eine primäre Aspirations-Infection mit Lungenpest nach
Art der gewöhnlich durch Verschlucken entstehenden Lungenerkrankungen (Schluckpneumonie) kann beim Menschen auf
die Weise zu Stande kommen, dass beim Einnehmen
flüssiger Nahrung, die Pestbacillen enthält, zufällig Verschlucken eintritt; es lässt sich denken, dass an Bord
eines Schiffes eine pestkranke Ratte in ein offenstehendes
Fass, welches Trinkwasser enthält, einen pestbacillenhaltigen
Urin lässt, — dass dieses Wasser von einem Menschen, der
von diesem Vorkommniss keine Ahnung hat, bald danach
zum Trinken benutzt wird — dass beim Trinken aus irgend
einer Veranlassung, sei es in Folge zu grosser Hastigkeit,
sei es in Folge einer plötzlichen starken Bewegung des
Schiffes, Verschlucken eintritt und ein Theil des pestbacillen-

haltigen Wassers aspirirt wird. Zum Einhalten dieses umständlichen Infectionsweges gehören so viel einzelne Bedingungen, dass schon nach der theoretischen Ueberlegung die primäre Aspirationsinfection bei der Pest als eine Ausnahmeart der Infection anzusehen ist.

Derartige primäre Aspirationspneumonien sind thatsächlich bisher nicht beobachtet. Dahingegen kommen nicht selten secundäre Aspirationspneumonien bei der Pest dadurch zu Stande, dass von einem bereits vorhandenen ulcerirenden Tonsillarbubo aus auch infectionstüchtiges Material angesogen wird.

Albrecht und Ghon[1]) fanden Aspirationspneumonien nur dann, wenn gleichzeitig schwere nekrotisch-diphtherische Entzündungen der Mandeln und Follikeln am Zungengrunde oder im Rachen vorhanden waren; — also handelte es sich nicht um primäre, sondern um consecutive (secundäre) Aspirationspneumonien.

c) Die krankhaften Veränderungen der Lunge bei der Lungenpest.

Die pathologisch-anatomischen Veränderungen, welche in Folge der primären Infection von den Luftwegen aus bei der Lungenpest entstehen, sind andere als die bei den secundären auf dem Wege der embolisch-metastatischen Infection entstehenden Pestlungenerkrankungen; — und die pathologisch-anatomischen Veränderungen dieser beiden Formen der Pesterkrankungen der Lungen sind wiederum verschieden von denjenigen Veränderungen, welche bei den complicatorischen nicht durch den Pesterreger hervorgebrachten lobulären und lobären Lungenentzündungen entstehen: Dahingegen stimmen die örtlichen klinischen Erscheinungen aller dieser Formen mehr oder weniger überein, sodass die Differentialdiagnose beim Lebenden in der Regel ausschliesslich auf bakteriologischem Wege zu stellen sein wird.

Eine primäre Pestpneumonie nach Art der krupösen Pneumonie giebt es nicht, sondern es handelt sich in denjenigen Fällen von Lungenpest, in welchen ein ganzer Lappen oder eine ganze Lunge befallen ist, stets um eine confluirende lobuläre Pneumonie, die ihren Ausgang von einzelnen Verzweigungsbezirken der feinsten Bronchien genommen hat, die also

5) a. a. O. S. 536.

— um nach dem Bilde der Drüsen zu sprechen — vom Hilus
nach der Peripherie fortgeschritten ist. Die embolisch-
metastatischen Herde (Infarcte) der secundären Pneumonien
werden allgemein vorzugsweise einen peripheren Sitz haben
und auf sämmtliche Lungenlappen vertheilt sein.

Der Sitz der lobulären, durch eine absteigende Pest-
Bronchitis veranlassten Pneumonien wird der gewöhnlichen
Verbreitung der Katarrhe folgend vorzugsweise in den Unterlappen sich befinden und hier ebensowohl periphere wie
mittlere Theile einnehmen; ebenso wie der gewöhnliche Lungenkatarrh auch auf die Lungenspitzen übergreifen kann, wird
auch die Pestpneumonie gelegentlich in den Oberlappen sich
lokalisiren.

Bei den durch Aspiration entstandenen lobulären Pneumonien werden der fremde Inhalt der feinsten Bronchien
(Verstopfung durch aspirirte Gewebspartikelchen und dergl.),
sowie ev. das Beschränktsein der Veränderungen auf die
Unterlappen für die Klarlegung der Entstehungsweise zu verwerthen sein.

Die durch den Pesterreger hervorgebrachten pathologisch-anatomischen Veränderungen in den Lungen haben
im Vergleich zu den durch anderweitige Krankheitserreger,
z. B. Pneumokokken, Pneumobacillen, Influenzabacillen, entstandenen Lungenerkrankungen ein eigenartiges Gepräge;
dasselbe wird hervorgebracht:

1. durch besondere Veränderungen in den Gefässen;

2. durch enorme Wucherung der Bacillen, so dass
sie die Alveolen fast für sich allein vollzupfropfen scheinen;

3. durch eine gewisse Neigung der Gewebe zur vollständigen Einschmelzung — dem histologischen Bau des
Lungengewebes nach freilich in geringerem Grade, als beim
adenoiden Gewebe und den Blutgefässen der Lymphdrüsen.

Hämorrhagien in Masse, die schon auf der Lungen-
oberfläche auffallen und dieser ein blutig-grossfleckiges Aussehen geben können, Nekrosen und Einschmelzungen beherrschen das pathologisch-anatomische Bild, — dazu die
entzündliche herdweise oder nach Zusammenfliessen der Herde
über einen ganzen Lungenlappen und mehr verbreitete Ausfüllung der Alveolen mit bacillenreichem Blut oder Oedemflüssigkeit und Rundzellen. Diese Ausstopfung der Alveolen
bedingt Veränderungen nach Art der bei den gewöhnlichen

Lungenentzündungen bekannten Hepatisation. In der Umgebung der Herde können sich auch ödematöse Partien befinden, ähnlich wie bei den primären Bubonen. Das pathologisch-anatomische Bild wird durch entzündliche Veränderungen der Lungenpleura bereichert. —

Nach Albrecht und Ghon[1]) sieht man durch die Pleura hindurch „eine feine gelbe und rothe Sprenkelung oder Fleckung, indem zahlreiche gelbe Knötchen oder Streifen auf einem lebhaft rothen Grunde stehen. Das Bild gleicht vollständig demjenigen, das man bei vielen bacillenreichen Lymphdrüsen antrifft; es kommt vor Allem dadurch zu Stande, dass die erweiterten Alveolen fast nur von enormen Bacillenmassen oder von Blut erfüllt sind. Ein ähnliches, meist verwischt gelbrothes Kolorit besitzt die Schnittfläche, die wie feinst chagrinirt, nie wirklich granulirt aussieht und reichlichen etwas visciden Saft giebt." Die metastatischen Pestherde der Lunge „sind von einem hämorrhagischen Hof umgeben, in dessen Umgebung das Lungengewebe von reichlichem Oedem durchsetzt ist." Die Alveolarsepta werden „als ganz auffallend verbreitert und umgewandelt in ein glänzendes Balkenwerk" geschildert. Das Balkenwerk färbt sich gut mit Eosin, ist manchmal gröber, machmal mehr fädig und enthält zwischen den Balken spärliche Zellen oder Zellkerne oder rothe Blutkörperchen; „so sind die Alveolarsepta in dicke Stränge umgewandelt, die weiters eingesäumt werden von ganz dicht stehenden, kleinen und kleinsten Körnchen und von Zellkernen unregelmässiger oder birnförmiger, spermatozoenähnlicher Gastalt."

Nach Sticker kann die Einschmelzung grösserer blutig durchtränkter nekrotischer Herde zur Entstehung grösserer, mit dunkler blutiger Flüssigkeit gefüllter Höhlen führen, deren Oeffnung in einen Bronchus jene hämoptoeartigen Erscheinungen zur Folge haben würde, welche den Pestepidemieen im Mittelalter die Bezeichnung „schwarzer Tod" eingetragen haben. Sehr interessant ist der hierzu von Sticker mitgetheilte Fall (No. XXVIII a. a. O. S. 128) mit einem grossen hämorrhagischen, nach dem Bronchus durchzubrechen drohenden Einschmelzungsherd; leider ist bei diesem Fall der bakteriologische Nachweis von Pestbacillen nicht gelungen.

---

1) a. a. O. Theil II B. S. 536.

Die örtlichen physikalischen Erscheinungen der Pestlungenentzündung stimmen mit denjenigen der gewöhnlichen Bronchopneumonien überein: zunächst bronchitische Geräusche verschiedener Art mit auf einzelne Bereiche beschränktem Knisterrasseln und entsprechender Aenderung des Athemgeräusches und des Hammerschalles in umschriebenen Bezirken, — später ein Zusammenfliessen dieser umschriebenen Bereiche der physikalischen Veränderungen. Die physikalischen Erscheinungen werden ausserdem durch die Betheiligung des Pleura-Ueberzugs der Lungen bei den entzündlichen Veränderungen — Pleuro-Pneumonie — in der Mannifaltigkeit bereichert.

d) Die Betheiligung des lymphatischen Apparats.

Die Bronchialdrüsen sind bei Pestpneumonie nach Müller und Poech[1]) (bezw. Albrecht und Ghon) immer in der für Pest charakteristischen Weise verändert und zwar häufig in hohem Grade. Nach dem Bericht der deutschen Commission[2]) verhielten sich die bronchialen Drüsen in einigen Fällen von Pestpneumonie wie die äusseren primären Bubonen, in anderen Fällen fehlten auffallende Veränderungen an ihnen. Die von der primären Lungenentzündung aus entstandenen Bubonen können sich bis in die Cervicaldrüsen hinauf erstrecken.

Secundäre (metastatische) Bubonen können bei der Lungenpest überall vorkommen. Von den primär befallenen Lungen aus können die Pesterreger auch in die Lymphwege der Lungen gelangen und über die Bronchialdrüsen hinweg nach den höher gelegenen Lymphdrüsen verschleppt werden; sie können sowohl auf diesem Wege der Lymphbahnen schliesslich in die venösen Blutgefässtämme am Halse gelangen und zur Pestsepticämie führen, sie können aber auch unmittelbar in der Lunge selbst die Gefässwandungen durchdringen und in das Blut einwandern.

Bei der Pestlungenentzündung pflegt deshalb eine Ueberschwemmung des Blutes mit Pesterregern meist sehr rasch vor sich zu gehen (Pestsepticämie).

---

1) Müller-Poech, a. a. O. S. 39.
2) a. a. O. S. 78.

e) Beschaffenheit der Sekrete.

Durch die Sekretabsonderung der Pestbronchitis, welche zu der Entstehung der Pestpneumonie geführt hat, in Verbindung mit dem in die Alveolen austretenden Serum entsteht ein reichliches dünnflüssiges Sekret, welches von den in der Bronchialschleimhaut vorhandenen Blutaustritten her Gelegenheit hat, sich mit Blutfarbstoff zu imbibiren. Der Auswurf von Pestpneumonischen ist ein dünnflüssiger blutig-seröser. Dieses eigenartige Sekret kann einen Theil der Bronchien ganz und gar ausfüllen. Das blutig-seröse Sekret kann beim Lebenden so reichlich sein, dass es fortwährend aus dem Munde des Kranken quillt. In anderenFällen, wie z. B. Sticker angiebt, kann das Sekret auch gering sein.

Das pestpneumonische Sekret enthält stets zahllose Pestbacillen.

Da sich die örtlichen und allgemeinen klinischen Erscheinungen der Pestlungenentzündung decken mit den Erscheinungen der gewöhnlichen Lungenentzündungen, so ist für die Diagnose der Pestbronchitis oder der Pestlungenentzündung der bakteriologische Nachweis des Pesterregers im Auswurf ausschlaggebend.

Der Nachweis des Pestbacillus im Sputum vermittelst des Ausstrichpräparats ist leicht, unter Umständen unmittelbar am Krankenbett oder Leichentisch ausführbar. Finden sich im Ausstrichpräparat neben den Pestbacillen zahlreiche andere Bakterien, so wird der kulturelle Nachweis wegen der eintretenden Ueberwucherung der Pesterreger durch die anderen Bakterien häufig versagen. In solchen Fällen ist der Thierversuch nothwendig. Da meist enorme Massen von Pestbacillen im Sputum Pestpneumonischer vorhanden sind, so wird vielfach schon das mikroskopische Präparat in Verbindung mit den allgemeinen und örtlichen klinischen Erscheinungen sowie mit den epidemiologischen Beziehungen die Pestdiagnose sichern können.

Als bedeutungsvoll namentlich für die Bekämpfung der Pest sind hier Beobachtungen von E. Gottschlich über Fortexistenz von Pestbacillen im Sputum bei drei in Heilung übergegangenen Fällen von Pestpneumonie anzuführen. Gottschlich[1]) fand bei diesen 3 Fällen virulente Pest-

1) Emil Gottschlich, Ueber wochenlange Fortexistenz lebender Pestbacillen im Sputum geheilter Fälle von Pestpneumonie. (Vorläuf.

bacillen noch 48 Tage bezw. 20 Tage bezw. 33 Tage nach
der Entfieberung — oder 42 Tage, bezw. 6 Tage, bezw.
19 Tage nach dem Verlassen des Bettes. Ein Kranker fühlte
sich bereits völlig gesund, als sein Sputum noch virulente
Pestbacillen beherbergte. Gottschlich isolirte die Pestbacillen aus den in den Sputis vorhandenen Bakteriengemischen durch Anreicherung in dünner Bouillonschicht in
einer Petrischale (24 Stunden) und nachherige intraperitonale
Impfung von Meerschweinchen, durch Entnahme von Peritonealexsudat aus den geimpften Thieren intra vitam mittelst
Capillarröhrchen und Aussaat auf Agar. — Vagedes[1]) wies
in Porto in 1 Falle 7 Wochen nach Beginn der Erkrankung
im Sputum Pestbacillen nach.

Schliesslich ist noch der bei der Pest vorkommenden
hypostatischen Pneumonie und des terminalen Lungenödems zu gedenken, obwohl beide nicht mehr Erscheinungen
örtlicher Ansiedelungen der Pesterreger, sondern Ausgangs-
erscheinungen einer bereits stattgehabten schweren Allgemein-
infection des Körpers darstellen. In ihren physikalischen
Erscheinungen weichen beide in nichts von der gewöhnlichen
hypostatischen Pneumonie und den gewöhnlichen terminalen
Lungenödemen ab. Das seröse Sekret der terminalen
Lungenödems und das Sekret der hypostatischen
Pneumonie bei der Pest enthält (von der allgemeinen
Pestsepticämie her) in der Regel Pestbacillen und eignet
sich als Untersuchungsmaterial zur bakteriologischen
Diagnose. —

In der in den „Grundsätzen p.p." enthaltenen Anleitung
für die bakteriologische Feststellung der Pestfälle ist unter
dem für die Untersuchung zu gewinnenden Material aufgezählt: A. vom Lebenden: Auswurf bei primärer Lungenpest,
Pneumonie und terminalem Lungenödem schwerer Septicämien;
B. von der Leiche: Abstrich in der Schnittfläche ödematöser
oder pneumonisch infiltrirter Lunge; Inhalt der Luftröhre und
ihrer Verzweigungen; Lungenstückchen; — ferner aus Mund
und Nase hervorgequollene Flüssigkeit.

Mittheil. aus der Pestepidemie in Alexandrien im Jahre 1899.) Zeitschr.
f. Hyg. u. Infectionskr. Bd. XXXII. S. 402.

1) Arbeiten aus dem Kaiserlichen Gesundheitsamte.   Bd. XVII.
Heft 1.

4. Die örtlichen Erscheinungen im Magen-Darmkanal. Magendarm-Pest?

Im Magen-Darmcanal und dessen Anhängen sind bei der Pestepidemie von Hongkong von Wilm[1]) Erscheinungen beobachtet worden, welche ihn zu der Anschauung führten, dass die Infection des Menschen mit Pest häufig vom Magendarmrohr erfolge und dass man demnach berechtigt sei, eine vierte Form der Pest anzunehmen, — die Magendarmpest. Wilm führte zur Erhärtung seiner Ansicht namentlich folgende Umstände zusammen an: Die klinischen Erscheinungen von Seiten des Verdauungscanals, — die zahlreichen an der Leiche beobachteten Hämorrhagien in der Magen- und Darmschleimhaut, — die häufigen positiven Bacillenbefunde nicht nur in diesen Blutungen, sondern nach Wilms Angaben auch in den Faeces, — das regelmässige Vorhandensein von Bubonen der mesenterialen Lymphdrüsen; — ferner den gelungene Nachweis von Pestbacillen im Wasser, das gleichzeitige Vorkommen einer ausgesprochenen Darmkrankheit bei Schweinen während der Hongkonger Epidemie, bei denen die im Darm vorgefundenen Bakterien ähnlich dem Pesterreger waren.

Wilm erschien die Pest nach den klinischen Beobachtungen und nach den vorgefundenen pathologisch-anatomischen Veränderungen als eine Krankheit, welche sich durch entzündliche Schwellung der äusseren und inneren, zumal der intestinalen Lymphdrüsen, durch grossen Milztumor, parenchymatöse Veränderungen in Leber und Nieren, Entzündung der Hirnhäute und durch die Entstehung von Hirnhämorrhagien charakterisirt. Die solitären Follikel waren in nahezu allen Fällen mehr oder minder geschwollen, besonders in den ersteren Abschnitten des Dünndarms und erreichten oft die Grösse einer Erbse oder Bohne. Die Peyer'schen Plaques waren ebenfalls fast stets hyperplastisch und über die Oberfläche erhaben. Häufig fehlte der Epithelüberzug über denselben und oft fanden sich kleine Geschwüre in denselben mit unterminirten Rändern, jedoch ohne Schorf. Auch Hämorrhagien um die Peyer'schen Plaques und die Follikel wurden von Wilm mehrfach beobachtet. In etwa 60 pCt.

---

1) Wilm, Ueber die Pestepidemie in Hongkong im Jahre 1896. Hyg. Rundschau. 1897. Heft 5 u. 6.

der Fälle war nach seinen Angaben das Mesenterium „mit
Drüsen der verschiedensten Art und Grösse dicht besäet."
„Die Blut- und Lymphgefässe zwischen den erkrankten
Drüsen und dem Darme waren meist erweitert und von röth-
licher oder blaurother Färbung. Wo keine Bubonen äusserlich
bestanden, boten Magen, Darm, Mesenterial- und Retroperi-
tonealdrüsen die meisten Veränderungen." Weiterhin führt
Wilm aus, dass die Infection von der Haut aus nicht häufig
sei, weil die Bubonen in den allermeisten Fällen erst 2 bis
3 Tage nach der Ausbildung der schwersten Symptome. erscheinen und weil man viel zu selten Lokalaffectionen auf
der Haut zu sehen bekomme, obwohl man doch bei Thieren
an den Impfstellen in der Haut meist sehr starke Entzündungen mit blutig-sulzigem Exsudat erzeugen könne.
Ueber die beobachteten klinischen Erscheinungen schreibt
Wilm: „Der Appetit schwand. Häufig stellte sich unmittelbares Erbrechen und grosser Durst mit schmerzhafter Hitze-
empfindung im Magen und Unterleibe ein. Die erbrochenen
Massen waren bald wässerig, bald gallig, bald kaffeesatz-
ähnlich. Hämatemesis wurde nicht beobachtet, Diarrhoe trat
häufig zu Anfang der Krankheit und im späteren Verlaufe
derselben auf, während in dem eigentlichen Fieberstadium
Verstopfung vorherrschte. Nur selten war Diarrhoe während
der ganzen Fieberperiode vorhanden. Die Stuhlgänge waren
manchmal mit Blut, mit Schleim und Epithelien vermischt.
    Schmerzhafte Hitzeempfindung im Magen und Unterleibe
hatten auch Griesinger und Montagu Lubbock unter den
Klagen der Pestkranken aufgeführt. — Da Wilm bei 38 von
45 untersuchten Fällen in den Faeces und bei 18 unter
20 untersuchten Fällen im Erbrochenen Pestbacillen gefunden
zu haben glaubte, so ist die Schlussfolgerung Wilm's erklärt,
dass „der Pestbacillus am häufigsten vom Darmtractus aus
in den Körper einzudringen scheine."
    Die von Wilm am Darmtractus beschriebenen Verände-
rungen sind von Pfeiffer und Sticker gelegentlich der
mehrerwähnten im Kaiserl. Gesundheitsamte am 19. und
20. October 1899 abgehaltenen Besprechung in bestimmter
Weise als secundärer Natur gedeutet worden. Vieles spricht
für diese Auffassung:
    Zunächst lassen sich die von Wilm vorgefundenen Me-
senterialbubonen deshalb als secundärer (metastischer) Entstehungsweise deuten, weil sie in Bezug auf Zahl, Umfang,

Verschontbleiben des umgebenden Gewebes das Gepräge der
secundären Bubonen tragen (vergl. S. 125). Die in dem
Darmrohr von Pestleichen vorzufindenden mannigfachen Blutaustritte, wie solche namentlich auch von Sticker und von
Albrecht und Ghon auf anschaulichste Weise geschildert
sind, — sind ebenfalls als metastische (secundäre) oder wie
dies später ausgeführt werden wird, als intoxikatorische, nicht
aber als bacilläre Primäraffecte der Pest anzusehen. Auch die
Schwellungen und geschwürigen Veränderungen der Peyer-
schen Plaques können als secundäre Erscheinungen im Gefolge
der zahlreichen Darmmetastasen aufgefasst werden.

Albrecht und Ghon[1]) bezweifeln überhaupt die Richtigkeit der Beobachtungen Wilm's, namentlich den angeb-
lich bei zahlreichen Fällen gelungenen Nachweis von Pestbacillen in den Faeces und im Erbrochenen; sie halten eine
genaue Beobachtung unter den Umständen, wie Wilm hat
arbeiten müssen — in einem Zeitraum von 165 Tagen
857 Sectionen — für nicht möglich. Ihnen selbst war in
Bombay der Nachweis von Pestbacillen in den Faeces bei
8 untersuchten Fällen an Leichen und bei einer grossen Anzahl von Untersuchungen an Lebenden niemals gelungen.

Veränderungen der Peyer'schen Plaques sahen Albrecht
und Ghon nur in zwei Fällen; in einem von diesen[2]) werden
die „typischen" Pestveränderungen folgendermaassen geschildert: „dieselben (Peyer'schen Plaques) waren vergrössert,
stark prominent und von so eigenartiger gelber Farbe mit
zarten blutrothen Sprenkeln, wie es frischer Pestentzündung
zukommt. Mikroskopisch sind die Plaques und die Zotten
der sie überziehenden Schleimhaut von ungemein reichlichen
Bacillenrasen infiltrirt und zeigen dieselben Nekrosen, wie in
anderen Bubonen. Auch die zugehörigen mesenterialen Lymphdrüsen sind enorm bacillenreich, die übrigen makro- und
mikroskopischen Veränderungen an denselben entsprechen jedoch denen eines secundären Bubo."

Diese von A. und Gh. geschilderten Veränderungen der
mesenterialen Drüsen sind in dem betreffenden Falle schon
aus dem Grunde als secundäre aufzufassen, weil ein charakteristischer, unzweifelhaft primärer Bubo in der rechten

---

1) Bericht der österreichischen Commission u. s. w. Theil II B.
S. 551.

2) a. a. O. Theil II B. S. 542. (Fall 34/XXXV.)

Leistengend lag; durch directe regionäre Metastasirung (auf dem Lymphwege) waren auch die retroperitonealen Lymphdrüsen derselben Seite ergriffen worden. —

Mit der Deutung der Wilm'schen Magendarm-Befunde als secundärer Erscheinungen ist die Frage des Vorkommens einer (primären) Magen-Darmpest beim Menschen noch nicht erledigt: diese Deutung kann für eine grosse Zahl der von Wilm beobachteten Fälle zutreffen, aber noch nicht für alle.

Albrecht und Ghon selbst beschrieben einen hier in Betracht zu ziehenden eigenartigen Krankheitsfall: es handelte sich um eine nach dem anatomischen Befunde sichergestellte primäre Pestpneumonie, die erst am 6. Tage zum Tode führte; nur wenige Lymphdrüsen (einige submaxillare, cervicale, tracheale und bronchiale) zeigten secundäre Veränderungen mit grossem Bacillenreichthum; um so auffallender schienen drei geschwollene Mesenterialdrüsen, welche ihrer Lage nach zu einem kleinen im unteren Ileum unweit der Bauhin'schen Klappe sitzenden frischen Geschwür mit nekrotischen Rändern in Beziehung standen und nach dem Bacillenreichthum, nach der Beschaffenheit der zu- und abführenden Lymphgefässe und des periglandulären Gewebes das Gepräge eines primären Bubo zeigten. Albrecht und Ghon erachteten es in diesem Falle nach dem anatomischen Bilde und dem ganzen Verlauf der Krankheit für unzweifelhaft, dass es sich um eine durch Verschlucken des sehr bacillenreichen Sputums erfolgte Autoinfection des Darmes handelte, — also um eine Infection vom Darmlumen aus.

Ob eine so massenhafte Einführung von Pesterregern in den Darmkanal, wie es in dem eben beschriebenen Falle durch das eigene Sputum des Pestpneumonischen geschah, unter natürlichen Verhältnissen auch bei einem gesunden Menschen vorkommen kann, scheint sehr zweifelhaft; immerhin scheint durch einen derartigen Fall der Beweis erbracht, dass eine Einwanderung der Pesterreger in die Darmwand auch vom Darmlumen aus und die Bildung eines Primäraffectes im Darm wohl möglich ist.

Da für das Zustandekommen einer derartigen Darminfection wahrscheinlich nur aus dem Grunde eine Masseneinführung der Pesterreger erforderlich ist, weil die meisten

forderlich ist, weil die meisten von ihnen beim Passiren des
Magens und in Berührung mit dem sauren Magensaft — der
Pestbacillus ist gegen mineralische Säuren sehr empfindlich —
in hohem Grade geschädigt oder gar abgetödtet werden, so ist
es im Hinblick auf die Aehnlichkeit der Infectionsbedingungen
bei der Cholera denkbar, dass bei darniederliegender Magen-
Secretion, gelegentlich auch durch eine verhältnissmässig geringe Einsaat von Pesterregern eine primäre Magen-Darm-
infection zu Stande kommt.

Müller und Poech[1]) legen denn auch im Hinblick auf
die beim Thiere experimentell hervorzubringende Fütterungspest, „die allerdings nicht ohne Weiteres mit den thatsächlichen Verhältnissen der Infection beim Menschen verglichen
werden darf", ferner im Hinblick darauf, dass das Erschei-
nungsbild der Pest in vielen Epidemien wechselt, den positiven Befunden Wilm's eine beachtenswerthe Bedeutung bei.

Die Pestbacillen-Befunde Wilm's in den Fäces und im
Erbrochenen der Pestkranken und Pestleichen lassen sich
nicht ohne Weiteres als irrthümliche bezeichnen; bezüglich
des Bacillenbefundes in den Fäces und im Darm von
Schweinen, welche zur Zeit der Pestepidemie in Hongkong
an einer pestähnlichen Krankheit des Darmes u. s. w. eingingen, hat sich Wilm selbst vorsichtig geäussert. (vergl.
S. 64,82 ff. des vorliegendes Buches).

Wenn bei der von Wilm beobachteten Epidemie in
Hongkong die Erscheinungen von Seiten des Magen-Darmkanals so sehr in den Vordergrund getreten sind, so können
die Fäces seiner Pestfälle thatsächlich reichlicher Pestbacillen
enthalten haben, als dies sonst bei den Pestepidemien im
Allgemeinen zu sein pflegt. Ein reichlicherer Uebergang von
Pestbacillen 'in die Fäces ist namentlich dann möglich, wenn
es zu Zusammenhangstrennungen des Epithels der Darmschleimhaut, zum Zerfall in den Peyer'schen Plaques kommt;
es würde sich somit um ähnliche Verhältnisse handeln, wie
sie auch für den reichlicheren Uebergang der Typhusbacillen
in die Fäces Bedingung sind.

Die deutsche Commission[2]) hat in den Fäces nie, weder
durch das Kulturverfahren, noch durch Thierimpfung die Pestbacillen nachweisen können, erklärt dies jedoch damit, dass

---

1) H. F. Müller u. R. Poech, Die Pest. a. a. O. S. 243.
2) a. a. O. S. 273.

wohl die gleichzeitig vorhandenen Saprophyten das Aufkeimen
der Pestbacillen verhindert haben (vergl. S. 37.); sie giebt
die Möglichkeit des Vorhandenseins von Pestbacillen im Koth
um so eher zu, als der Nachweis von Pestbacillen im Darminhalt an experimenteller Pest eingegangener Ratten und Affen
einige Male gelungen war.

Die in der Literatur nicht selten zu findenden Angaben,
dass der Nachweis von Pestbacillen im Koth mikroskopisch
gelungen sei, sind nicht beweisend; Galeotti und Polverini[1] z. B. berichten über 4 Fälle von intestinaler Pest,
bei denen sie mikroskopisch eine Unzahl an der Form und
Polfärbung kenntlicher Pestbacillen in den Abgängen fanden.

Die österreichische Commission (Albrecht und Ghon)
hat den einwandsfreien Beweis erbracht, dass der misslungene
kulturelle Nachweis von Pestbacillen in den Fäces nicht den
Schluss gestattet, dass in den betreffenden Fäces Pestbacillen
nicht vorhanden waren: es misslang der Nachweis von Pestbacillen auch bei solchen Fäces, die zweifellos Pestbacillen
enthielten, nämlich bei Fäces, denen Pestbacillen zugesetzt
waren. Dahingegen gelang der Nachweis der Pestbacillen
sofort bei Anwendung der von Albrecht und Ghon gefundenen Methode mittelst Einreibung der Fäces in die rasirte
Haut; diese Methode stand bei den Untersuchungen der Pestfälle in Bombay noch nicht zur Verfügung.

Die Frage des Vorkommens von Pestbacillen in den
Fäces harrt noch der Lösung, die Dank der Albrecht-
Ghon'schen Einreibungsmethode nicht mehr lange auf sich
warten lassen wird. Eine Klärung dieser Frage wird nicht
nur für die Berechtigung der Abtrennung der primären Magen-
Darmpest als einer besonderen Form der Pest von Wichtigkeit sein, sondern auch für die Klarstellung der Bedeutung
der Fäces bei Verschleppung des Krankheitserregers nach
aussen. Wir können in letzterer Hinsicht aus analogen Verhältnissen bei anderen Krankheiten einige Schlüsse ziehen:
ausser an den uns nächstliegenden Typhus haben wir hier im
Hinblick auf die massenhaften metastatischen oder secundären
Einwanderungen des Pesterregers in die Schleimhaut des
Magen-Darmkanals an eine Thierkrankheit zu denken, die

---

1) Galeotti e Polverini, Sui primi 175 casi di peste bubbonica
trattato nel 1898 in Bombay con sieri preparati nel Laboratorio di Pa-
tologia generale di Firenze 1898.

ein durchaus septicämisches Gepräge hat, durch reichliche petechiale bacillenhaltige Blutungen im Magen-Darmkanal ausgezeichnet ist, und bei der der Nachweis der betreffenden Erreger im Koth[1]) lange Zeit hindurch misslungen und doch schliesslich von mannigfachen Seiten immer häufiger berichtet worden ist, ich meine den Schweine-Rothlauf; erst auf Grund der positiven Befunde von Rothlaufbacillen im Koth der Schweine ist demselben bei dem Mechanismus der Uebertragung des Erregers eine grössere Bedeutung wie früher zuertheilt worden. —

Die bisherigen Erfahrungen drängen demnach darauf hin, die Fäces von Pestkranken nicht als frei von Pestbacillen, sondern, namentlich auch bei pestsepticämischen Kranken, von vornherein als mit hoher Wahrscheinlichkeit pestbacillenhaltig anzusehen und dementsprechend zu behandeln; dazu gehört, die Fäces zu desinficiren (s. S. 151 f.) und auch zum Gegenstande der bakteriologischen Untersuchung mittelst der Albrecht-Ghon'schen Einreibungsmethode zu machen.

In der den „Grundsätzen pp." vom Kaiserlichen Gesundheitsamte beigegebenen Anleitung für die bakteriologische Feststellung der Pestfälle ist der Koth unter den der Untersuchung zu unterziehenden Ausscheidungen sowie auch in Verbindung mit der für den Thierversuch empfohlenen Einreibung auf die rasirte Bauchhaut nicht besonders aufgezählt; dahingegen ist der Koth bei der Verwendung der Fleischwassergelatine zur Isolirung von Pestbacillen aus Bakteriengemischen erwähnt.

Die vorstehenden Ausführungen über die krankhaften Veränderungen im Magen-Darmrohr lassen sich in folgende Sätze zusammenfassen:

1. Das Magen-Darmrohr kann nach theoretischen Erwägungen und den bisherigen practischen Erfahrungen auch beim Menschen gelegentlich Sitz der ersten Ansiedelungsstätte des Pesterregers werden. Infection vom Darmlumen aus.

1) u. a. P. Musehold, Untersuchungen über Porkosan. Arb. a. d. Kaiserl. Gesundheitsamte. Bd. XIV.

2. Für derartige, nach den bisherigen Erfahrungen ausserordentlich seltene primäre Pest-Erkrankungen des Magen-Darmrohrs ist die Bezeichnung „Magen-Darmpest" zutreffend.

3. Die bei Pestleichen häufig vorzufindenden multiplen Mesenterialbubonen sind in der Regel secundäre Erscheinungen, nämlich Zeichen der bereits eingetretenen Pestsepticämie.

4. Die in der Schleimhautauskleidung des Magens und Darms vorzufindenden Blutaustritte und Erosionen sind meist metastatischer (embolischer) Natur, können jedoch auch rein intoxicatorische (S. 156 ff.) Wirkungen darstellen.

5. Der Koth von Pestkranken und Pestleichen, namentlich von solchen, bei denen Localisationen des Pesterregers im Darm oder Zeichen von Pestsepticämie vorhanden sind, enthält meist Pestbacillen und wird dementsprechend zu behandeln sein. Der Koth ist, soweit möglich, zum Gegenstand der bakteriologischen Untersuchungen mittelst der Albrecht-Ghon'schen Einreibungsmethode zu machen.

5. Pestsepticämie.

Bereits in den Abschnitten über die ersten Ansiedelungsstätten (primären Localisationen) des Pesterregers fand sich mehrfach Gelegenheit, auf diejenigen Erscheinungen in den Organen von Pestkranken und Pestleichen einzugehen, welche in Folge des Uebertritts von Pesterregern aus den ersten Ansiedelungsstätten in's Blut entstehen und als metastatische oder secundäre Localisationen bezeichnet worden sind. So lange das Blut bei dem Zustandekommen dieser metastatischen Localisationen lediglich die Rolle eines Uebermittlers der Pesterreger nach den secundären Ansiedelungsstätten spielt, kann eigentlich noch nicht von pestsepticämischen Erscheinungen gesprochen werden, ebenso wie das Auftreten der typhusbacillenenthaltenden Roseolen noch nicht berechtigt, von einer Typhussepticämie zu reden, obwohl die Verschleppung der Typhusbacillen von den Localisationen im Darm nach der Bauchhaut nur durch Vermittelung des Blutes stattgefunden haben kann.

Eine Pestsepticämie liegt, streng genommen, erst dann vor, wenn das Blut selbst eine Vermehrungsstätte für den Posterreger geworden ist. Die Fähigkeit des Posterregers, im Blute des Menschen zu wuchern, ist jedoch eine ziemlich beschränkte. Eine primäre Septicämie in Folge Einführung von Pesterregern unmittelbar in's Blut giebt es beim Menschen kaum. Auch Sticker, der sich bei der Obduction von Pestleichen eine blutige Verletzung beibrachte, bekam keine Septicämie, sondern einen Pestbubo. Bei anderen Infectionskrankheiten sind ähnliche Verhältnisse zu beobachten. Lehrreich sind in dieser Hinsicht z. B. die Erfolge der Absetzung von Gliedmaassen bei vorhandener ausgedehnter peripherer Milzbrandinfection auch in so vorgeschrittenen Stadien, dass ein stattgehabter Uebertritt von Milzbrandbacillen in's Blut kaum noch zu bezweifeln ist; ferner ist hier der Versuche von Friedrich[1]) zu gedenken: die für Milzbrand sehr empfänglichen weissen Mäuse, die unter der septicämischen Form des Milzbrands in kurzer Zeit zu Grunde zu gehen pflegen, blieben gesund, obwohl sie mit den frisch blutenden cupirten Schwänzen in eine Aufschwemmung von Milzbrandkulturen gehalten worden waren. — Lehrreich sind hier vor allem diejenigen Fälle von Pest, in denen im Blute Pestbacillen nachgewiesen sind, und die doch in Genesung ausgehen. Eine reichlichere Vermehrung der in die Blutbahnen gelangten Pesterreger tritt beim Menschen in der Regel erst kurz vor dem Tode ein, — nämlich wenn die natürlichen Schutz- und Kampfkräfte des Blutes gegenüber den Eindringlingen erschöpft sind. Nach allen bisherigen Erfahrungen ist denn auch anzunehmen, dass durch den Stich eines Insectes eine unmittelbare Blutinfection eines gesunden Menschen nicht zu Stande kommt: Einführung von Pesterregern in's Blut schliesst keineswegs in sich, dass diese Pesterreger im Blute nun auch zu wuchern beginnen.

Da im gegebenen Falle nie entschieden werden kann, ob es sich bei den im Blute nachgewiesenen Pestbacillen nur um verschleppte oder bereits um im Blute gewachsene Pestbacillen handelt, so wird der Begriff der Pestsepticämie unter gegebenen Verhältnissen auf alle diejenigen Fälle auszudehnen sein, in welchen ein Uebertritt

---

1) Archiv f. klin. Chirurg. 1899 Bd. LIX H. 2.

von Pesterregern in's Blut überhaupt stattgefunden
hat. —

Die frühzeitigste Feststellung der Pestsepticämie beim
Lebenden hat nach zwei Richtungen grosse Bedeutung: einmal
für die prognostische Beurtheilung des Krankheitsfalles, und
dann auch für die Vorkehrungen gegen Weiterverschleppung
von Pesterregern.

Das Auftreten von Pestbacillen im Blut des Kranken
zeigt in der Regel eine ungünstige Wendung des Verlaufes an.

Albrecht und Ghon[1]) verfügen über 122 aus einer
grösseren Anzahl sorgfältig ausgewählte klinisch sicher ge-
stellte Pestfälle, von denen 55 in vivo den Pesterreger im
Blute bald spärlicher, bald reichlicher kulturell nachweisen
liessen; 4 von diesen 55 Fällen gingen in Genesung aus,
darunter 2 Fälle, bei denen die Pestbacillen im Blut „reichlich", 2 Fälle, bei denen sie nur „spärlich" vorhanden waren.
Von den 51 Gestorbenen hatten am Todestage und einen Tag
vor demselben reichlich Pestbacillen im Blute 34 Fälle. —
Die deutsche Commission[2]) fand unter 124 auf der Höhe der
Krankheit befindlichen Pestkranken bei 81 auch bei wieder-
holter Untersuchung des Blutes keine Bacillen, bei 10 bei
der einen Untersuchung und bei der anderen nicht, bei 33
Kranken stets bei wiederholten Untersuchungen; von diesen
33 Kranken, die sämmtlich schwer krank waren und sicherlich an Pestsepticämie (auch in der engeren Begriffsfassung)
litten, kamen 3 mit dem Leben davon.

So können denn auch solche Fälle von Pest, bei
denen Pestbacillen im Blute in reichlichen Mengen
nachgewiesen sind, in Genesung übergehen, — im
Allgemeinen ist ein reichlicheres Auftreten von
Pesterregern im Blut ein Zeichen des nahenden
Todes; die Pestsepticämie ist in der Regel tödtlich, schliesst aber nicht Genesung aus. Es liegen
also bei der Pestsepticämie ähnliche prognostische Verhältnisse vor wie bei der Milzbrandinfection.

Zweitens hat die Feststellung der Pestsepticämie beim
Lebenden eine grosse Bedeutung für die prophylaktischen
Maassregeln. Sind die Pesterreger in das Blut über-

---

1) a. a. O. Theil II B. S. 513/515.
2) a. a. O. S. 265.

gegangen, dann können sie in sämmtlichen Ausscheidungen des Kranken erscheinen.

Der Pestkranke, bei dem es sich um lokalisirte, nach
aussen durch intakte Haut abgeschlossene Ansiedelungen
des Pesterregers handelt, also z. B. der mit einem primären
Pestbubo behaftete Kranke, ist für seine Umgebung verhältnissmässig ungefährlich; auch der mit einem Deckverbande
versehene offene Bubo oder offene Primäraffekt der Haut wird
ungefährlich, sofern nur der Verbandwechsel sorgfältig gehandhabt wird. Ein Pestsepticämischer bringt von mehreren
Seiten Gefahr einer Verschleppung von Pestbacillen, die,
wenn sie übersehen werden, nicht zu unterschätzen sind.

Vor allem ist es der Urin, in welchem durch die mehr
oder minder veränderten Nieren hindurch massenhaft Pestbacillen zur Ausscheidung gelangen. Die deutsche Commission[1])
fand den Urin meist frei von Pestbacillen, in zwei Fällen
wurden sie in Reinkultur nachgewiesen. Die österreichische
Commission[2]) fand häufig metastatische, sehr zahlreiche Pestbacillen enthaltende Pestherde in den Nieren und zwar
vorwiegend in der Nierenrinde in den Glomerulis. Von
17 daraufhin untersuchten Leichen beherbergten 5 auch im
Urin Pestbacillen in wechselnder Menge; ob der Urin auch
schon zu Lebzeiten Pestbacillen enthielt ist nicht sicher, da
bei anderen septicämischen Fällen das Ueberwandern von
Bakterien in den Urin sich als eine postmortale Erscheinung
herausgestellt hatte. Wilm's Angabe, dass Pestbacillen mit
dem Urin noch 4 bis 6 Wochen in die Rekonvalescenz hinein ausgeschieden werden, ist von anderer Seite bisher nicht
bestätigt; immerhin werden wir im Hinblick auf analoge Verhältnisse beim Typhus mit der Möglichkeit eines Vorkommens
von Pestbacillen im Harn bis in die Rekonvalescenz hinein
rechnen müssen. Dass der Pesterreger so lange, wie der
Typhusbacillus, im Harn der Rekonvalescenten erscheint, ist
aus dem Grunde nicht wahrscheinlich, weil der Pesterreger
mit dem Beginn der Genesung sehr rasch auch aus seinen
grösseren Ansiedelungstätten zu verschwinden pflegt; er vermag sich in Einschmelzungsherden nicht entfernt so lange zu
halten, wie der Typhusbacillus. Immerhin giebt der Umstand,
dass der Pesterreger sich mit Bezug auf den Harn auch im

1) a. a. O. S. 273.
2) H. Albrecht u. A. Ghon, a. a. O. Theil IIB. S. 547.

Auswurf von Pestpneumonie-Rekonvalescenten wochenlang halten kann, zu denken. Den Anschauungen Müller's und Poech's[1]), dass der Pestrekonvalescént unschädlich ist, — wird demnach schon wegen des möglichen Bacillengehaltes des Urins nicht beizutreten sein; aus den mannigfachen einwandsfreien positiven Bacillenbefunden im Harn ist vielmehr die Nothwendigkeit einer Desinfection des Harns bis in die Rekonvalescenz hinein zu folgern, — und zwar so lange, bis aus dem Gesammtzustande des Rekonvalescenten und aus wiederholten, negativen bakteriologischen Untersuchungsergebnissen gefolgert werden kann, dass die Pesterreger aus dem Körper des Kranken (Rekonvalescenten) verschwunden sind.

Nächst dem Harn kommen für die Ausscheidung der Pestbacillen auch die Faeces in Betracht. In die Faeces können nach den Ausführungen im vorigen Abschnitt S. 145 ff. die Pestbacillen gelangen aus geschwürigen Localisationen des Pesterregers im Darm, ferner aus den erodirten bacillenhaltigen Blutaustrittsstellen des Darmes; ein dritter Weg steht ihnen bei den pestsepticämischen Kranken noch offen, nämlich derjenige durch Vermittelung der Galle. Albrecht und Ghon[2]) haben die Galle von 26 Leichen auf Pesterreger kulturell untersucht und 9 mal d. s. 34,6 pCt. Pesterreger in spärlicher oder reichlicherer Anzahl gefunden.

Dass die Pestbacillen auch im Menstrualblut und in jedem blutigen Abgang von pestsepticämischen Kranken enthalten sind, bedarf kaum der Erwähnung.

In den Speichel können die Pestbacillen von (metastatischen) Tonsillarbubonen aus gelangen. — Im Auswurf der an Lungenödem und Lungenhypostasen leidenden (moribunden) Kranken finden sich stets massenhaft Pestbacillen. Eine hierher gehörende Mittheilung hat neuerdings Schottelius[3]) gemacht; er hat auch in dem Auswurf noch nicht schwer Kranker, die an Lungenkatarrh leiden, Pestbacillen nachgewiesen. Es hat sich wahrscheinlich um Fälle beginnender (lobulärer) Pneumonie gehandelt.

In der Milch pestkranker Frauen sind bisher Pestbacillen

1) H. F. Müller u. R. Poech, Die Pest. a. a. O. S. 85.
2) a. a. O. Theil IIB. S. 545.
3) M. Schottelius, Die Bubonenpest in Bombay im Frühjahr 1900. Hyg. Rundschau. 1901. No. 3, 4, 5.

zwar nicht nachgewiesen, aber bei Fällen von Pestsepticämie
wird ein Uebertritt von Pestbacillen in die Milchgänge durch
Vermittlung von Blutaustritten ,wohl möglich sein. Die Milch
nicht septicämischer Mütter wird stets als frei von Pestbacillen angesehen werden können, wenn nicht etwa der
Primäraffect im Bereich der Brustdrüsen seinen Sitz hat.

Im Schweiss sind Pestbacillen nicht nachgewiesen; es
ist nicht anzunehmen, dass sie auch im Schweiss ausgeschieden
werden.

Für den Nachweis der eingetretenen Pestsepticämie beim Lebenden dienen zwei Wege:

Einmal die klinische Unterscheidung des Primäraffektes
von metastatischen Localisationen des Pesterregers aus den Beziehungen der feststellbaren Ansiedelungsstätten des Pesterregers, wie dies bereits in den Abschnitten über Hautpest,
Drüsenpest, Lungenpest und über die Erscheinungen der Pest-
localisationen im Magen-Darmkanal des Näheren ausgeführt ist.
Die Erkenntniss der metastatischen Veränderungen als solcher
nach den klinischen Befunden ist nicht immer eine sichere;
jedenfalls kann sie für sich nicht früher kommen, als bis
metastatische Localisationen des Pesterregers bereits äusserlich offenkundig geworden sind; die Pestmetastasen können
je nach ihrem Sitze und nach dem befallenen Organ sehr
viel später in die Erscheinung treten, als der Zeitpunkt der
Einwanderung der Pesterreger in's Blut liegt; ein tief gelegener metastatischer (secundärer) Bubo kann sich der klinischen Feststellung ganz und gar entziehen; auf der anderen
Seite können äusserlich wahrnehmbare, fern vom Primäraffekt
gelegene Veränderungen als Metastasen des Pesterregers gedeutet werden, obwohl sie lediglich Wirkungen der in das
Blut übergegangenen Gifte des an den primären Ansiedelungsstätten localisirt gebliebenen Pesterregers darstellen, — namentlich können hier Hautblutungen und Veränderungen der Milz,
anscheinend meningitische Symptome, zu Irrthümern führen.

Ungleich zuverlässiger, wie dieser klinische Weg zur Beurtheilung der Pestsepticämien, ist der bakteriologische
Nachweis der Pestbacillen im Blute, und zwar derjenige mittelst der Kultur. Der mikroskopische Nachweis
im Ausstrichpräparat allein versagt oft, weil eben die Anzahl
der im Blut enthaltenen Pestbacillen eine so geringe ist, dass
einzelne Bacillen im Präparat leicht entgehen.

Auch der kulturelle Nachweis kann misslingen, nament-

lich, wenn auf Blutserum oder Agar nur wenig Blut aus-
gestrichen wird. Albrecht und Ghon sind der Anschauung,
dass bei einer Anzahl der von ihnen mit negativem Erfolge
auf das Vorhandensein von Pesterregern im Blute untersuchten Fälle Pestbacillen doch im Blute enthalten waren.
Um sich vor Misserfolgen zu schützen, empfehlen sie reichlichere Aussaat des Blutes.

Wo die klinischen Erscheinungen für den geschehenen
Uebertritt von Pestbacillen ins Blut sprechen, wird ein negativer
Bacillenbefund im Blute nicht als Beweis anzusehen sein,
dass es sich nicht um Pestmetastasen (Pestsepticämie) handelt.
Zur Erkenntniss der Pestsepticämie beim Lebenden
müssen die klinischen Anzeichen und die bakteriologischen Untersuchungsergebnisse nebeneinander
und in gegenseitiger Ergänzung Verwerthung finden.
Die mehrerwähnte Anleitung für die bakteriologische Fest-
stellung der Pestfälle empfiehlt: Zur Gewinnung von Blut —
Stich mit sterilisirter Lanzette in die vorher mit Seife,
Alkohol und Aether gereinigte Haut (Fingerspitze, Ohrläppchen u. s. w.); in der Anmerkung 2 dieser Anleitung ist
hervorgehoben, dass die mikroskopische Untersuchung des
Blutes nur in seltenen Ausnahmefällen zur Diagnosestellung
genügt, und dass die Entnahme von Blutproben zur kulturellen
Untersuchung mit Rücksicht auf den wechselnden Gehalt des
Blutes an Pestkeimen mehrmals, wenn möglich auch an ver-
schiedenen Tagen, zu wiederholen ist.

Da unter Umständen für die Erkennung der Pestsepticämie, namentlich für den geschehenen Uebertritt der
Pesterreger ins Blut, sowohl die klinische wie die bakteriologische Untersuchung zusammen im Stiche lassen können,
so wird — um dies hier vorweg zu nehmen — für die
Verhütung der Verschleppung von Pesterregern vom Kranken
aus der Gesichtspunkt maassgebend sein, dass jeder Pestfall von vornherein so behandelt wird, wie ein septicämischer
Pestfall, d. h. es sind eben sämmtlich Ausscheidungen
des Pestkranken unschädlich zu machen; da zu diesen
Ausscheidungen namentlich auch Harn und Koth gehören,
so werden die zur Verhütung einer Verbreitung des Pesterregers vom Krankenbette aus zu ergreifenden Maassregeln gewisse Aehnlichkeiten mit den seiner Zeit zur Bekämpfung der Cholera ergriffenen Maassregeln aufweisen. —

Ueber die pathologischen Erscheinungen in und seitens

der einzelnen befallenen Organe bei der Pestsepticämie bleibt
wenig zu sagen. Die pathologisch-anatomischen Veränderungen
an den secundären metastatischen Ansiedelungsstätten der
Pesterreger, deren Sitz jedes Organ werden kann, sind im
Wesentlichen dieselben, wie bei den primären Ansiedelungsstätten der Pesterreger, d. i. meist vorwiegend entzündlicher
Natur mit Neigung zu Zerfall und (Coagulations-) Nekrose.
Es ist noch näher auf die secundären (metastatischen)
Pestmeningitiden und Pestnephritiden einzugehen. Vorweg ist hervorzuheben, dass der Begriff secundär hier nicht
in dem Sinne, wie ihn die österreichische Commission wiederholt gebraucht, nämlich gleichbedeutend mit complicatorisch
gedacht ist. Eine Influenza-Meningitis, welche sich bei einem
Pestkranken einstellt, würde von der österreichischen Commission ebenfalls als secundäre Erkrankung bezeichnet werden,
während sie thatsächlich eine für sich bestehende Compli-
cation darstellt, die an sich mit der Pest nichts zu thun hat. —
Pestmeningitis als secundäre Lokalisation des Pesterregers wird im Allgemeinen selten beobachtet. Albrecht
und Ghon sahen sie einmal, die deutsche Commission
(Sticker) in zwei Fällen. Beim Lebenden können die Erscheinungen der Meningitis völlig verdeckt worden durch die
Erscheinungen der Pesterkrankung für sich — auch ohne
Lokalisation im Hirn, — weil nämlich die in die Körpersäfte
übergehenden Gifte des Pesterregers für sich im Stande sind,
Erscheinungen auszulösen, die mehr oder weniger an menin-
gitische erinnern, — vergl. die Ausführungen über intoxi-
katorische Boeinflussung des Nervensystems. Nackensteifigkeit,
Zuckungen, Haschen und Greifen der Luft sind nicht so
seltene Erscheinungen schon der primären Bubonenpest.
Andererseits kann eine andauernd hohe Pulsfrequenz von der
Vermuthung ableiten, dass eine Meningitis vorliege. Im
Grossen und Ganzen bestehen in dem Verhalten der Pestsymptome und der pestminigitischen Symptome ähnliche
Beziehungen, wie in dem Verhalten der Typhussymptome zu
denen einer Meningitis: der Typhuskranke kann die Erscheinungen einer Meningitis bieten, ohne dass eine solche vorliegt, und umgekehrt.
Pestnephritis kommt im Verlauf der Pest nicht so
selten vor. Beim Lebenden reichen zur Diagnose einer bestehenden Nierenentzündung nicht aus: Blut oder Eiweiss
oder Epithelialcylinder im Harn. Das Blutharnen gehört bei

der Pest in Folge des Brüchigwerden der kleinen und kleinsten
Gefässe (vergl. die Ausführungen über Hämorrhagien in dem
Abschnitt über intoxikatorische Veränderungen der Organe)
nicht zur Seltenheit, es kann ohne jede entzündliche Erkrankung der Nieren und der Harnwege vorkommen. Der
Eiweissgehalt des Urins kann lediglich der Ausdruck einer
febrilen Albuminurie (im Verein mit parenchymatöser Trübung
und Abstossung von Epithelien) sein. Epithelcylinder, Fett-
körnchencylinder oder hyaline Cylinder mit verfettetem Epithel
sprechen nur für eine parenchymatöse Degeneration, wie sie
bei vielen fieberhaft verlaufenden Infectionskrankheiten anzutreffen ist. Das Bestehen einer Pest-Nierenentzündung zeigen
das Erscheinen von mit weissen Blutkörperchen besetzten
Cylindern und das Erscheinen von Pesterregern im Harn an.

An der Leiche ist die Diagnose der (secundären) Pestnephritis nicht schwer. Der bakteriologische Nachweis der
Pestbacillen in den Entzündungsherden wird in zweifelhaften
Fällen die Deutung sicher stellen, — namentlich zur Unterscheidung secundärer metastatischer oder pestsepticämischer
Nephritiden von complicatorischen durch anderweitige Erreger
hervorgebrachten Nierenentzündungen.

E. Wirkungen der Gifte des Pesterregers
oder die intoxicatorischen Erscheinungen
bei der Pest.

Als Wirkungen lediglich der von den Pesterregern abgeschiedenen Gifte oder als intoxikatorische Erscheinungen bei der Pest sind in erster Linie zweierlei bestimmte
pathologische, an die unmittelbare Gegenwart von Pesterregern
nicht gebundene Veränderungen in den Organen anzuführen,
die der Pest eigenthümlich sind, — nämlich das Brüchigwerden der Wandungen der Capillaren und kleinsten Gefässe
und die Milzschwellung. Weiterhin gehören hierher die
chronischen stetig fortschreitenden Ernährungsstörungen der
einzelnen Organe, wie des Körpers in seiner Gesammtheit,

wie sich dieselben im Anschluss an Pesterkrankungen in dem sogenannten Pestmarasmus geltend machen. Endlich sind hierher auch die dem Krankheitsbilde der Pest eigenthümlichen allgemeinen Krankheitserscheinungen zu rechnen, welche bereits mit Einsetzen des Primäraffectes offenbar werden, ohne ein bestimmtes pathologisch-anatomisches Substrat zu haben, — d. s. hauptsächlich die Störung der Thätigkeit des Gehirns (Sensorium), die Lähmung des Gefässapparates, die Störungen der Wärmeregulirung.

1. Oertliche intoxikatorische Veränderungen.

a) Hämorrhagien.

Nach dem Bericht der deutschen Commission[1]) finden sich — in Uebereinstimmung mit zahlreichen anderen Beobachtern der Pest — in den Pestleichen regelmässig Blutaustritte in den verschiedenen inneren Organen, seltener in der Haut, in dem Unterhautbindegewebe, in der Muskulatur, vor allem auf der Schleimhaut des Verdauungscanals, wo sie (Petechien) häufig auf die kleine Magenkrümmung und den Magengrund sich beschränken und hier jedenfalls am reichlichsten zu erscheinen pflegen, die Grösse eines Punktes bis zu einer Linse und darüber erreichen, auf der Höhe der Falten im Magen und im Darm nicht selten zu grossen blutigen Streifen zusammenfliessen. Diese punktförmigen und streifigen Blutungen nahmen in einigen Fällen die Schleimhaut des ganzen Verdauungscanals vom Schlunde bis zum After ein. In der Umgebung alter geschwüriger Processe im Darm sammeln sich die Blutungen in grösserer Menge und Ausbreitung an. Fast regelmässig wurden Petechien im Nierenbecken, seltener in der Nierenkapsel, in der Harnblase, in der Gallenblase, in den serösen Ueberzügen des Herzens, der Lunge, der Leber u. s. w. gefunden; Lungen, Hoden, Nervenstämme, die harte Hirnhaut, die Kopfschwarte, Uterusschleimhaut, Placenta waren in einzelnen Fällen Sitz grösserer Hämorrhagien, und zwar auch von solchen Stellen, welche sich von dem Orte des Primäraffectes weit entfernt befanden. Alle diese Blutungen sind nach der Auffassung der deutschen Commission nicht directe Wirkungen

---

1) a. a. O. S. 76.

der Bakterien, sondern wohl Intoxikationserscheinungen. —

Die Deutung dieser Blutungen als intoxikatorische Erscheinungen wird von dem Berichterstatter der deutschen Commission (Sticker) begründet einmal damit, dass es selten gelingt, in diesen Blutungen Pestbacillen nachzuweisen, zweitens durch das bakteriologische Untersuchungsergebniss dreier Föten[1]), welche in verschiedenen Stadien der Entwickelung von pestkranken Müttern ausgestossen worden waren und in fast allen Organen zahlreiche derartige Blutungen bei absoluter Keimfreiheit enthielten;

und endlich drittens damit, dass bei Cholera, acuter gelber Leberatrophie und anderen Intoxicationen ähnliche Hämorrhagien in inneren Körpertheilen wie bei der Pest auftreten.

Die Mitglieder der österreichischen Commission — Albrecht und Ghon — sind auf Grund ihrer zahlreichen positiven Bacillenbefunde in den Hämorrhagien der Ansicht geworden, dass dieselben in der Regel der Ausdruck einer meta-

---

1) a. a. O. S.119—121. Fall XXI. Viermonatlicher Fötus. Abort vom 5. Krankheitstage einer Frau, welche an einem Pestbubo in der linken Achselhöhle 10 Stunden nach dem Abort stirbt. Agarkulturen aus der Milz, der Leber, den Nieren, Blutextravasat am Schädel, dem Hirn- und Herzblut bleiben sämmtlich steril. Hämorrhagien in der Haut, der Nabelschnur, zwischen Kopfschwarte und beiden Scheitelbeinen, zwischen Dura und Pia im hinteren Bereich des Gross- und Kleinhirns, in der rechten Nebenniere.

Fall XXII. Fünfmonatlicher Fötus. Abort vom 4. Krankheitstage einer Frau, welche an linksseitigem Leistenbubo mit folgender Sepsis erkrankt ist und 1 Stunde nach dem Abortus unter grossem Blutverlust stirbt. Deckglasausstriche und Kulturen aus dem Fruchtwasser und Blut, aus verschiedenen Extravasaten aus Milz, Leber, Niere sämmtlich steril. Hämorrhagien in der Haut, in Muskeln, im Periost des linken Scheitelbeines, zahlreiche Hämorrhagien im Collum, in der Kapsel der rechten Niere u. s. w.

Fall XXIII. Sechsmonatlicher Fötus. Abort vom 2. Krankheitstage einer 30 Jahre alten Hindufrau, welche an Haut- und Drüsenpest erkrankt ist; Herzblut, Lebersubstanz, Milz, Meconium, Scheidensekret erwiesen sich als steril. Hämorrhagien in Dura, im Peri- und Endocard, an der kleinen Curvatur und am Pylorustheil des Magens, nicht sicher im Ileum.

statischen Bacillenverschleppung sind; Albrecht und Ghon neigen dazu die negativen Untersuchungsbefunde Sticker's auf Untersuchungsmängel zurückführen.

Dem gegenüber ist zunächst hervorzuheben, dass der Nachweis von Pestbacillen in Blutungen bei den septicämischen Fällen von Pest nicht ausreicht, um diese Blutungen ausschliesslich als bacilläre Wirkungen im Gegensatz zu intoxikatorischen aufzufassen. Bei der Pestsepticämie enthält das Blut überhaupt reichlich Pestbacillen; es wäre auffallend, wenn das aus den Gefässen ausgetretene Blut bacillenfrei wäre. Andererseits sind eine Anzahl Pestfälle beobachtet, bei welchen Blutaustritte in die Haut und in die Schleimhäute zu einer Zeit aufgetreten sind, als im Blute keine Pestbacillen vorhanden waren. Schliesslich ist an sich nicht zu verstehen, warum die in Rede stehenden Blutungen womöglich in jedem Falle durch die Verschleppung von Pestbacillen vom Primäraffekt, aus entstanden gedacht werden sollen, wenn zu dem Zustandekommen solcher Hämorrhagien thatsächlich die Wirkung der Gifte allein ausreicht: dass letzteres thatsächlich zutrifft, ist neuerdings durch Versuche von Kossel und Overbeck[1]) und auch von Albrecht und Ghon[2]) selbst erwiesen: es wurde nämlich beobachtet, dass Ratten nach Einspritzung bacillenfreier Kulturfiltrate der Pest, welche die aus den Bacillenleibern frei gewordenen Gifte enthalten, an Pestintoxication zu Grunde gehen, und dass die (steril befundenen) inneren Organe eben solche Hämorrhagien aufweisen, wie sie nach einer Infection mit dem lebenden Erreger zu Stande zu kommen pflegen (vergl. S. 56).

Eine bestimmte Stellungnahme in dieser Frage ist bedeutungsvoll namentlich bezüglich der nicht selten und verhältnissmässig frühzeitig in die Erscheinung tretenden kleinen

Hautblutungen (Petechien, Vibices u. s. w.).

Sind die Hautblutungen Zeichen einer bereits geschehenen Ueberwanderung der Pesterreger in das Blut, wie dies Albrecht und Ghon anzunehmen geneigt sind, — oder dürfen wir diese Petechien in Uebereinstimmung mit Sticker, wenig-

---

1) Noch nicht erschienen; s. Arb. a. d. Kaiserl. Gesundheitsamte. Bd. XVIII.

2) H. Albrecht u. A. Ghon, Ueber die Beulenpest in Bombay im Jahre 1897. a. a. O. Theil II C. S. 202.

stens unter gewissen Umständen, lediglich als intoxikatorische Erscheinungen, also im Allgemeinen in prognostisch
günstigerem Sinne auffassen?

Diese Hautblutungen können die mannigfachsten Bilder
in Bezug auf Umfang, Zahl, Sitz und Gruppirung bieten.
Von Poech[1]) werden sie an der Hand des Berichts der
österreichischen Commission pp. folgendermaassen geschildert:
„Es sind meist blauroth bis blauschwarz gefärbte Flecken,
stecknadelkopf- bis linsengross, meist flach, nur die grösseren
von ihnen sind etwas erhaben. Meist sind sie scharf begrenzt, manchmal gehen sie allmälig in eine bläulich gefärbte
Umgebung über. Sie sitzen am häufigsten an den oberen
Extremitäten und am Stamme, sowohl auf der Brust, als auch
am Rücken, dann auch am Halse und am Abdomen, seltener
an den unteren Extremitäten. Oft finden sie sich über einem
Bubo oder auf dem umgebenden Oedem. Bei manchen
Kranken bemerkt man nur vereinzelte Blutungen, bisweilen
wieder sind sie zahllos über den ganzen Körper zerstreut.
Sind sie sehr zahlreich, so findet man sie in der Regel in
Gruppen angeordnet. Sie treten meist spät, recht oft erst
terminal auf.“

Es sei hier erwähnt, dass Haeser[2]) die im Mittelalter
üblich gewordene Bezeichnung der Pest als „schwarzer Tod“
davon herleitet, dass damals häufig ein Zusammenfliessen
grosser dunkelrother bis schwarzer Flecken am ganzen Körper beobachtet worden ist (vergl. S. 137, Abschnitt über
Lungenpest). Bei den neueren Epidemien sind derartige weit
verbreitete Hautblutungen nicht beobachtet worden.

Diemerbroeck[3]) schilderte die von ihm beobachteten
Hautflecken als Maculae purpureae, nigrae, violaceae vel ru-
brae, modo paucae, modo multae, modo angustae, modo latae
at fere semper exactae rotundae, modo in una corporis parte,
modo in alia, saepe in toto corpore apparentes; er bezeichnet
diese Flecken als Maculae mortis.

Mit Diemerbroeck's Meinung stimmt diejenige
Montagu Lubbock's[4]), dass die Petechien am 3.—8. Krank-

---

1) Müller-Poech, a. a. O. S. 183.

2) Haeser, Geschichte der Medizin. 3. Bearb. Jena 1882.

3) Isb. de Diemerbroeck, Tractatus de peste. Arenaci 1646.
Amstelaed. 1665.

4) Citirt von Müller-Poech etc. S. 182.

heitstage erscheinen und Zeichen des herannahenden Todes
seien.

Russell[1]) hielt nach seinen Erfahrungen bei der Pest
in Aleppo 1761/63 die Hautpetechien in der Regel für
Zeichen nahenden Todes, jedoch gäbe es auch Ausnahmen.
Pruner[2]) (citirt von Müller-Poech) beobachtete,
dass die Petechien sich wieder zurückbilden können und
auch bei solchen Kranken vorkommen, die wieder genesen.
Während der Pestepidemie zu Bombay wurden gleiche Beobachtungen, namentlich auch von der deutschen und österreichischen Commission gemacht.

Bemerkenswerth ist hier auch ein von Kossel und
Frosch[3]) in Oporto beobachteter Fall, in dem die Haut am
ganzen Körper mit Ausnahme des Gesichts kleinste rothe
Flecken zeigte, die auf Druck nicht schwanden und über das
Niveau der Haut nicht hervorragten. Da gleichzeitig sämmtliche der Palpation zugänglichen Lymphdrüsen, vor allem die
Axillar-, Inguinal-, Inframaxillar- und Cervicaldrüsen geschwollen waren, so handelte es sich um einen Fall mit ausgesprochenen secundären (metastatischen) Bubonen; um so
auffallender ist es, dass der Nachweis von Pestbacillen im
Blute nicht gelang, und dass der betreffende Kranke am
Schlusse der 28tägigen Beobachtung auf dem besten Wege
zur Genesung sich befand. Wenn sämmtliche Petechien Ausdruck bacillärer Hautembolien gewesen wären, so wäre der
günstige Ausgang der Krankheit fast wunderbar zu nennen.
Dahingegen erklärt sich der Fall zwanglos, wenn man die Hautblutungen in der Hauptsache als intoxicatorische ansieht, zumal da anzunehmen ist, dass der Uebergang der Gifte der Pesterreger von den primären und secundären Bubonen aus in die
kreisenden Säfte ein verhältnissmässig reichlicher war. Konnte
hiernach schon eine erhöhte Brüchigkeit der kleinen Haut-
gefässe zu Stande kommen, so ist noch daran zu
denken, dass in dem in Rede stehenden Falle auch besondere mechanische Momente bei der Entstehung der zahl-

---

1) Russel, Abhandlung über die Pest. Leipzig 1792. 2. Bd.
S. 152.

2) F. Pruner, Die Krankheiten des Orients. Erlangen 1847.
S. 387—429.

3) H. Kossel u. T. Frosch, Ueber die Pest in Oporto. Arb. a. d.
Kaiserl. Gesundheitsamte. Bd. XVII. Heft 1. 1900. S. 33 u. 35.

reichen Hauthämorrhagien mitgewirkt haben können, nämlich Flohstiche; kommen doch auch bei Gesunden kleine petechiale Hautblutungen in Folge von Flohstichen vor, um wie viel mehr bei Pestkranken, bei denen die Wandungen der kleinsten Gefässe bereits mehr oder minder brüchig geworden sind. Bei Pestkranken ist die Entstehung hämorrhagischer Höfe um Insectenstiche häufig beobachtet worden, z. B. auch in der Umgebung von Moskitostichen. Das mechanische Moment, welches bei der Entstehung der Hautblutungen mitwirkt, braucht natürlich nicht immer ein Insectenstich zu sein, sondern es kann eine kleine plötzliche Zerrung der Haut, ein starker Druck genügen.

Dieser Gedanke leitet auch zu einer Erklärung, warum derartige petechiale Blutungen ganz besonders zahlreich im Darm vorkommen: das mitwirkende mechanische Moment wird für den Darm in besonderem Maasse die Darmperistaltik sein.

Bei dieser Sachlage, namentlich auch im Hinblick auf die erwähnten Versuche von Kossel und Overbeck erscheint bei der Deutung der Hautpetechien ihrer Natur nach ein zwischen den Anschauungen der deutschen und der österreichischen Commission vermittelnder Standpunkt angezeigt. Dieser Standpunkt lässt sich in nachstehenden Sätzen zum Ausdruck bringen:

1. Die mehr oder minder zahlreichen, fern von den primären Ansiedelungsstätten des Pesterregers in der Haut, in den Schleimhäuten und in den serösen Häuten auftretenden kleineren und grösseren Blutaustritte kommen durch Bersten bereits brüchig gewordener Wandungen kleinster Gefässe zu Stande. Diese Schädigung der Gefässwandungen vollzieht sich nicht ausschliesslich durch Ansiedelung des Pesterregers im Gefässlumen (Embolie) oder in der Gefässwand, sondern auch lediglich durch die Wirkung der Gifte der Pesterreger, die von deren (primären) Ansiedelungsorten aus in die Körpersäfte in Lösung gegangen sind.

2. Die durch die gelösten Gifte hervorgebrachte Brüchigkeit der Gefässwandungen (bis zum Zustandekommen von örtlichen Blutaustritten) kann so lange als rein intoxicatorische angesehen werden, als in den Hämorrhagien u. s. w. nicht Pestbacillen nachgewiesen sind, und als sonst sichere An-

zeichen einer bereits vorhandenen Pestsepticämie oder metastatischer Verschleppungen von Pesterregern nicht vorhanden sind. Namentlich Hautblutungen sind nicht ohne
Weiteres als Zeichen einer bereits eingetretenen
Pestsepticämie anzusehen.

3. Je allgemeiner die intoxicatorischen Schädigungen der Gefässe sind, um so zahlreicher und um
so mehr verbreitet werden die Hautblutungen werden,
und um so schlechter wird die Prognose, auch wenn
es sich vorläufig lediglich nur um intoxicatorische Erscheinungen handeln sollte.

b) Milzschwellungen.

Auch in der Deutung des Milztumors bei der Pest gehen
die Meinungen Sticker's und der österreichischen Commission
auseinander.

Albrecht und Ghon halten dem anatomischen Befunde
nach einen acuten, oft beträchtlichen Milztumor für eine regelmässige Begleiterscheinung der Pesterkrankung und erachten
diese Milzschwellung bei der Pest stets als eine echte
metastatische; dass der Milztumor beim Lebenden so
schwer nachweisbar sei, liege im Wesentlichen daran, dass
die Kranken in ihrem Zustande von Benommenheit nur oberflächlich athmen.

H. F. Müller[1]) hat bei Kranken, die zum tiefen Athmen
gebracht werden konnten, einen der Palpation zugänglichen
Milztumor fast nie vermisst und bei vielen Kranken, wo der
Milztumor in acutem Stadium wegen nicht gehöriger Athmungs-
tiefe nicht nachgewiesen werden konnte, ihn mit Leichtigkeit
in der Reconvalescenz nachweisen können, wo die Kranken
zu tiefem Athmen gebracht werden konnten. Bei vielen
Fällen war der Milztumor schon am ersten Krankheitstage
nachweisbar. Müller weist dem Milztumor wegen seines
fast constanten Vorkommens eine wichtige differenzialdia-
gnostische Bedeutung zu.

Ibrahim Pascha Hassan[2]) hat in 12 von ihm be-

---

1) Müller-Poech etc., S. 253.
2) Report of the commission sent by the Egyptian Government
to Bombay to study plague. Cairo 1897.

schriebenen Pestfällen nur 3 mal eine Schwellung der Milz gefunden, gleichzeitig mit Lebervergrösserung.

Nach den von der deutschen Commission[1]) gemachten Beobachtungen wurde in den septischen Fällen ein bedeutender frischer Milztumor nur einmal vermisst; in den anderen fehlte er. Dass ein grösserer Milztumor bei der Pestleiche einen fast regelmässigen Befund bildet, erscheint natürlich, da bei den tödtlich endenden Pestfällen in der Regel die Verschleppung des Erregers in und durch die Blutbahn es ist, die zum Tode geführt hat; der Milztumor der Pestleiche würde zwanglos als ein metastatischer zu deuten sein.

Der Befund von Pestbacillen im Milztumor der Leiche müsste dementsprechend zur Regel gehören. Sticker hat an 27 Pestleichen bakteriologische Untersuchungen angestellt, die sich bei 24 Fällen auch auf die Milz erstreckten. Abgesehen von den bereits erwähnten 3 steril befundenen Föten war der Bacillenbefund in der Milz 9 mal negativ, nur 13 mal sicher positiv, 2 mal zweifelhaft. Unter den Milzen mit negativem Bacillenbefund sind auch Milzen von solchen Kranken, bei denen der Befund von Pestbacillen im Blut und in anderen inneren Organen, z. B. Leber, Niere mit Sicherheit schliessen liess, dass auch in der Milz Pestbacillen vorhanden waren (Fall XIII). Man ist deshalb berechtigt, der Vermuthung Raum zu geben, dass Sticker der Nachweis der Pestbacillen in der Milz in manchen Fällen aus irgend einem Grunde nicht gelungen ist, und man wird in Hinblick auf die zahlreichen positiven Bacillenbefunde der österreichischen Commission daran festhalten, dass die grossen Milztumoren der an Pest Verstorbenen in der Regel Metastasen des Pesterregers enthalten. Welche Grösse übrigens die Milztumoren bei der Pest erlangen können, geht aus einem von Albrecht und Ghon beschriebenen Falle hervor, bei dem die Milz nach allen Dimensionen das Vierfache einer normalen Milz erreichte. — Weiterhin wird namentlich auch im Hinblick auf die pathologisch-anatomischen Veränderungen, die grade die grossen Pestmilztumoren zeigen, zu folgern sein, dass auch beim Pestkranken die durch ihre Grösse auffallenden Milztumoren in der Regel bereits Sitze metastatischer Ansiedelungen der Pesterreger geworden sind.

---

1) a. a. O. S. 78.

Die Frage, ob jeder Milztumor beim Pestkranken als auf metastatischem Wege zu Stande gekommen anzusehen ist, wäre am sichersten zu entscheiden durch den bakteriologischen Nachweis von Pestbacillen in der Milz auch in denjenigen Fällen, in welchen ein Uebergang der Pesterreger in das Blut vom Primäraffekt aus irgend nachweislich nicht stattgefunden hat, und welche dementsprechend in Genesung übergehen. Die zu diesem Nachweis erforderlichen Punctionen der Milz bei Pestkranken werden jedoch aus naheliegenden Gründen kaum ausgeführt werden. — Wir bleiben deshalb in der Beantwortung der Frage, ob die bei Pestkranken vorgefundenen Milztumoren stets metastatischer Natur sind, oder häufig etwa eine Fernwirkung des Pesterregers mittelst seiner Gifte darstellen, auf die einfache Ueberlegung und auf die Verwerthung analoger Verhältnisse bei anderen Infectionskrankheiten angewiesen. Der Milztumor z. B. beim Typhus setzt n manchen Fällen ausserordentlich früh — mit Beginn des fieberhaften Stadiums — ein. In diesen frühen Stadien pflegen Typhusbacillen im Milztumor zu fehlen, und wenn später einzelne Typhusbacillenherde in der Milz gefunden werden, so erklärt dies noch nicht den grossen, gleichmässig die ganze Milz betreffenden Schwellungszustand, wie ihn die Typhusmilzen aufzuweisen pflegen. Wir werden somit zu der Anschauung geführt, dass die frühen Milztumoren auch beim Typhus nicht metastatischer, sondern toxischer Natur sind.

Bei der Pest ist ein gleiches Verhältniss anzunehmen. Durch die Versuche von Kossel und Overbeck[1]) ist dargethan, dass bei Ratten, welche mit gifthaltigen Kulturinfiltraten des Pesterregers geimpft sind, der Tod unter gleichen Erscheinungen, wie nach Impfung mit dem lebenden Erreger eintritt, — und dass alsdann unter den pathologisch-anatomischen Veränderungen nicht die Milzschwellung fehlt. Diese Thatsache lässt es bedenklich erscheinen, den von der österreichischen Commission angenommenen Standpunkt, dass die bei Pestkranken vorgefundenen Milztumoren stets metastatischer Natur seien, zu theilen. —

Unter Verwerthung der Mittheilung H. F. Müller's, dass er eine Milzschwellung fast bei jedem Pestkranken palpatorisch oder mindestens perkutorisch schon in frühen Sta-

---

1) vergl. S. 151 dieses Buches.

dien der Krankheit festzustellen vermochte, gelangen wir mit
Bezug auf die genetische und weiterhin auf die prognostische
Deutung der Milztumoren bei der Pest zu den nachstehenden
Schlusssätzen:

1. Die Milztumoren bei der Pest, namentlich
die kleineren Milztumoren in den ersten Krankheitstagen, dürfen zunächst als intoxikatorische Fern-
wirkungen der Pesterreger angesehen werden.

Demnach ist die Schwellung der Milz bei dem Pestkranken an sich kein prognostisch ungünstiges Zeichen, —
namentlich, wenn es sich um verhältnissmässig geringe Milz-
schwellungen handelt.

2. Die Milz pflegt allerdings sehr frühzeitig auf
metastatischem Wege Einwanderungen von Pestbacillen zu erhalten; die bei der Leiche vorgefundenen Milztumoren enthalten in der Regel zahlreiche Pestbacillen; dasselbe ist für die grösseren
Milzen von Pestkranken anzunehmen.

Demnach werden grosse Milztumoren bei Pestkranken
als ein prognostisch ungünstiges Zeichen anzusehen sein; sie
machen die bereits eingetretene Verschleppung von Pestbacillen durch die Blutbahn wahrscheinlich.

c) Andere örtliche intoxikatorische Erscheinungen.

Bitter[1]) rechnete zu den intoxikatorischen Krankheitserscheinungen auch die multiplen Lymphdrüsenschwellungen bei der Pestsepticämie, weil ihm der Nachweis
von Pestbacillen in den secundären Bubonen wiederholt misslang.   Bitter theilte daraufhin die Pestbubonen in 2 Formen,
„forme bubonique simple“ und „forme septicémique“; die er-
stere entspricht dem primären Bubo, die zweite Form der
Pestsepticämie mit den secundären Localisationen des Pesterregers (vergl. Abschnitt Bubonenpest).

Bitter hielt die „forme bubonique“ in der Regel für
heilbar, wenn nicht etwa eine Secundärinfection, ein Uebergang in die septische Form stattfand; die septische Form
endet seiner Ansicht nach immer mit dem Tode; ausser
diesen beiden Formen der Pest unterscheidet Bitter nur

---

1) H. Bitter, Report of the commission sent by the Egyptian
Government to Bombay to study plague. Cairo national printing office.
1897.

noch eine dritte Form der Pest: die Lungenpest. Bitter's Anschauungen haben sich als unhaltbar herausgestellt und sind namentlich auch von H. F Müller angefochten. Der in der Regel positive Bacillenbefund in den secundären Bubonen (vergl. die Ausführungen im Abschnitt über „Bubonenpest" S. 125), die Möglichkeit der Heilung auch der secundären Bubonen, der tödtliche Verlauf auch primärer Bubonen, der Uebergang der pathologisch-anatomischen Veränderungen am secundären Bubo in diejenigen des primären Bubo, im weiteren Verlauf, — diese Momente sind ausreichend, um die multiplen Bubonen der Pestsepticämie ebenso wie die secundären Bubonen überhaupt als echte Pestmetastasen aus den im vorliegenden Abschnitt zu besprechenden örtlichen, rein intoxicatorischen Wirkungen auszunehmen.

Dahingegen lassen sich den örtlichen intoxicatorischen Erscheinungen anreihen die bei vielen Pestkranken anzutreffende Entzündung der Augenbindehäute, die sich nicht nur auf ·die in der Lidspalte frei zu Tage tretenden Theile der Bindehaut (gewöhnlicher Katarrh der Eingeborenen), sondern auch auf die von den Lidern bedeckten Theile der Conjunctiva erstrecken, und zwar sowohl auf die Conjunctiva bulbi, wie auf die Conjunctiva palpebrarum. Die entzündlichen Erscheinungen wechseln in ihrem Grade von der einfachen Injection[1]) bis zur intensiveren Röthung; dazu können kleine Blutungen (s. die Ausführungen über „Hämorrhagien") hinzukommen. H. F Müller führt Krankheitsfälle an, in welchen die Conjunctivitis auf beiden Seiten verschieden war; meist bildet die Conjunctivitis ein Anfangssymptom der Krankheit, bei manchen Fällen tritt sie erst im weiteren Verlaufe auf. Ein Gedunsensein der Lider beobachtete H. F Müller nur einmal; die Kranken klagten nur wenig über Lichtscheu, was wahrscheinlich mit den intoxicatorischen Allgemeinwirkungen im Zusammenhang steht; in seltenen Fällen kam es zu Entzündungen der Hornhaut, der Iris und Linse — Keratitis, Irido-Cyclitis und Hypopyon —; Atropin wurde als Vorbeugungsmittel gebraucht. —

Den örtlichen rein intoxicatorischen Wirkungen sind gegenüber zu stellen eine Reihe von Krankheitserscheinungen bei der Pest, die an keine bestimmten örtlichen pathologisch-

---

1) a. a. O. Theil II A. Klinische Untersuchungen. S. 158 ff.

anatomischen Gewebeveränderungen gebunden als Wirkungen der in den Organsäften kreisenden toxischen Producte der an irgend einer Stelle localisirten Pesterreger aufzufassen sind und im Wesentlichen die klinischen Allgemeinerscheinungen der Pest ausmachen. Im Rahmen des laufenden Abschnittes sind die in Rede stehenden intoxicatorischen Erscheinungen bei der Pest zu bezeichnen als:

2. Intoxikatorische Allgemeinerscheinungen.

Hierher gehören in erster Linie die Störung der allgemeinen Hirnthätigkeit — die Erscheinungen seitens des Sensoriums; ferner die Störungen im Allgemeingefühl, im Gebiete gewisser Centren und Nervenbahnen (Herzthätigkeit, Gefässinnervation, Nervenlähmungen — und die Störung in der Temperatur-Regulirung (Schüttelfrost, Fieber).

Die intoxikatorischen Allgemeinerscheinungen setzen bei der Pest nicht selten so früh ein, dass sie die ersten Anzeichen der Krankheit bilden; sie sind früher da, als die örtlichen Ansiedelungen des Pesterregers zur Wahrnehmung gelangen, — ein Beweis mehr, dass die aus den Bacillenleibern in die Gewebssäfte abgeschiedenen Giftstoffe es sind, welche das Krankheitsbild der Pest beherrschen. Das in der Regel fast plötzliche Einsetzen dieser ersten Allgemeinerscheinungen — oft anscheinend inmitten vollkommener Gesundheit, — nachdem die örtlichen Veränderungen an der primären Ansiedelungsstätte bereits einen gewissen Entwickelungsgrad erreicht haben, spricht ebenfalls für die Auffassung dieser ersten Allgemeinerscheinung als intoxikatorische; ob es sich hier um ein plötzliches Freiwerden grösserer Mengen von Pestgift oder um ein allmähliches Ansteigen der ins Blut übergehenden Giftmengen bis zur Wirkungsschwelle handelt, ist nebensächlich. Manches spricht dafür, dass die von den Bacillenleibern an den örtlichen Ansiedelungsstätten abgesonderten Pestgifte in die kreisenden Körpersäfte in grösseren Schüben übergehen; wenigstens lassen sich die wiederholt beobachteten plötzlichen Todesfälle, wenige Stunden nachdem die Kranken bei anscheinend verhältnissmässig gutem Wohlbefinden im Krankenhaus zu Fuss angelangt waren, auf diese Weise erklären.

Vorboten werden bei der Pest nur selten beobachtet, wie schon Griesinger angegeben hat (1857).

Yamagiwa[1]), welcher gelegentlich der Epidemie auf Formosa zahlreiche Pestkranke beobachtet hatte, rechnete zu Vorboten der Pest ein meist 2 Tage dauerndes Unwohlsein, Mattigkeit der Glieder, Appetitlosigkeit, Kopfschmerz, Schwere im Kopfe, Uebelkeit, Schwindel, seltener Gliederschmerzen. Auch Bitter[2]), Yersin[3]), Aoyama[4]) haben bei mehreren Kranken Vorläufererscheinungen beobachtet. Es scheint sich in allen diesen Fällen im Wesentlichen um leichtere Initialerscheinungen zu handeln, die einer allmählichen Anreicherung (also nicht schubweise) der Gifte in den kreisenden Säften entsprechen würden.

Nach den Berichten anderer Beobachter, namentlich auch nach denen der deutschen und österreichischen Commission, setzen die allgemeinen (intoxikatorischen) Krankheitserscheinungen der Pest in der Regel plötzlich ein. Die allgemeinen Krankheitserscheinungen stehen meist auch im weiteren Verlauf im Vordergrund des Krankheitsbildes, dem sie in Verbindung mit den sich mehr und mehr herausbildenden örtlichen Krankheitserscheinungen ein besonderes Gepräge verleihen. Im Bericht der deutschen Commission[5]) werden die in Rede stehenden Krankheitserscheinungen kurz in folgenden Sätzen geschildert:

„Die Pestkrankheit ist ein plötzlich beginnendes fieberhaftes Leiden, welches rasch zu grosser, oft äusserster Schwäche führt, den Kranken in rauschartige Umnebelung der Sinne und tiefe Theilnahmslosigkeit versetzt und unter auffallender Lähmung des Arteriensystems selbst bei sehr geringfügigen Lokalerscheinungen in der Mehrzahl der Erkrankungsfälle einen raschen Tod herbeiführt, der fast ausnahmslos am dritten oder vierten oder fünften Tage und oft unvermuthet eintritt. Dieser allgemeine eminent bösartige Krankheitscharakter erhält in den

---

1) K. Yamagiwa, Ueber die Bubonenpest. Virchow's Archiv. 149. Suppl.-H. 1897. S. 52.

2) H. Bitter, a. a. O. S. 37.

3) A. Yersin, La peste bubonique à Hongkong. Annales de l'Insitut Pasteur. T. VIII. 1894. S. 662.

4) T. Aoyama, Mittheilungen über die Pestepidemie in Hongkong 1894. a. a. O. 1895.

5) a. a. O. S. 75.

meisten Fällen bestimmtere Züge durch gewisse lokale Organveränderungen, welche oft kurz vor dem Ausbruch des All-
gemeinleidens, meistens aber erst mit ihm zugleich oder später
sich geltend machen."

Im Sinne unserer obigen Ausführungen herrschen also
im klinischen Krankheitsbilde der Pest zu Beginn der
Krankheit und in ihrem weiteren Verlauf bis zum Ausgang in der Regel die allgemeinen intoxikatorischen
Wirkungen (Aeusserungen der von den Pesterregern in die
kreisenden Körpersäfte abgegebenen Gifte) vor. An diesem
Satz ändert nichts die Thatsache, dass die Pest sich in
manchen Fällen zuerst durch einen intensiven Schmerz am
Sitze des Pestbubo einleitet: es giebt eben auch Pestfälle, in
denen der Uebergang der Pestgifte in die kreisenden Säfte
länger auf sich warten lässt, und vor dem Einsetzen der
allgemeinen Krankheitserscheinungen sich die örtlichen bis
zu höheren Graden ausbilden.

Das

a) Sensorium

der Pestkranken zeigt alle Uebergänge von Benommenheit
leichtesten, kaum erkennbaren Grades bis zur schwersten
Bewusstlosigkeit. In diesen Zuständen findet sich häufig
ein ausgesprochener Wandertrieb: eine immer wieder
sich äussernde Neigung, das Bett zu verlassen und umher-
zuwandeln, — und dies zwar bei anscheinend völlig benommenen Kranken. F. H. Müller berichtet aus seinen
Beobachtungen in Bombay, dass ein grosser Theil der Kranken
von der Bethätigung des Wandertriebs nur durch Anbinden
an das Bett zurückzuhalten war; mancher stark fiebernde
Kranke lief im höchsten Fieber plötzlich nach dem Ausgang des Krankenzimmers oder kletterte mit grosser Ge-
schwindigkeit am Sparrenwerk desselben empor. Weir[1]
berichtet über Pestkranke, die stundenlange Wege zurück-
legten und am Endziel angelangt gestorben sind. Wer eine
grössere Zahl von Typhuskranken gesehen hat, kann sich auch
von dem Wandertrieb der Pestkranken eine Vorstellung machen;
sind es doch meist gerade die in hohem Grade benommenen
Typhuskranken, die eine kurze Abwesenheit des Wärters be-

---

1) T. S. Weir u. P. C. H. Snow's Report on the outbreak of
bubonic plague in Bombay 1896—1897.

nutzen, um aus dem Krankenzimmer zu laufen und aus dem
ersten besten Fenster herauszuspringen. —

Die Benommenheit des Sensoriums zeigt Uebergänge
in delirienartige Zustände, vom stillen Delirium, das sich
nur durch einen heiteren Gesichtsausdruck verräth, vom fortwährend Schwatzen und Gestikuliren bis zum wüthen-
den Schreien und Toben; die schwer delirirenden Kranken
scheinen unter dem Einfluss von Hallucinationen zu stehen.
F. H. Müller führt 13 Krankengeschichten an, in denen die
Kranken in ihrem Benehmen auffallend an dasjenige der an
tuberkulöser Basilarmeningitis Erkrankten erinnerten; unter
diesen Kranken befinden sich auch solche, bei denen nach dem
Ergebniss der späteren Section die Meningen völlig frei waren.

Dieselben unmittelbaren Ursachen, welche die Störungen
des Sensoriums bei den Pestkranken herbeiführen, bedingen
auch das Auftreten eigenartiger Störungen der Sprache,
welche alle Uebergänge „von der müden, schwerfälligen mo-
notonen Sprache bis zum unverständlichen anarthrischen
Lallen" (H. F. Müller) bietet. Häufig klingt die Sprache
der Pestkranken wie das Lallen eines Betrunkenen,
dem die Zunge schwer geworden ist.

An das Bild des Betrunkenen erinnern viele Pestkranken
noch durch eine andere charakteristische Erscheinung, nämlich
durch einen eigenartigen taumelnden Gang, der als Ausdruck eines bestehenden mehr oder minder hochgradigen
Schwindelgefühls anzusehen ist; das Taumeln setzt nicht
selten plötzlich ein und kann so stark werden, dass der
Kranke von einer Seite zur anderen schwankt, bis er den
Boden unter seinen Füssen verliert und hinstürzt. Ohnmachts-
anfälle unmittelbar nach dem Verlassen des Bettes in Folge
plötzlichen Ueberganges aus dem Liegen in eine aufrechte
Haltung werden von dem „Taumeln" des Pestkranken oft
schwer zu unterscheiden sein. Der taumelnde Gang, das bis
zum schweren Rausch sich steigernde Schwindelgefühl, die
lallende Sprache, die Störungen des Sensoriums in ihren
manigfachen Färbungen sind als unter einander in engster
Beziehung stehende allgemeine intoxikatorische Erscheinungen
seitens des Gehirns aufzufassen.

Zu diesen letzteren ist auch das bei Pestkranken namentlich im Beginn der Krankheit nicht selten beobachtete bis
zum Erbrechen gesteigerte Ekelgefühl, sowie auch der
von vielen Kranken empfundene starke Kopfschmerz zu

rechnen; beide können freilich auch Ausdruck einer mehr
oder minder hochgradigen Hirnhyperämie sein. — Der Kopfschmerz der Pestkranken hat in der Regel seinen Sitz in
der Stirn und kann nicht nur im Beginn der Krankheit auftreten, sondern während des ganzen Ablaufs derselben fort-
bestehen. Er kann natürlich nur von den weniger benommenen Kranken empfunden und geäussert werden. Nach
Bitter ist der Stirnkopfschmerz ein ständiges Begleitsymptom
der Pest. F H. Müller hat dies nicht bestätigt gefunden.
Auch die deutsche Commission rechnet den Kopfschmerz nicht
zu den ständigen Symptomen der Pesterkrankung.

Der Zustand des Sensoriums in Verbindung mit den
etwa bestehenden Schmerzen, namentlich auch mit den
empfundenen Kopfschmerzen ist bestimmend für den Gesichtsausdruck des Pestkranken. Griesinger beschrieb
einen staunenden, verwirrten Blick bei gläsernem, stierem Auge
als charakteristisch für die Pest; Bitter hielt mehr einen
ängstlichen Gesichtsausdruck für das Charakteristische. Nach
dem Berichte der österreichischen Commission (F. H. Müller)
ist ein ängstlicher Gesichtsausdruck verhältnissmässig selten
und in der Regel nur da, wo er durchaus begreiflich erscheint,
nämlich in Folge schwerer Athemnoth bei freiem Sensorium,
in Folge schreckhafter Delirien; bei Kranken mit stürmischen
Delirien sah Müller oft einen heiter verwirrten Gesichtsausdruck, nur vorübergehend „unter dem Einfluss der gewalt-
samen Beschränkungsmaassnahmen" einen angstvoll drohenden.
Als einigermaassen typisch spricht Müller den schlaffen,
leidenden Gesichtsausdruck bei Kranken mit starken Kopfschmerzen oder hochgradigem Schwindelgefühl, aber freiem
oder doch nur wenig gestörtem Sensorium an; Gesichtsausdruck und Gebahren waren etwa so wie bei Kranken mit
Hirngeschwülsten. Bei den Kranken mit schweren Bewusst-
seinsstörungen zeigte der Gesichtsausdruck häufig etwas
„maskenartig" Unbewegliches. Die deutsche Commission
betont in schweren Fällen Gedunsensein, Ausdruckslosigkeit
und Schlaffheit des Gesichts und den ins Leere gerichteten
Blick bei weitgeöffnetem, stark geröthetem Auge, — wie bei
einem schwer Berauschten. Griesinger spricht auch von
erweiterten Pupillen, die dem Blick natürlich noch mehr den
Ausdruck des Starren und Leeren geben würden. F H. Müller
sah diese Erscheinung, obwohl er derselben besondere Aufmerksamkeit zuwandte, nicht.

Alles in Allem ist Gesichtsausdruck und allgemeines Verhalten des Pestkranken mannigfaltig, oft wechselnd und in erster Linie abhängig von dem Verhalten des Sensoriums, dessen Störungen mannigfache Färbungen zeigen.

Wohl zu unterscheiden sind diese allgemeinen toxischen Erscheinungen seitens des Gehirns von denjenigen Erscheinungen, welche Aeusserungen einer (secundären) Lokalisation des Pesterregers im Gehirn und seinen Anhängen sind, nämlich in erster Linie von der Pestmeningitis und Pestencephalitis[1]). Dahingegen sind ebenfalls als toxische Wirkungen aufzufassen die im Gebiete der motorischen Nervenbahnen bisweilen beobachteten Reizerscheinungen — motorische und tonische Krämpfe u. s. w.[2]). Kitasato[3]) und seine Mitarbeiter berichten über beobachtete starke Krampfanfälle mit Bewusstseinsstörung namentlich bei jugendlichen Kranken, die dann ein der Meningitis ähnliches Bild bieten.

Die im Gebiete einzelner peripherer Nerven beobachteten Functionsstörungen sind in der Regel Ausdruck mechanischer Schädigungen der Nerven von Seiten anliegender Bubonen (Armlähmung bei Axillarbubo, Facialis-Lähmung beim Maxillar-Bubo) oder auf unmittelbares Uebergreifen benachbarter Lokalisationen zurückzuführen. Hineinwuchern des Pesterregers in den Nervenstamm gehört demnach ebenfalls nicht hierher. —

Als echte intoxikatorische Erscheinungen bei der Pest sind weiterhin die

b) funktionellen Störungen am Gefässapparate

aufzufassen, welche, von Sticker[4]) eingehend beschrieben und durch eine Anzahl Pulskurven veranschaulicht, auf eine Lähmung der Gefässmuskulatur, namentlich des arteriellen und kapillaren Systems, zurückzuführen sind. Ob diese Lähmung mehr centralen Ursprungs (sympathische

1) Bericht der österreichischen Commission. a. a. O. Theil II A. S. 199.

2) Ebenda. S. 198.

3) Kitasato etc., Bericht über die Pestepidemie in Kobe u. Osaka. S. 42.

4) Bericht der deutschen Commission. a. a. O. S. 250.

Nervencentren) ist oder durch unmittelbare Einwirkung der im Blute kreisenden intoxikatorischen Producte des Pesterregers auf die Endigungen der vasomotorischen Nerven zu Stande kommt, bleibt eine offene, übrigens unwesentliche Frage.

Nach Sticker's Beobachtungen wird der Puls mit Ausbruch der Krankheit sehr frequent und stark entspannt. Die Frequenz erreicht die Höhe von 120 und steigt bis auf 160 und mehr Pulse; auch in der Reconvalescenz blieb die Pulshäufigkeit noch längere Zeit beschleunigt. Die Pulsbeschleunigung ist der Ausdruck einer Lähmung des hemmenden Vaguseinflusses, welche noch bis in die Reconvalescenz hinein sich geltend machen kann. Der Puls ist selten dikrot, häufig überdikrot, meist monodikrot, im Anfang erscheint er oft gross und hüpfend, früher oder später, namentlich gegen das tödtliche Ende hin, wird er niedriger und äusserst flach, „so dass vom noch gefüllten Arterienrohr aus kleine kurze Wellenerhebungen fühlbar sind und der Sphygmograph fast eine gerade Linie zieht, auf welcher die Pulswellen durch kleine Spitzen markirt sind." Die Flachheit des Pulses ist oft sehr lange in die Reconvalescenz hinein zu beobachten.

Die geschilderten Erscheinungen sind in gewissem Grade unabhängig von dem Kräftezustand des Herzens. Sticker sah die gleichen Erscheinungen am Pulse der peripheren Arterien (Radialis), während das Herz kräftig ohne jede Ungleichmässigkeit arbeitete, der Herzstoss sogar verstärkt und an der Carotis ein deutliches Heben und Senken sichtbar war; die Extremitäten erschienen dabei kalt und der Radialpuls flach und fast erloschen; bei erhobenen Armen verschwand der Radialpuls oft fast ganz, während er bei herabhängenden oder horizontal liegenden Armen noch fühlbar war. Das Herz pumpt demnach in Gefässe hinein, welche das Blut nicht mehr unter Druck halten, die Pulswelle nicht mehr activ fortleiten; an dem monokroten Pulse fehlen alle Elasticitätsschwankungen der Rückstosswelle; es ist, „als ob ein normal kräftiges Herz in ein zu weites Strombett hinein arbeitet, einer Pumpe ähnlich, welche ihren Wasserstrahl nicht in ein geschlossenes Röhrensystem treibt, sondern in die offene Luft fallen lässt." Sticker vergleicht diese Veränderungen der Statik und Dynamik des Blutkreislaufs — unter Hervorhebung, dass denselben keine Herzschwäche, keine Entartung der Herzganglien oder der Herzmusculatur

u. s. w. zu Grunde liegen, — mit den Erscheinungen des
normalen Blutkreislaufs beim Embryo, mit der Embryocardie.

H. F Müller's[1]) Beobachtungen über die Beschaffenheit
des Pulses stimmen nicht mit denen Sticker's überein. M.
stellt die Herzarbeit als maassgebend für die Pulsbeschaffen-
heit hin und erklärt die Gifte des Pesterregers in Uebereinstimmung hiermit als specifische Herzgifte; er will im Gegensatz zu Sticker enge, selbst fadendünne Arterien mit
niedriger Pulswelle gefühlt haben, sobald sich Herzschwäche bemerkbar machte. Immerhin giebt Müller[2])
zu, „dass bei weichen Arterien von geringster Spannung und
niedrigsten kaum abgesetzten Pulswellen, wie sie im terminalen Stadium oft angetroffen werden, die Beurtheilung der
Weite (des Arterienrohres) eine schwierige und damit eine
Täuschung seinerseits möglich ist." Auch Russel sprach
von engen Arterien. Müller will hingegen sehr häufig einen
paradoxen Puls beobachtet haben, namentlich bei Pestkranken mit primärem Halsbubo, wenn nämlich die Athem-
wege durch Druck des periglandulären Oedems auf die
Trachea verlegt waren. Die oft hochgradige Athemstörung
einerseits, die Herzschwäche und ungenügende Füllung der
Arterien andrerseits werden als die Grundbedingungen des
Zustandekommens des paradoxen Pulses (C. Gerhardt) angesehen.

Suchen wir nach einer Entscheidung in diesen beiden
abweichenden Anschauungen, so fällt die Wage entschieden
zu Gunsten der Sticker'schen. Es kommt im Wesentlichen
auf Deutungsverschiedenheiten in den Spannungszuständen
des Arterienrohres hinaus. Da Müller die niedrige Pulswelle als Zeichen von Herzschwäche ansah, Sticker hingegen ganz bestimmt aus anderen Erscheinungen am Herzen
selbst auf eine ungeschwächte Herzthätigkeit bei der gleichen
geringen Wellenerhebung des Pulses schliessen konnte, so
sind Sticker's Beobachtungen vielseitiger und überzeugender.
Andererseits ist die Schwierigkeit der Beobachtung gerade
der in Rede stehenden Verhältnisse des Pulses u. s. w. nicht
zu verkennen, da eine toxische Schwächung der Herz-

1) H. F. Müller u. R. Poech, a. a. O. S. 229.
2) Ebenda. S. 236.

thätigkeit bei den Pestkranken sich in den rasch verlaufenden Fällen frühzeitig zu entwickeln pflegt, und somit das
Stadium, in welchem die Lähmung der Vasomotoren die
eigenartige Beschaffenheit des Pulses (Embryocardie) bedingt,
sehr rasch in ein solches übergehen kann, in dem auch
deutliche Zeichen von Herzschwäche bestehen; alsdann darf
die Herzschwäche als solche in erster Linie für diese
eigenartige Beschaffenheit des Pulses verantwortlich gemacht
werden.

Die Schwächung der Herzthätigkeit beim Pestkranken ist ebenfalls eine toxische Erscheinung, sie
ist ihrem Grade nach ausschlaggebend für den Krankheitsverlauf. Bei ungeschwächter Herzthätigkeit werden
auch Erkrankungen unter im Uebrigen sehr bedrohlichen
Erscheinungen, namentlich auch pestsepticämische Erkrankungen überstanden. Ein günstiger Ausgang derartiger
schwerer, durch allgemeine Verbreitung der Pesterreger im
Körper gekennzeichneter Pestfälle ist jedoch eine Ausnahme,
weil die Menge der in die kreisenden Säfte übergehenden
Pestgifte (Toxine) in gradem Verhältnisse zu der Lebhaftigkeit der Bacillenwucherung im Körper zu stehen pflegt. —

Der Ausbruch der Pest als Krankheit wird in der Regel
vom Schüttelfrost mit Ansteigen der

c) Temperatur

eingeleitet. Während des Krankheitsverlaufs besteht Fieber.
Das Material an sorgfältigen Temperaturmessungen ist seit
der Ausbreitung der Pest an der ostasiatischen Küste 1894
und in Indien sehr reichhaltig geworden; die Berichte der
nach Bombay gesandten österreichischen, englischen und
egyptischen Commissionen behandeln sämmtlich eingehend die
bei der Pest beobachteten Temperaturverhältnisse.

Dem stürmischen Ausbruch der Krankheit entsprechend
steigt die Temperaturcurve im Anfang gleich steil oder doch
nur in wenigen kurzen Staffeln bis zu Temperaturen über
40°; Müller hat in einem Falle, der am dritten Tage tödtlich endete, gleich am ersten Tage eine Temperatur von
41,8° C. beobachtet. Im weiteren Verlauf zeigten die Fiebercurven fast sämmtlich Neigung zu mehr oder minder starken
Remissionen, die meist in den Morgenstunden, manchmal
auch früher oder später auftreten und 1—2 Grad, ja noch

mehr, betragen können. Die Remissionen pflegen in den
ersten drei Krankheitstagen kleiner zu sein und können so
gering werden, dass die Fiebercurve das Gepräge der Continua
erhält. Am Ende des dritten Krankheitstages, zu welcher
Zeit nach Sticker die Krankheit das „normale" Ende erreicht, treten tiefere Remissionen und im Anschluss daran
meist ein lytischer, bisweilen auch ein kritischer Abfall unter
Schweissausbruch ein. Im Abfallstadium zeigt die Fiebercurve grössere Aehnlichkeit mit der Typhuscurve des Defer-
vescenzstadiums. Sticker[1]) hält an einem Typus des
Krankheitsverlaufs von bestimmter Zeitdauer fest, indem er
als das allgemeinste Krankheitsbild ein plötzliches fieberhaftes
Allgemeinleiden von dreitägiger Dauer (mit höchster Ent-
kräftung und besonderem Ergriffensein des Kreislaufsapparates)
hinstellt und jede Verlängerung des Leidens als einmal oder
mehrmals wiederkehrenden Relaps von dreitägiger Dauer
oder als nicht mehr der eigentlichen Pestkrankheit, sondern
ihren Complicationen und Nachkrankheiten angehörend ansieht.

Ein dreitägiger Typus tritt jedoch in den beigebrachten
Fiebercurven der verschiedenen Commissionen nicht deutlich
hervor und wird von anderen Berichterstattern, z. B. auch
von H. F. Müller, nicht angenommen.

In den länger dauernden Fällen können stärkere Remissionen im weiteren Verlauf der Krankheit der Curve eine
Aehnlichkeit mit Streptokokkencurven geben, nur sind die
Remissionen weniger gleichmässig, die Neuanstiege der Fiebercurve in den Exacerbationen weniger steil, auch fehlen die
begleitenden Schüttelfröste; die Fiebercurven der Pestsepticämischen gehören hierher. Das volle Gepräge der Strepto-
kokkencurve kommt natürlich in den Fällen deutlicher zum
Vorschein, in denen echte eitrige Einschmelzungen an den
Localisationsstätten der Pesterreger in Folge secundärer Infection mit Eiterkokken stattfinden, und so die Bedingungen
für Eiterresorption gegeben sind.

Der Tod kann an jeder Stelle der Fiebercurve,
im Anstieg, auf dem Curvenberg, im Abfall oder auf
der Tiefe des Curventhals der Remission eintreten:
Temperaturabfall bei gleichzeitiger Zunahme der Pulsfrequenz
zeigt den nahenden Collaps an; aber auch bei gleichzeitigem
Sinken von Pulshäufigkeit und Temperatur kann der Tod ein-

1) Bericht der deutschen Commission. a. a. O. S. 248.

treten und ebenso bei gleichzeitigem Ansteigen beider; die Temperatur kann vor dem Tode eine besondere Höhe (Hyperpyrexie), aber auch einen subnormalen Abfall erreichen. Subnormale Temperaturen sind an sich bei Pestkranken nicht als prognostisch ungünstiges Zeichen zu deuten. Interessant ist in dieser Hinsicht ein von H. F Müller[1][2] eingehend beobachteter Fall (Sewpall Bhoy) mit primärem, sehr rasch an Grösse zunehmendem Pestbubo der rechten Leiste und mit Schwellung der Iliacaldrüsen, stuperösem Zustand, fast fieberlosem Verlauf mit täglichen Remissionen auf 34,8°, 35,2°, 35,4°, 35° u. s. w.; der Fall ging in Genesung aus.

Von mehreren Seiten wird auch über fieberlose Fälle von Pest berichtet, die in eine Parallele mit den Fällen von Typhus ambulatorius gestellt werden können und auch als pestis ambulatoria benannt sind. Schon Griesinger[3] berichtet über ambulatorische fieberlose Fälle von ziemlich schleppendem Verlaufe mit Appetitlosigkeit, Zungenbelag, zeitweisem Schwindel, Entwickelung eines kleinen Bubo oder auch blosser Schmerzhaftigkeit in der Inguinalgegend oder der Achselhöhle ohne erkennbare Geschwulst, wobei indessen auch ganz plötzlich und unvermuthet ein tödtlicher Ausgang erfolgen kann. Aehnliches berichten Liebermeister[4], Montagu Lubbock[5] u. A. Die österreichische und deutsche Bombay-Commission haben derartige Fälle nicht beobachtet.

Die positiven Beobachtungen sind hier als ausschlaggebend anzusehen, zumal da im Typhus eine Parallele gegeben ist, und nach dem ganzen Bilde der Pest, nach den Verschiedenheiten der Intensität der Krankheitsentwickelung von den schwersten bis zu den leichtesten Fällen es an sich wohl denkbar ist, dass die Erscheinungen der allgemeinen toxischen Wirkungen, zu denen auch das Fieber gehört, völlig zurücktreten, weil nämlich der Uebergang der toxischen Ab-

---

1) Unter den zahlreichen Curventafeln H. F. Müller's im Bericht der österreich. Commission (Theil II A) findet sich eine Curve mit einem Temperaturabfalle bis zu 32,8° C. (Taf. XXXIV).

2) Ebenda. S. 120 und Tafel XXXII.

3) W. Griesinger, a. a. O. S. 231 (s. a. Bericht der österreich. Commission. Theil II A. S. 173).

4) C. Liebermeiser, Pest. Ziemssen's Handbuch. II. Bd. S. 466.

5) Mont. Lubbock, Chapt. Plague in Andrew Davidson's Hygiene and Diseases of warm climate. Edinb. 1893. p. 340, 343.

scheidungsproducte der Pesterreger von den primären Ansiedelungsstätten aus in die kreisenden Körpersäfte quantitativ
auf ein unterhalb der Wirkungsschwelle gelegenes Maass
heruntergeht und weil vielleicht auch die Reaction des
Körpers im Ganzen eine herabgesetzte ist.

Wenn bei Pestkranken subnormale Temperaturen von
längerer Andauer beobachtet worden sind, so kann es auch
Pestkranke mit normalen Temperaturen geben.

Dass derartige mit pestis ambulatoria behaftete Kranke
der Beobachtung des Arztes meist entgehen werden, ist begreiflich. Bei der Pestbekämpfung wird auf derartige
fieberlose oder ambulatorische Fälle um so mehr ein
offenes Auge zu richten sein, weil sie ihre Umgebung
in Ansteckungsgefahr wie jeder andere Pestkranke
bringen, ja durch die Freiheit ihrer Bewegung von
Mann zu Mann, von Haus zu Haus u. s. w. eine weit
grössere Zahl von Menschen gefährden können, wie
der bettlägerig gewordene Pestkranke.

III. Die specifischen reactiven Blut-veränderungen bei der Pest.

A. Immunisirende Stoffe.
(Künstliche Immunisirung.)

Aus den Versuchen, die die bakteriologische Forschung zur Gewinnung schutz- und heilwirkender Stoffe gegen die verschiedenen Infectionskrankheiten in den letzten Jahrzehnten angestellt hat, ist zu folgern, dass bei Thieren, welche mit den lebenden oder unter bestimmten Verhältnissen abgetödteten Kulturen oder endlich mit den gesondert dargestellten Giften der specifischen Krankheitserreger behandelt werden, im Blute sich eigenartige Stoffe bilden, die entweder auf die betreffenden Krankheitskeime unmittelbar zerstörend wirken (bakteri-cide Stoffe) oder aber nur die von diesen gebildeten Gifte unschädlich machen oder neutralisiren (Antitoxine). Diese baktericiden und antitoxischen Stoffe sind insofern, als sie lediglich auf diejenige Art von Krankheitserregern oder deren Giften eingestellt sind, welchen sie ihre Entstehung verdanken, specifischer Natur. Die verschiedenen Infectionskrankheiten verhalten sich in der Bildung dieser specifischen Gegenstoffe ungleich, indem bei den einen fast nur baktericide Stoffe, bei den anderen ausschliesslich antitoxische Stoffe, und bei noch anderen beide Arten von Stoffen neben einander entstehen.

Yersin, Calmette und Borrel[1]) waren die ersten, welche nachwiesen, dass Kaninchen durch 3—4 von fünf zu fünf Tagen vorgenommene intravenöse oder intraperitoneale Einverleibungen von (bei 58° 1 Stunde) abgetödteten Kulturen

---

1) Annales de l'Institut Pasteur. 1895. p. 590.

des Pesterregers gegen die Einspritzung virulenter Kulturen geschützt waren (active Immunität), und dass 3 ccm des Serums
eines derartig vorbehandelten Kaninchens ein anderes (junges)
Kaninchen gegen eine subcutane Einspritzung virulenter
lebender Pestbacillen schützte. Die gleiche Menge des Serums
dieses vorbehandelten Thieres einem anderen 12 Stunden
vorher mit virulenten Pestbacillen inficirten Thiere eingespritzt
verhinderte die Vermehrung der Pestbacillen in letzterem und
führte Ausgang der Infection in Heilung herbei (passive
Immunität).

Was nun die Art dieser Gegenstoffe, welche sich
nach Einverleibung lebender oder (bei nicht zu hohen Temperaturen) abgetödteter Kulturen des Pesterregers bilden, anbetrifft, so wurden dieselben von der deutschen Commission
im Wesentlichen als specifisch bactericide Körper angesehen,
die sich etwa gleich den von R. Pfeiffer bei Cholera und
Typhus nachgewiesenen Schutzstoffen verhalten. Diese Auffassung bezog sich also in gleicher Weise auf die Gegenstoffe,
welche sich in den ursprünglich mit lebenden, späterhin mit
abgetödteten Kulturen (aus Pferden) gewonnenen Seris von
Yersin und Roux (Paris und Matrang) befanden, — wie
auch natürlich auf die Gegenstoffe, welche nach Einspritzung
des Haffkine'schen Impfstoffes (durch einstündiges Erhitzen
bei 70°C. abgetödteter 1 Monat alter Bouillonkulturen), des
Pfeiffer'schen Impfstoffes (durch einstündiges Erhitzen bei
65° abgetödteter 2 tägiger Agarkulturen) sich im Körper des
zu immunisirenden Menschen (oder Thieres) bildeten; ebenso
musste diese Anschauung auch für den Lustig'schen Impfstoff Geltung haben, der durch chemische (Kalilauge) Extraktion
(Näheres siehe im Abschnitt „Giftbildung") der Bacillenleiber
gewonnen ist.

Roux hingegen sah die in den Pestseris enthaltenen
Gegenstoffe immer als antitoxische an; er fand, dass die durch
intravenöse Einspritzung lebender Kulturen gewonnenen Sera
einen höheren Gehalt an antitoxischen Stoffen hatten, als die
durch Verwendung abgetödteter Kulturen gewonnenen Sera.

Der Nachweis, dass es unter den in Rede stehenden
Gegenstoffen auch solche rein antitoxischer Natur giebt, war
erst zu liefern, nachdem es Markl, Albrecht und Ghon,
Kossel und Overbeck gelungen war, durch rein mechanische
Behandlung von Pestkulturen aus diesen Gifte rein toxischer
Natur getrennt von den Bacillenleibern zu erhalten (s. Ab-

schnitt über Giftbildung S. 56). Die toxische Natur dieser Gifte
war dadurch bewiesen, dass ihre Einverleibung diejenigen
krankhaften Veränderungen im Thierkörper hervorrief, die in
dem Abschnitt über das Verhalten des Thierkörpers gegenüber dem Pesterreger als specifische Giftwirkungen aufgefasst
worden und nach Albrecht und Ghon vornehmlich hämorrha-
gisch-nekrotisirender Natur sind.

Der Nachweis, dass in den Pestseris u. s. w. neben
den bactericiden Stoffen ein rein antitoxisches Princip enthalten sein muss, ist von Markl dadurch erbracht, dass
mittelst der in den Bakterienfiltraten enthaltenen (toxischen)
Stoffe zwar eine active Immunität gegen Einverleibung mehrfach tödtlicher Dosen derselben giftigen Stoffe und auch gegen
abgetödtete Pestbacillen, nicht aber gegen lebende Kulturen
des Pesterregers zu erreichen war. Mit anderen Worten
heisst dies:

Der Pesterreger bildet Giftstoffe rein toxischer
Natur, welche für sich in Kulturfiltraten zu erhalten
sind und, dem Thierkörper einverleibt, die Bildung
wahrscheinlich nur von antitoxischen Stoffen, nicht
aber auch von bactericiden Stoffen auslösen.

Mit diesen Versuchsergebnissen Markl's hat die Hoffnung,
mit bacillenfreien Kulturfiltraten eine praktisch verwerthbare
active Immunisirung erreichen, oder auch Schutz-Heilsera
herstellen zu können, zunächst einen Schlag erlitten. Bei
der Fähigkeit des Pesterregers, sich im Thierkörper zu Unmassen zu vermehren und dabei immer neue Gifte in un-
kontrolirbaren Mengen zu bilden, würde die Einführung lediglich die Bildung antitoxischer Gegenstoffe auslösender Stoffe
den Erfolg haben, dass nach eingetretener Infection der ersten
Mengen die von den wuchernden Pesterregern gebildeten Gifte
unschädlich gemacht würden,— nämlich so lange der Vorrath
aus vorgebildeten Gegengiften reicht; alsdann würde der
Krankheitsprocess seinen natürlichen weiteren Verlauf nehmen.
Dasselbe unzulängliche Verhältniss würde bei der Einführung
eines lediglich antitoxische Stoffe enthaltenden Serums bestehen.

Wenn es Kossel und Overbeck[1]) gelungen ist, mittelst

---

1) Referat von H. Kossel über den 10. internationalen Congress für Hygiene und Demographie zu Paris. Hygien. Rundschau.
1901. No. 2.

bakterienfreier Kulturfiltrate des Pesterregers Ratten nicht
nur gegen tödtliche Dosen der Pestgifte, sondern auch gegen
den lebenden Erreger zu immunisiren (wenn man nämlich
den auf 56 bis 60° C. erhitzten Kulturfiltraten etwas Serum
zusetzt), so ist anzunehmen, dass in dem von Kossel und
Overbeck verwandten Impfstoff neben dem vorwiegend vertretenen toxischen Princip auch Stoffe enthalten waren, die
die Bildung bactericider (Gegen-) Stoffe ausgelöst haben.

Sämmtliche bisherigen zur Gewinnung wirksamer Impfstoffe oder wirksamen Schutz- und Heilserums angestellten
Versuche geben der Hoffnung Raum, dass es gelingen
wird, Methoden zur Serumgewinnung aufzufinden,
mittelst deren man es in der Hand hat, die Auf-
häufung von antitoxischen und von bactericiden
Stoffen im Blute der behandelten Serum-liefernden
Thiere in verschiedenen quantitativen Verhältnissen
zu erreichen, wie sie gerade für den verfolgten Zweck
am günstigsten sind. Es ist nicht unwahrscheinlich, dass
für das Mengenverhältniss und die Zusammensetzung der zur
Gewinnung solcher Sera erforderlichen Stoffe die Vorbehandlung
der betreffenden Impfstoffe mit bestimmten oberen Grenz-
Temperaturen von Bedeutung ist.

Zur Erzielung von Heilwirkungen bei einem Pestkranken wird ein möglichst hoher Gehalt sowohl von
bactericiden, wie von antitoxischen Stoffen, — ja
von letzteren vielleicht in noch höherem Maasse erforderlich
sein, weil im Verlauf der Pest grade die toxischen Krankheitserscheinungen im Vordergrunde stehen (Markl, Wysso-
kowitsch und Zabolotny).

Zur Erzielung von Schutzwirkungen mittelst Seris
würde vor allem ein hoher Gehalt von bactericiden
Stoffen nothwendig sein. Um diesen Schutz praktisch verwerthbar zu gestalten, müssten diese eingeführten Schutzstoffe
die Eigenschaft haben, sich im Körper des Menschen möglichst
lange unverändert zu halten. Letzteres trifft, wie wir später
sehen, freilich nur auf etwa 1½ bis 2 Wochen zu, so dass
zur Erzielung von Schutzwirkungen auf längere Dauer die activen
Immunisirungsmethoden entschiedenen Vorzug verdienen.

1. Pestserum.

Von den zahlreichen zur Feststellung des Schutz- und
Heilwerthes von Pestserum angestellten Thierversuchen

seien hier nur einige wenige näher angeführt. Im Grossen
und Ganzen sind die Versuchsergebnisse nicht wesentlich verschieden von einander. Die verwandten Sera sind hauptsächlich solche, welche in Paris in der Anlage des Instituts Pasteur[1]) bei Garches von Yersin und Roux, und welche
in Nhatrang in Anam von Yersin gewonnen sind.

Die Deutsche Commission[2]) (R. Pfeiffer und Dieudonné) beobachteten, dass braune Affen (Macacus radiatus)
nach Einspritzung von 10 ccm eines Pariser Serums eine
mehrfache tödtliche Dos's von Pest sicher vertrugen; der
Impfschutz war am 4. Tage nach der Einspritzung noch vorhanden, am 8. Tage nur noch so gering, dass der tödtliche
Ausgang nur verzögert wurde; am 12. Tage war kein Impfschutz mehr vorhanden. Der hochempfindliche graue Affe
erlag trotz Einspritzungen von 10 ccm Serum der Einspritzung
einer halben Oese Pestkultur. Eine mit braunen Affen an-
gesetzte Versuchsreihe über heilende Wirkung des Pariser (in
Amoy angewandten) Serums liess eine kurative Wirkung des
Serums nicht erkennen. Diese Versuche machen es zweifelhaft, ob bei dem hochempfindlichen Menschen ein nennenswerther Impfschutz oder eine nennenswerthe Heilwirkung erreicht wird, — da das Serum bei den empfindlichen grauen
Affen versagte. Die von der deutschen Kommission verwandten Pestsera zeigten sich nicht gleichmässig wirksam.

Die von Kolle[3]) neuerdings an Ratten und Meerschweinchen angestellten Versuche decken sich im Wesentlichen mit
den Versuchsergebnissen von Pfeiffer und Dieudonné:
von 10 Ratten, denen je 4 ccm Pestserum einverleibt war,
wurden je 2 nach 3 bezw. 6, bezw. 12 und 20 Tagen auf
die Augenbindehaut mit Reinkulturen von Pestbacillen geimpft; die ersten 6 Ratten blieben leben, die letzteren 4
starben. 6 anderen Ratten wurden je $1/_{100}$ Oese einer Pestkultur subkutan einverleibt; 18 Stunden später erhielten sie
je 3 ccm Pestserum; sämmtliche 6 Ratten erkrankten und
starben, 3 Ratten allerdings unter länger sich hinschleppen-
dem Krankheitsverlauf. Von 8 Ratten, welche gleichzeitig

1) Annales de l'Institut Pasteur. 1897. p. 743.
2) Bericht der deutschen Commission. S. 328.
3) W. Kolle, Bericht über die Thätigkeit in der zum Studium
über Pest eingerichteten Station des Instituts für Hygiene u. Infectionskrankheiten. 1899/1900. Zeitschr. f. Hyg. u. Infect. Bd. XXXVI. S. 415.

je $\frac{1}{100}$ Oese Pestkultur und 3 ccm Pestserum erhielten, zeigten mehrere Thiere einige Tage nach der Injection Fressunlust, aber nur 1 Thier ging an Pest ein. — Diese Versuche lehren, dass das Serum eine gewisse Schutzwirkung äussert, dass diese Schutzwirkung wahrscheinlich nur wenige Tage anhält, und dass eine Heilwirkung dann nicht mehr zu Tage tritt, wenn das Serum nur 18 Stunden nach der Infection angewandt worden ist.

Noch ungünstiger fielen die Versuche bei Meerschweinchen aus, bei denen die Infection nach der Methode von Albrecht und Ghon durch Einreibung von Pestkulturen in die rasirte Bauchhaut geschah. Selbst grosse Dosen von Serum, wiederholt gegeben, schützten nicht oder doch nur wenig; von 12 Meerschweinchen, die je 4 ccm Pestserum subkutan erhielten, und denen zu je 6 Thieren an demselben Tage bezw. nach 24 Stunden hochvirulente Pestbakterien auf die rasirte Bauchhaut eingerieben worden waren, starb nur eines nicht, aber auch dieses war an einem durchbrechenden Pestbubo erkrankt. 4 andere Meerschweinchen erhielten je 4 ccm Pestserum und nach 2 Tagen Pesterreger auf die Bauchhaut, 2 Tage darauf nochmals 4 ccm Pestserum; sie starben alle. Aehnlich waren die Ergebnisse weiterer Versuche.

Ob die in Aussicht gestellten Versuche mit den allerneuesten Pestserumpräparaten des Pasteur'schen Instituts ein befriedigendes Ergebniss haben werden, bleibt abzuwarten.

Obwohl das Thierexperiment nicht ohne weiteres auch für die Verhältnisse beim Menschen Geltung hat, so sind die Thierversuchsergebnisse doch zusammen mit den in der Praxis gemachten Beobachtungen verwerthbar.

Heil- und Schutzimpfung mit Pestserum beim Menschen.

Yersin[1]) benutzte im Jahre 1896 in Amoy und Canton ein Serum, das im Institut zu Paris von einem Pferde durch ein Jahr lang fortgesetzte Behandlung mit intravenösen Einspritzungen lebender Pestbacillen gewonnen war. Von 26

1) Yersin, Annales de l'Institut Pasteur. 1897. p. 81.

Kranken, die 30 bis 60 ccm dieses Serums erhalten hatten, starben nur 2, bei denen erst am 5. Krankheitstage die Behandlung eingeleitet wurde. Bei 58 mit (einem aus demselben Institut stammenden) Serum behandelten Kranken wurde während der indischen Epidemie in Mandoi-Cutch eine Sterblichkeit von 58 pCt. beobachtet, während die Sterblichkeit bei 685 nicht mit Serum behandelten Fällen 80 pCt. betrug.

Versuche mit einem von Yersin in seinem Institut auf Nhatrang in Anam hergestellten Serum hatten in Bombay keinen Erfolg.

Die von der deutschen Kommission[1]) in Bombay beobachteten 26 Fälle, welche mit Yersin'schem Serum behandelt worden und von denen 13 zur Heilung gelangt sind, lassen den einzigen sicheren Schluss zu, dass die Seruminjectionen keine ersichtlichen unmittelbaren oder mittelbaren nachtheiligen Folgen gehabt haben. Die Art und Dauer des Krankheitsverlaufs, die Art und Dauer der Rekonvalescenz findet man bei den mit Serum behandelten und bei den unbehandelten in weitesten Grenzen schwankend.

Clemow[2]) sah in Indien bei 50 genau beobachteten, mit Dosen bis zu 60 ccm mit Pariser Serum behandelten Fällen so wenig Erfolg, dass er glaubte, dies Serum als indifferente Flüssigkeit bezeichnen zu dürfen.

Bei der im Frühjahr 1898 durch chinesische Schiffe in eine Ortschaft nahe bei Nhatrang in Anam eingeschleppten Epidemie, die sich durch besonders schwere (Pestpneumonie) und stürmisch (Pestis siderans) verlaufende Fälle auszeichnete, starben von 72 Fällen sämmtliche 39 von einheimischen Aerzten behandelten Fälle — und von 33 mit Yersin'schen Serum behandelten starben nur 14 bis 42 pCt.[3]).

Die in Wien[4]) (1898) an Pestpneumonie gestorbene Wärterin Pecha hatte an 7 aufeinanderfolgenden Tagen 580 ccm Pariser Pestserum erhalten. Der für eine Pestpneumonie lange Verlauf der Krankheit (11 Tage) hängt möglicherweise mit Wirkungen des Serums zusammen.

---

1) Bericht der deuschen Commission. a. a. O. S. 226.
2) Clemow, The Lancet. 1899. No. 18. S. 1212.
3) Yersin, Rapport sur la peste bubonique de Nhatrang (Anam). Annales de l'Institut Pasteur. T. XIII. 1899. No. 3. S. 25.
4) H. F. Müller u. R. Poech, Die Pest in Wien. 1900. Alfred Hölder. S. 307.

Nazareth[1]) berichtet über Erfolge mit Pariser (Roux-schem) Serum in einem Pestspitale in Kanach: bei 47 behandelten Fällen betrug die Mortalität 46,8 pCt., während die Gesammtmortalität an Pest 63,9 pCt. betrug.

Bei der Pestepidemie in Kobe und Osaka[2]) wurde bei 7 Fällen von Pestpneumonie und 5 Fällen Bubonenpest Yersin'sches Serum angewandt. Die Fälle waren zum Theil schon in vorgeschrittenem Stadium. Nur 1 Kranker, der an beiderseitigen Hals-, Achsel- und Inguinalbubonen litt, also zweifellos Erscheinungen von Pestsepticämie zeigte, ist gerettet worden; er hatte innerhalb 11 Krankheitstagen 270 ccm Serum erhalten. Gegen Pestpneumonie war das Serum machtlos. (2 mit 20 ccm Serum schutzgeimpfte Frauen erkrankten 2½ Tage nach der Impfung an einer tödtlich verlaufenden Pestpneumonie).

Sehr günstig sind nach einem Bericht von Calmette und Salimbeni[3]) die im Herbst 1899 in Porto erzielten Erfolge mit dem Pariser Serum gewiesen; das Serum ist durch intravenöse Behandlung lediglich mit abgetödteten Kulturen gewonnen; die das Serum liefernden Thiere waren in der Immunität besonders hoch getrieben: das Serum hatte den Titre $1/50$ (vergl. S. 189); für leichte Fälle in frühen Stadien genügten 20 bis 40 ccm, bei primären Bubonen mit schwerem Allgemeinzustand, 100 bis 120 ccm in den ersten 24 Stunden; in sehr schweren Fällen wurden intravenöse und nachher subcutane Einspritzungen von je 40 bis 80 ccm gemacht. Eine pestsepticämische Frau erhielt innerhalb 6 Tagen 320 ccm und wurde geheilt, ebenso wurden 3 an Pestlungenentzündung behandelte Fälle gerettet. Das Serum wurde bei 142 Kranken angewandt, von denen 21 = 14,48 pCt. starben; von 72 in derselben Zeit in der Stadt zugekommenen und nicht mit Serum behandelten Fällen starben 46 = 63,72 pCt. — Andere Beobachter [Réiche[4]), Kossel und Frosch[5])] heben hervor, dass

---

1) Brit. med. J. Vol. I. No. 1108, citirt von Müller u. Poech. S. 307.
2) Kitasato p. p., Bericht über die Pestepidemie in Kobe und Osaka. Tokio 1900. S. 55.
3) A. Calmette u. T. Salimbeni, La peste bubonique. Etude de l'épidémie d'Oporto en 1899. Sérothérapie. Annales de l'Inst. Pasteur 1899 p. 865.
4) Münch. med. Wochenschr. 1899.
5) Arb. a. d. Kaiserl. Gesundheitsamte Bd. XVII.

der Verlauf der Portoenser Pestfälle im Allgemeinen ein auffallend milder war und dass es auch an schweren Fällen, die ohne Anwendung des Serum antipesteux in Heilung ausgingen, nicht gefehlt hat.

Neuerdings hat M. Schottelius[1] über günstige Erfahrungen, welche von Choksy im Arthur Rond Hospital in Bombay an 403 Kranken mit Lustig'schem Serum gemacht worden sind, berichtet. Dieses Serum wird gewonnen durch Behandlung von Pferden mit dem Lustig'schen Impfstoff (Ausziehen von Agarkulturen mit verdünnter Kalilauge und Niederschlagen mit 0,5 proc. Essigsäure). Nach Sch.'s Beobachtungen beeinflusst das Serum die Krankheit günstig, es verlängere in tödtlichen Fällen das Leben und führe zeitweise Besserung herbei; es sei bei Pestpneumonie ohne Erfolg, es übe weder auf Kranke noch auf Gesunde ungünstige Wirkungen aus, verleihe 10—15 Tage lang Immunität; in der Hospitalpraxis starben 50 pCt. aller Fälle in den ersten 48 Stunden, von den übrigen 50 Fällen heilten 20 pCt. ohnehin, 30 pCt. blieben für die Serumbehandlung übrig; in der Privatpraxis seien die Aussichten der Serumtherapie um so günstiger, je früher die Kranken in Behandlung kommen; von 32 Fällen wurden 52 pCt. geheilt. Zur völligen Cur seien 6—8 Injectionen und 150—300 ccm Serum nothwendig.

Nach Lustig's eigenem Bericht[2] genasen von einer ersten Serie von 30 Behandelten 26. In einer zweiten Serie war zu schwaches Serum verwandt worden. In einer dritten mit stärkerem Serum behandelten Serie von 104 Fällen betrug die Sterblichkeit 43 bis 46,15 pCt., während von den nicht mit Serum Behandelten 73 bis 87 pCt. gestorben seien. —

Von den günstigen Einwirkungen des Serums sind vor Allem Absinken der Temperatur, Nachlassen der Störungen des Sensoriums, Besserung des Pulses, also nach den Ausführungen im Abschnitt über die intoxicatorischen Erscheinungen über Pest in erster Linie ein Nachlassen der zu den intoxicatorischen Allgemeinerscheinungen zu rechnenden Wirkungen der Pestgifte genannt.

---

1) M. Schottelius, Die Bubonenpest in Bombay im Frühjahr 1901. Hyg. Rundschau. 1901. 3, 4, 5.

2) A. Lustig, Sieroterapia e vaccinazione preventive contro la peste bubbonica, Torino 1899, Rosenberg u. Sellior. Ref. Hyg. Rdsch. 1900. S. 40.

Von den Begleiterscheinungen, die unmittelbar auf
das Serum zu beziehen sind, sind zu nennen das Auftreten
von nesselsuchtartigen Ausschlägen 4 bis 8 Tage nach der
Einspritzung eines vom Pferde stammenden Serums, also
ähnliche Wirkungen, wie sie bisweilen nach Einspritzung des
Diphtherieheilserums beobachtet werden. —

Denys und Tartakowsky empfehlen auf Grund experimenteller Beobachtungen, das Pestserum behufs Sicherung
seiner Wirkung in möglichster Nähe von den Pestlokalisationen
einzuspritzen. —

Schutzimpfungen mit Pestserum hat in grösserem
Maassstab Yersin selbst gemacht. Unter 500 Geimpften
erkrankten 5 am 12., 20. und 42. Tage, als nämlich der
(passive) Impfschutz bereits wieder geschwunden war.
Simond[1]) beobachtete sogar bis 20 Tage nach der Impfung
keine Erkrankung. Metschnikoff[2]) schätzte die Dauer des
Impfschutzes nach Einspritzung von Pestserum auf 10 bis
15 Tage. Yersin schlug eine Wiederholung der Impfung
alle 12—15 Tage während der bestehenden Pestseuche vor.

Waren die bisher erzielten heilenden Wirkungen
des Pestserums noch nicht überzeugend, so sind
dies noch weniger die mit dem Pestserum bisher
berichteten Schutzwirkungen.

Beeinträchtigend kommt für die Verwerthung
der bisher vorliegenden statistischen Daten hinzu,
dass dieselben nicht mittelst Seris von gleichen fest-
stehenden Wirkungswerthen gewonnen sind. Die Bemessung des Wirkungswerthes der Pestsera ist noch eine
wenig vollkommene. Im Pasteur'schen Institut werden zur
Prüfung des Wirkungswerthes Mäuse verwendet, denen abgestufte Mengen des Serums und 24 Stunden später eine
sicher tödtliche Dosis Pesterreger eingespritzt werden; die
niedrigste Dosis Serum, welche ausreicht, um eine Maus von
20 g vor dem Tode zu retten, ist der Titre des Serums; der
Titre $^1/_{10}$ bedeutet, dass diese eben besprochene niedrigste
Dosis $^1/_{10}$ ccm beträgt. — Die deutsche Commission[3]) fand
diese Art der Prüfung unzuverlässig, weil die Mäuse nachträglich doch an Pest eingingen. Besser gelang die Prüfung

---

1) Semaine médicale 1900 p. 40.
2) Metschnikoff, Annales de l'Institut Pasteur. 1897. p. 745.
3) Bericht der deutschen Commission. a. a. O. S. 324.

bei Verwendung brauner Affen. Die Schutzwirkung liess sich
aus dem Verhalten der Haut an der Stelle, wo die Nach-
impfung gemacht war, leicht erkennen. Bei ausreichendem
Impfschutz bildete sich an der Nachimpfungsstelle nur eine
scharf umschriebene feste Infiltration ohne krankhafte Allgemeinerscheinungen.

Mit Gewinnung einer zuverlässigeren Methode für die
Bestimmung des Gesammt-Wirkungswerthes eines Pestserums werden die Aufgaben zur Gewinnung sicherer An
haltspunkte für die Verwendungsweise und für die Wirkung
eines Pestserums in der Praxis noch nicht erschöpfend
gelöst sein. Sind sowohl baktericide wie antitoxische Stoffe
in besonderen Mengenverhältnissen für die Wirksamkeit der
Sera Grundbedingung, so wird eine gesonderte Prüfung zu-
mindest der antitoxischen Stoffe in Bezug auf ihre (quanti-
tative) Werthigkeit erforderlich sein.

Der von den Franzosen eingeschlagene Weg und die mit
dem Pariser Serum gemachten practischen Beobachtungen
lassen es aussichtsvoll erscheinen, mittelst verbesserter Methoden wirksame Heil- und Schutzsera für die Pest zu erhalten.

Diesem Standpunkte entspricht die bei der mehr erwähnten wissenschaftlichen Besprechung im October 1899 im
Kaiserlichen Gesundheitsamte angenommene Resolution: es
sollte ein Institut errichtet werden zur Gewinnung wirksamen
Pestserums für Menschen. Die Gründe, welche für die Er-
richtung eines derartigen Institutes angeführt wurden, waren
folgende:

es sollen die Angaben der französischen Forscher
über die günstige Wirkung des von ihnen bereiteten
Serums im deutschen Reiche vorurtheilslos nachge-
prüft werden;

es sei dringendes Bedürfniss, weitere und ein-
gehendere Versuche zur Herstellung und Verbesserung
eines wirksamen Serums anzustellen;

es würde zur Beruhigung der breiten Schichten der Bevölkerung beitragen, wenn ein Institut sich mit der Herstellung des einzigen bis jetzt bekannten Schutzmittels
gegen die verheerende furchtbare Pesterkrankung beschäftige;
man dürfe auf diesem nicht nur wissenschaftlich, sondern
auch nach practisch therapeutischer Richtung hin höchst
wichtigen Arbeitsgebiet nicht zurückbleiben.

2. Impfstoffe zur activen Immunisirung.

(Haffkine'sches Verfahren u. s. w.)

Die bis jetzt bekannten activen Immunisirungsverfahren bestehen darin, dass mittelst bestimmter Temperaturgrade abgetödtete Kulturen (Haffkine, Pfeiffer), die entweder auf künstlichen Nährböden (Agar, Bouillon) oder im Thierkörper (Peritonealexsudat nach Terni und Bandi) gewonnen werden, oder dass auf chemischem Wege dargestellte Kulturextracte (Lustig'scher Impfstoff), dem menschlichen Körper einverleibt werden, damit sich in diesem selbst activ die nöthigen Gegenstoffe, sei es bactericider, sei es antitoxischer Natur — in reichlicherem Maasse bilden.

Bis zur Bildung dieser Gegenstoffe bezw. bis zum Eintritt der activen Immunität vergeht nach dem Ergebniss der Thierversuche ein Zeitraum von 7 bis 10 Tagen. Die activ gebildeten Stoffe verbleiben im Körper längere Zeit und verleihen diesem eine entsprechende Zeit lang — nach Ansicht der deutschen Commission mehrere Monate, nach Haffkine wenigstens 4 bis 6 Monate lang — einen Schutz gegen die Infection mit dem Pesterreger.

Bei der Herstellung eines zuverlässigen und dabei ungefährlichen Impfstoffes für die aktive Immunisirung kam es zunächst darauf an, ein sicheres Abtödtungsverfahren für die Kulturen zu finden, — zumal da es nothwendig schien, dass die Leiber der Pesterreger selbst zur Impfung verwerthet werden mussten. Eine praktische Verwendung von lebenden (abgeschwächten) Kulturen war trotz der befriedigenden Ergebnisse der mit solchen angestellten Thierversuche wegen der Gefährlichkeit ausgeschlossen. Die für die Herstellung des Vaccins zu wählenden Abtödtungsverfahren mussten den lebenden Erreger in dem Impfstoff sicher abtödten, ohne die für die Immunisirung erforderlichen Stoffe zu verändern oder gar unbrauchbar zur Immunisirung zu machen.

Von der deutschen Commission[1]) wurde sowohl Erwärmung auf verschiedene Temperaturgrade, wie auch Chloroform versucht. Kochhitze zerstörte die zur Immunisirung erforderlichen Substanzen, und zwar in kürzester Zeit, (bei der Cholera und den Typhus beeinflusst Siedehitze den Impfstoff

---

1) Bericht der deutschen Commission etc. S. 312.

nicht). Bei Temperaturen von 58 bis 65° abgetödtete Kulturen ergaben gleiche Resultate, so dass mit Rücksicht auf die erwünschte Sicherheit des Sterilisationseffektes eine Temperatur von 65° (bei einstündiger Einwirkung) am zweckmässigsten zu erachten ist. Mittelst Kulturen, welche durch Chloroformdämpfe abgetödtet wurden, liess sich ebenfalls aktive Immunität erreichen.

Wyssokowitz und Zabolotny[1]) erzielten aktive Immunität mit Kulturen, die bei 60° abgetödtet waren, Albrecht und Gohn[2]) mit solchen, die bei 60 bis 65° C. abgetödtet waren, Yersin, Borrel und Calmette[3]) mit bei 58° abgetödteten Kulturen. Auch die bei 70° C. abgetödteten 4 Wochen alten Haffkine'schen Bouillonkulturen erwiesen sich wirksam.

Terni und Bandi[4]) haben bei ihren Versuchen mit Peritonealexsudat von (in der Agone getödteten) Meerschweinchen, die mit Pest inficirt waren, zur Abtödtung der in dem Impfstoff enthaltenen Pestbacillen eine zweistündige Erwärmung auf 58° für ausreichend gefunden.

Das Verfahren Lustig's, die wirksamen Stoffe aus Pestkulturen auf chemischem Wege mittelst verdünnter Kalilauge und nachheriger Behandlung mit organischen Säuren (vergl. Abschnitt Giftbildung) zu gewinnen, schädigt die wirksamen Stoffe, wie Pfeiffer experimentell feststellte[5]).

Zusätze von 0,5 pCt. Carbolsäure zu den mittelst niederer Hitzegrade abgetödteten Kulturen schädigen deren Wirksamkeit nicht[6]).

Immunisirung mit abgetödteten Agarkulturen.

Pfeiffer und Dieudonné beobachteten, dass Makaken, welchen eine ganze zweitägige durch vorsichtiges Erhitzen (bei 5° 1 Stunde) abgetödtete Agarkultur subkutan beigebracht worden war, der Infection mit einer vollen Oese viru-

1) Annales de l'Institut Pasteur. 1897. p. 667.

2) Bericht der Wiener Commission etc. S. 818 ff.

3) Annales de l'Institut Pasteur. 1895. p. 590.

4) C. Terni et J. Bandi, Nouvelle méthode de préparation du vaccin antipesteux. Revue d'Hygiène. T. XXII. 1900. II. 1. p. 62.

5) Bericht der deutschen Commission. S. 314.

6) Ebenda. S. 310.

lenter Agarkultur (reichlich vierfache tödtliche Dosis) fast ohne jede Reaction widerstanden [1]).

Kolle [2]) immunisirte mit Agarkulturen, die 1 Stunde und länger bei 65° behandelt waren, so dass eine nach 16 Tagen vorgenommene Infection mit voll virulenten Pesterregern ohne Reaction verlief.

Kolle [3]) hat neuerdings Thierversuche mit abgetödteten Agar-Kulturen — nach dem Vorgange von Pfeiffer — im Laboratorium des Instituts für Infectionskrankheiten wieder aufgenommen; er empfiehlt zur Herstellung des Impfstoffes Verwendung möglichst weiter Kulturröhrchen und recht festen Agar mit möglichst grosser Oberfläche, reichliche Besäung unter Befeuchtung der Oberfläche, Abstreichen der gewachsenen Kulturen mit physiologischer Kochsalzlösung mittelst eines 1 mm dicken Platinstabes unter Zerreiben des Bakterienrahms. — Zur Sterilisirung genügte nach Kolle selbst ein mehrstündiges Erhitzen der Kulturen im Brutschrank auf 65° C. nicht immer, namentlich dann nicht, wenn die Aufschwemmungen der Pestkulturen sehr concentrirt waren. Eine zuverlässige Abtödtung gelang jedoch stets, wenn die Kulturen während der einstündigen Erhitzung auf 65° im Schüttelapparat gehalten wurden. Nach dem von Kolle geübten Verfahren zur Herstellung des Pfeiffer'schen Impfstoffes lassen sich von einem geübten Arbeiter 200 Dosen des Impfstoffes in 1 Stunde fertig stellen. Als eine Dose für den Menschen wird 1 Agarkultur angesehen, doch ist die Wahl dieser Dosis vorläufig noch ziemlich willkürlich; namentlich bestehen auch noch nach der Richtung keine Erfahrungen, wie hoch man mit der Dosirung in den verschiedenen Lebensaltern gehen kann. Kurth und Hoevesandt [4]) berichten, dass die Schutzimpfung mit dem im Institut für Infectionskrankheiten hergestellten Vaccin bei der Pflegerin des Bremer Pestfalles (1900) 6 bis 8 Stunden nach der Einspritzung eine ziemlich starke Reaction — Schüttelfrost, Fieber, Kopfschmerz, Mattigkeit,

---

1) Bericht der deutschen Commission. S. 300 ff.
2) Deutsche med. Wochenschr. 1897. S. 148.
3) Zeitschr. f. Hyg. u. Inf. 1901. Bd. 36. S. 418.
4) Kurth u. Hoevesandt, der Pestfall in Bremen. Centralblatt f. Bacteriol. 1900 Bd. 29. S. 835.

Schweissausbruch — zur Folge hatte; geringer war die Reaction bei dem gleichzeitig schutzgeimpften Pfleger.

Bei der Pestepidemie in Kobe und Osaka (November
99 bis Januar 00) wurde ein ebenfalls aus Agar-Kulturen von
K. Shiga bereiteter Impfstoff bei 47 Gesunden zur
Schutzimpfung angewandt; keiner von ihnen erkrankte an
Pest[1]). Die Bereitung des Impfstoffs geschah in folgender Weise:
Von der dreitägigen, im Brutofen bei 30° C. kultivirten
Agarkultur werden die ganzen Kolonien (= 5 Oesen voll)
abgeschabt, im Mörser zerrieben und dann in physiologischer
Kochsalzlösung aufgeschwemmt, so dass 1 ccm Vaccin 1 Oese
Bacillen enthält.   Diese Aufschwemmung wird dann auf
60° C. 30 Minuten lang erwärmt, Karbolsäure bis 0,5 pCt.
zugesetzt und darauf 24 Stunden stehen gelassen.   Die an-
gewandte Impfdosis dieses Vaccins betrug für die erste Im-
pfung: Vaccin, Immunserum ana 0,6—1,0 ccm; nach einigen
Tagen, wenn die Reaction geschwunden war, folgte die zweite
Impfung: Vaccin 0,6—1,0 ccm.

Kitasato empfiehlt je nach dem Grade der Gefährlichkeit der Pestepidemie noch grössere Dosen des Vaccins zu
geben oder dreimal mit steigender Dosis zu impfen.

Immunisirung mit dem **Haffkine**'schen Impfstoff.

Die Herstellung des Haffkine'schen Impfstoffes geschieht folgendermassen[2]): Zwei-Liter-Glaskolben werden mit
1 Liter Bouillon gefüllt und auf deren Oberfläche Butterfett
in kleinen schwimmenden Inseln vertheilt. Nach Sterilisirung
werden die Kolben mit einer vorher geprüften Reinkultur von
Pestbacillen inficirt, einen Monat (30°) stehen gelassen, und
während dieser Zeit etwa 5—6mal leicht geschüttelt, um
die an der Oberfläche reichlich gebildeten und in „wunder-
baren Stalaktitenformen"[3]) in die Bouillon herabhängenden
Bakterienvegetationen zum Niedersinken zu bringen und dadurch Raum zu neuem Wachsthum zu schaffen. Nach der ein-
monatlichen Kulturzeit wird die trübe Flüssigkeit in weite
Reagensgläser vertheilt, die zugeschmolzen und eine Stunde
lang bei 70° C. gehalten werden. In den Reagensgläsern

---

1) Kitasato etc., Bericht über die Pestepidemie in Kobe und
Osaka. Tokio 1900. S. 55.

2) Bericht der deutschen Commission. S. 331.

3) Vergl. unter „Kulturerscheinungen". S. 20.

senken sich beim ruhigen Stehen die Bacillen zu Boden; vor
der Verwendung zur Injection müssen die Röhrchen stets auf-
geschüttelt werden. — Die Injection geschah in der Regel am
Oberarm, seltener am Bauche; kräftige Männer erhielten 3
bis 3,5 ccm, kräftige Frauen 2 bis 2,5 ccm, 10jährige Kinder
1 ccm, Kinder im Alter unter 10 Jahren soviel Zehntel Cubikcentimeter, wie viel Jahre sie alt waren. Haffkine liess
der ersten Injection nach 10 Tagen gern eine zweite reichlichere folgen. — Der Körper reagirt auf die Injectionen mit
vorübergehendem Fieber und leichtem Unbehagen, in manchen
Fällen mit schwereren Erscheinungen (mehrtägigem Fieber,
ausgeprägtem Krankheitsgefühl und Drüsenschwellungen); ein
Todesfall ist nach den Injectionen nicht vorgekommen.

Die Ergebnisse der Haffkine'schen Schutzimpfung beim
Menschen hatte die deutsche Commission Gelegenheit während der Pestepidemie in der Portugiesischen Besitzung
Damaun an der Westküste von Vorderindien näher zu stu-
diren; die hauptsächlichsten Daten, welche Haffkine und
Lyons[1]) in einem eingehenden Bericht über die in Damaun
ausgeführten Schutzimpfungen niedergelegt haben, finden
sich im Bericht der deutschen Commission[2]) wiedergegeben.
Haffkine und Lyons kommen zu dem Schlussergebnisse,
dass in Damaun von je 1000 Nichtokulirten 246 an der Pest
gestorben sind, von je 1000 Inokulirten nur 16.

Von 276 zweimal inokulirten Parsis sind 7 Personen an
Pest erkrankt, aber keine an Pest gestorben. Von 29 nicht
geimpften Parsis starben 4. Die Zahl der gesund gebliebenen
Mitglieder der Familien, zu denen die Gestorbenen gehörten,
betrug in dem ersten Falle 14 (sämmtlich inokulirt), im
zweiten 15 (bis auf eins sämmtlich inokulirt), in einem
dritten Falle 11 (8 davon inokulirt).

Eine grosse Zahl von statistischen Daten über die Ergebnisse der Haffkine'schen Schutzimpfung hat in neuerer
Zeit Bitter[3]) gesammelt und berichtet: In Lanowlie bei

---

1) Joint Report on the epidemie of plague in Lower Damaun (Portu-
giese India) and on the effect of preventive inoculation there. By Mons.
W. M. Haffkine and Surgeon-Major Lyons etc.

2) Bericht der deutschen Commission. S. 331 ff.

3) Bitter, Ueber die Haffkine'schen Schutzimpfungen gegen
Pest und die Pestbekämpfung in Indien. Zeitschr. f. Hyg. u. Infections-
krankh. Bd. XXX. H. 3.

Puna (Indien) sind von 323 im Juli 1897 Geimpften 4,3 pCt. erkrankt und 2,15 pCt. an Pest gestorben, dahingegen von 377 Ungeimpften 20 pCt. erkrankt und 14,6 pCt. gestorben. In Kirkee wurden bei einem Artillerie-Regiment, das in 40 Baracken untergebracht war und 1530 Personen (Männer, Weiber, Kinder) umfasste, ohne Auswahl geimpft 671, nicht geimpft 859 Personen; von letzteren erkrankten 143 = 16,6 pCt. und starben 98 = 11,4 pCt. an Pest, während von den Geimpften nur 32 = 4,7 pCt. an Pest erkrankten und nur 2,4 pCt. (17) an Pest starben. In Undhera wurden im Jahre 1898 513 Personen geimpft und 437 ungeimpft gelassen und zwar in der Vertheilung, dass in einer und derselben Familie etwa die Hälfte der Männer, Weiber, Kinder ungeimpft blieb. In 28 Familien kamen unter 64 Nichtgeimpften 27 Erkrankungen (26 Todesfälle) und unter 71 Geimpften nur 8 Erkrankungen (3 Todesfälle) an Pest vor; es kamen also bei den Nichtgeimpften 42 pCt. Erkrankungen mit 40 pCt. Todesfällen und bei den Geimpften 11,1 pCt. Erkrankungen mit nur 4,2 pCt. Todesfällen vor.

Bitter zerlegt und sichtet die statistischen Daten der Haffkine'schen Impfergebnisse nach allen Richtungen und legt dabei im Ganzen einen strengen Maassstab an. Seine Schlussausführungen sprechen sich dahin aus, dass alles in allem aus dem von Haffkine veröffentlichten statistischen Material hervorgehe, dass die Schutzimpfung noch weit davon entfernt ist, einen absoluten Schutz gegen die Pest zu gewähren oder auch nur die Zahl der Erkrankungen und Todesfälle in dem Grade zu reduciren, wie wir es verlangen müssten, wenn die Impfung nach Haffkine's und seiner Anhänger Empfehlung als einziges oder hauptsächliches Mittel zur Bekämpfung der Pest dienen sollte. Wenn trotz der Impfung noch über 4 bis 20 pCt. der Geimpften erkranken und 2 bis 8 pCt. sterben, so seien wir von einer idealen Schutzwirkung, wie sie z. B. bei der von Haffkine stets zum Vergleich herangezogenen Pockenimpfung erreicht wird, sehr fern. Es sei zu hoffen, dass es Haffkine gelingt, die Impfung auf diesen Grad von Vollkommenheit zu bringen. — Bitter wollte vor allem dem entgegentreten, dass man sich bei der Pestbekämpfung im Hinblick auf die Haffkine'schen Schutzimpfungserfolge in ein Gefühl von Sicherheit einwiegen lasse und nichts weiter thue. —

Bitter's Schlussurtheil ist etwas schroff ausgefallen.

Man darf der Haffkine'schen Schutzimpfung einen practisch bedeutsamen Werth nicht absprechen, wenn auch der ideale Schutzwerth, wie ihn die Pocken-Impfung den Pocken gegenüber schafft, noch nicht erreicht ist. —

Die Wirkungen des **Lustig**'schen Schutz-Impfstoffes:

Nach Lustig liefern die mit diesem Impfstoff immunisirten Pferde ein Serum, das bei Affen deutliche Schutz- und Heilwirkungen zeigt und auch beim Menschen befriedigende Resultate gehabt hat; es enthielt nach L. sowohl bactericide wie antitoxische Stoffe. Es schien nach den Versuchen Pfeiffer's, dass im Lustig'schen Impfstoff in Folge der Behandlung mit eingreifenden Chemikalien die zur activen Immunisirung erforderlichen Stoffe nicht in der Stärke und der ursprünglichen Zusammensetzung enthalten sind, wie in den Pfeiffer'schen und Haffkine'schen Impfstoffen.

Das von Lustig mit diesem Impfstoff hergestellte Serum hat sich jedoch nach Mittheilungen von Schottelius über die im Arthur Road Hospital in Bombay gemachten Erfahrungen so wirksam gezeigt, dass man dem zur Darstellung dieses Serums verwendeten Impfstoff für die active Immunisirung eine entsprechende Verwendbarkeit nicht absprechen darf (s. unter „Pestserum" S. 187 ff.). —

Der bereits erwähnte Impfstoff von **Terni-Bandi** wird auf folgende Weise hergestellt: Meerschweinchen oder Kaninchen, die intraperitoneal mit Pest inficirt waren, werden im Todeskampfe getödtet; das Peritonealexsudat der getödteten Thiere wird 12 Stunden bis 37° behufs weiterer Anreicherung der Pestbacillen gehalten und alsdann auf 50 bis 52° C. zwei Stunden lang erhitzt, dann mit einer gewissen, von dem Gehalte an Pestbacillen abhängig gemachten Menge einer Lösung, die 0,5 Carbolsäure, 0,25 Soda und 0,75 Kochsalz auf 100 Wasser enthält, versetzt. — $1^1/_2$ bis $2^1/_2$ cm dieses Impfstoffes soll für die Immunisirung des Menschen ausreichen, weil nämlich das Blut derart geimpfter Menschen bereits 8—10 Stunden nach der Injection deutlich entwickelungshemmende Einwirkung auf Pestbacillen zeige und weil nach einer später vorgenommenen zweiten Impfung die bei der ersten Impfung beobachteten Reizerscheinungen ausbleiben. Versuche an Pestkranken sind bisher nicht gemacht. Die Herstellung des Terni-Bandi'schen Impfstoffes im Grossen dürfte auf Schwierigkeit stossen. Die Dosirung erscheint, was den Gehalt an Pestbacillen anbetrifft, eine in grösseren Breiten verschiebliche. Den Vortheil dieser Impfstoffe sehen T. und B. darin, dass sicher vollvirulente junge Bacillen verarbeitet werden. Die mit diesem Impfstoff angestellten Thierversuche an Ratten und Meerschweinchen haben sicherere Ergebnisse gehabt, wie Parallelversuche mit dem Haffkineschen Impfstoff. —

Nach allem, was über die Dauer des Zustandekommens der activen Immunität bekannt ist, ist es auffallend, dass Terni und Bandi in dem Blut der mit ihrem Impfstoff Geimpften bereits 10 Stunden nach der Injection entwickelungshemmende Einwirkungen feststellen konnten. Eine solche Erscheinung lässt sich allenfalls so erklären, dass in dem zur Impfung benutzten Peritonealexsudat bereits eine grosse Menge von Gegenstoffen baktericider Natur enthalten war, die dem schutzgeimpften Thiere alsbald einen gewissen passiven Schutz verliehen.

Alles in allem ist den activen Immunisirungsverfahren, sofern sie als Schutzimpfverfahren beim gesunden Menschen Verwendung finden, das Wort zu reden. Dass der Impfstoff unter keinen Umständen lebende Pesterreger enthalte, ist eine grundsätzliche Bedingung für die Verwendbarkeit desselben. Zu beachten ist, dass der menschliche Körper auf die Impfung mit reactiven örtlichen und allgemeinen Erscheinungen, die allerdings in der Regel unbedeutend und rasch vorübergehend sind, reagirt, und dass das Zustandekommen der Immunität nach Einverleibung der Impfstoffe in den menschlichen Körper etwa 7 Tage in Anspruch nimmt. Beiläufig sei erwähnt, dass Haffkine nach den in Undhera erzielten Impferfolgen den Beginn der Schutzwirkung schon 24 Stunden nach der Impfung anzusetzen geneigt ist. Die nach dieser kurzen Zeit gebildeten Schutzstoffe sind an Menge jedenfalls so geringfügig zu veranschlagen, dass sie für Ausübung einer thatsächlichen Schutzwirkung nicht von Belang sein können.

Beim bereits mit Pest inficirten oder bereits an der Pest erkrankten Menschen ist die active Schutzimpfung werthlos, weil das Zustandekommen des Schutzes längere Zeit erfordert, — ja unter Umständen sogar schädlich, weil den vom lebenden Pesterreger in dem inficirten Körper bereits gebildeten schädlichen Giften noch neue hinzugefügt werden. Die auf die Einverleibung dieser neuen Giftmenge folgenden Reactionserscheinungen können einem stürmischeren Ausbruch der Krankheit Vorschub leisten.

Heilwirkungen sind mit dem activen Immunisirungsverfahren nicht zu erreichen.

Bannermann[1]) hat neuerdings an der Hand von mehr als 6000 in Indien beobachteten Pestfällen darzuthun versucht, dass die Anwendung der activen Schutzimpfung auch im Inkubationsstadium nütze, — wie dies bereits Ashburton Thompson[2]) gemeint hat; von 43 bereits am Impftage offenkundig gewesenen Pestfällen starben 48,8 pCt., von den einen bis drei Tage nach der Impfung an Pest Erkrankten starben 57,5—55,0—55,3 pCt., von den 4—10 und mehr Tage nach der Impfung Erkrankten starben 37,0—48,6—38,5 —48,3—37,5—62,5—30,0—40,6 pCt. Die mittlere Sterblichkeit der Geimpften (mit Haffkine's Impfstoff) betrug 43,5 pCt. unter 924 Fällen, der Nichtgeimpften 73,5 pCt. unter 5079 Fällen. — Abgesehen von den schwachen Punkten derartiger statistischer Zusammenstellungen an sich ist aus den Bannermann'schen Zahlen jedenfalls das herauszulesen, dass die Sterblichkeit unter den 1 bis 3 Tage vor dem Ausbruch der Krankheitserscheinungen Schutzgeimpften eine erhöhte war. —

Die activen Schutzimpfungverfahren haben in den für die Bekämpfung der Pest im deutschen Reiche zusammengestellten Maassregeln an mehreren Stellen Würdigung gefunden. In den „Vorschriften über das Arbeiten und den Verkehr mit dem Pesterreger" wird empfohlen, dass die in Pestlaboratorien thätigen Personen (Leiter, Vertreter, Diener) activ gegen Pest immunisirt sind. Ferner ist die rechtzeitige Schutzimpfung der vermöge ihrer Beschäftigung mit Pestkranken in Berührung kommenden Personen nahe gelegt („Grundsätze, die bei der Bekämpfung der Pest zu beobachten sind", Ziffer 4). In der für Aerzte

---

1) W. B. Bannermann (Major, Indian Medical Service, Bombay), Some aspects of plague inoculation. Centralbl. f. Bacter. 1901. Bd. XXIX S. 873.

2) Report on an outbreak of plague at Sydney, by the Chief Medical Officer of the Government and President of the Board of Health. Sydney 1900.

bestimmten Belehrung ist namentlich zum Schutze der Aerzte
und Krankenpfleger der Impfung mit abgetödteten Pestkulturen ein „wenn auch nicht sicherer, so doch unverkennbarer
Schutz gegen·die Infection" zuerkannt. Betont wird dabei,
dass, soweit Thierversuche ein Urtheil gestatten, die Impfung
ihre schützende Wirkung erst nach 7 Tagen entfaltet.

In der mehrerwähnten Besprechung im Kaiserlichen Gesundheitsamte wurde es für wünschenswerth erachtet, für
die Herstellung des für die active Immunisirirung
erforderlichen Vaccins eine Centralstelle zu schaffen.
Was die Herstellungsweise desselben anbetrifft, so wurde die
Haffkine'sche Methode, weil zu zeitraubend und in der
Dosirung zu unsicher, nicht empfohlen, sondern in Uebereinstimmung mit den in Bombay gewonnenen Erfahrungen)
der von der deutschen Commission angegebenen Methode
(zweitägige Agarkultur, 1 Stunde bei 65° C. gehalten, 1 Röhrchen = 1 volle Dosis — s. S. 193 ff. —) der Vorzug gegeben und zwar aus folgenden Gründen: 1. Möglichkeit
genauerer Dosirung, 2. bei dem mehrwöchentlichen Stehen
der Haffkine'schen Kulturen können die labileren immunisirenden Stoffe eine Umwandlung erfahren, 3. die
Bouillonflüssigkeit selbst der Haffkine'schen Kulturen sei
wirkungslos und deshalb überflüssig, 4. grössere Schnelligkeit und Einfachheit der Gewinnung. — Ueber die Haltbar-
keit des Vaccins sprach sich Pfeiffer dahin aus, dass es
fraglich sei, ob es sich so lange, wie er es für Cholera nachgewiesen habe, nämlich 4 Wochen lang (bei 37° C.), halte.

Die Erwerbung eines natürlichen Schutzes gegen die
Pest durch einmaliges Ueberstehen der Krankheit hat bereits
in dem Abschnitt „Empfänglichkeit des Menschen für die
Pesterkrankung" Erörterung gefunden. Da die bisherigen
Erfahrungen dafür sprechen, dass das einmalige Ueberstehen
der Pest, also der Infection mit dem lebenden Erreger, nur
einen relativen Schutz gegen eine Neuerkrankung verleiht, so
wird man die Anforderungen an die activen (künstlichen)
Immunisirungsverfahren, die doch nur mit bestimmten Mengen
abgetödteter Pesterreger arbeiten, nicht zu hoch schrauben
und namentlich auch nicht einen absoluten Schutz von ihnen
erwarten dürfen.

B. Die agglutinirenden Stoffe.

(Agglutinationsprobe.)

Ausser den specifischen immunisirenden Stoffen entsteht im Blut von Thieren, denen Kulturen eines bestimmten Krankheitserregers einverleibt sind, noch eine andere Art von Stoffen, die in ihrer Wirkung ebenfalls in gewissem Grade specifisch d. i. lediglich auf die betreffende eine Erregerart eingestellt sind und mit den immunisirenden Stoffen nur in loser Beziehung stehen, nämlich die agglutinirenden Stoffe. Ihre Entstehung geht im Allgemeinen parallel mit der Bildung der immunisirenden Stoffe, aber wir wissen z. B. von der Agglutinationsreaction beim Typhus her, dass die Bildung nennenswerther Mengen von Agglutininen selbst bei schweren Typhusfällen auch einmal ausbleiben kann; andererseits können Serumproben ohne jede immunisirende Wirkung eine hohe Agglutinationsreaction geben; dazu kommt, dass das Serum von gesunden Menschen und von Thieren, welche nie an Typhus gelitten haben bezw. nie mit Typhuserregern behandelt worden sind, von Hause aus einen gewissen Agglutinationswerth gegen über dem Typhuserreger besitzt: die im normalen Serum vorhandenen Agglutinationsstoffe sind nicht specifischer Natur, denn ihre agglutinirende Wirkung zeigt sich auch bei anderen Bakterien. Dahingegen sind diejenigen Agglutinationsstoffe, welche im Verlauf der Behandlung eines Thieres mit Typhuskulturen — ich bleibe bei diesem Beispiel, — oder im Verlauf des Typhus beim Menschen auftreten, specifischer Natur, denn der nunmehr vorhandene hohe Agglutinationswerth besteht als solcher lediglich dem Typhuserreger gegenüber. Je höher nun der agglutinirende Werth eines Blutserums, welches durch Ueberstehen einer bestimmten Infectionskrankheit bezw. durch Vorbehandlung mit dem Erreger dieser bestimmten Infectionskrankheit verändert ist, — also der Wirkungswerth der normalen und der specifischen Agglutinine zusammen — im Vergleich zu dem agglutinirenden Werth des normalen Serums liegt, um so vortheilhafter und sicherer lässt sich die Agglutinationsprobe zur Feststellung der Identität einer gezüchteten Kultur mit demjenigen Krankheitserreger, für welchen der hohe Agglutinationswerth specifisch ist, verwerthen (Gruber), und umso sicherer lässt sich auch das Serum eines Kranken in Verbindung mit einer vorhandenen

Reinkultur eines bestimmten Kranheitserregers daraufhin prüfen, ob das Individuum, von dem das Serum stammt, mit diesem Krankheitserreger inficirt war oder noch im Ueberstehen dieser Infection begriffen ist (Widal).

Beim Typhus liegt der specifische Agglutinationswerth des vom Typhuskranken stammenden Serums in der Regel hoch über dem Agglutinationswerth vom normalen Serum, und diese specifische Steigerung des Agglutinationswerthes tritt. verhältnissmässig frühzeitig ein; dies bedingt die praktische Verwerthbarkeit der Widal'schen Serumprobe beim Typhus für die Diagnose.

Bei der Pest ist der Agglutinationswerth der von Pest-Kranken stammenden Sera dem Pesterreger gegenüber meist nicht anders, wie der normaler Sera, weil nämlich die agglutinirenden Stoffe sich bei den Pestkranken verhältnissmässig langsam bilden; der Agglutinationswerth liegt auch beim Serum des Pest-Rekonvalescenten sehr tief. Die Frage, ob nicht auch manche normale Sera in den für die Diagnose verwerthbaren Mengenverhältnissen 1 10 bis 1 1[1]) eine positive Reaction geben, ist noch nicht sicher geklärt. R. Pfeiffer ist nach seinen Erfahrungen der Ansicht, dass normale Sera in Verdünnungen des Serums von 1 : 1 auf den Pesterreger agglutinirend nicht wirken, — dies freilich nur bei genauer Befolgung der von R. Pfeiffer und W. Kolle angegebenen (makroskopischen) Methode der Prüfung im Reagensglase: 1 ccm Serum mit abgestuften Mengen Bouillon oder Kochsalzlösung und hierzu je 1 Oese sorgfältig zerriebener frischer Agarkultur, die wegen des langsamen Wachsthums des Pesterregers am zweckmässigsten zweitägig gewählt wird. Die Reaction besteht darin, dass sich in der makroskopisch gleichmässig erscheinenden Kulturaufschwemmung die Bacillen zu grösseren Flöckchen zusammenschliessen, mit deren Niedersinken eine Klärung der Flüssigkeit zu Stande kommt.

Die mikroskopische Beobachtung der Agglutination im hängenden Tropfen, wie sie sich bei dem beweglichen und

---

1) Vergl. Anleitung für die bakteriologische Feststellung der Pest-fälle; Anl. 3 der „Grundsätze, die bei der Bekämpfung der Pest zu beobachten sind", im Abschnitt: Bekämpfung der Pest im Deutschen Reiche.

leicht vertheilbaren Typhusbacillus so präcis anstellen lässt,
ist beim Pesterreger nicht zuverlässig, weil sich eine grosse
Zahl mikroskopisch sichtbarer Häufchen von vornherein in
dem Tropfen vorfinden, und weil das Kriterium des Nach-
lassens der Beweglichkeit bei dem unbeweglichen Pestbacillus
ausfällt.

Nach dem Bericht der deutschen Commission haben
unter 15 untersuchten zweifellosen Pestfällen die Sera von
nur 11 die Agglutinationsreaction ergeben und zwar auch
bei diesen meistens nur schwach; nur bei 5 Fällen erwiesen
sich stärkere Verdünnungen des Serums (1 20 bis 1 40 und
darüber hinaus) noch wirksam. Die Reaction war in einem
Falle (im Verhältniss von 1 : 2) am 9. Krankheitstage vorhanden und erhielt sich in anderen Fällen bis in die achte
Krankheitswoche. Nach Wyssokowitz und Zabolotny[1])
tritt die Agglutination in der ersten Woche nicht ein, sondern
erst in der 2. Woche (nach 7 Krankheitstagen), sie nimmt
zu bis zur 4. Woche und dann wieder langsam ab.

Die deutsche Commission erwähnt kurz, dass die Sera
zweier gesunder Menschen, welche etwa drei Wochen vorher
mit abgetödteten Pestkulturen nach Haffkine behandelt
worden waren, keine Spur von Agglutination erkennen liessen.

Nach Versuchen derselben Commission zeigten die Sera
von Thieren, welche mit Pest inficirt waren und diese Infection überstanden hatten, nur nach einer deutlichen mehr
oder minder schweren Erkrankung agglutinirende Eigenschaften,
bei einem Schaf in der Verdünnung von 1 16 am 24. Tage
nach der Infection, bei einer Kuh, einem Schaf und einer
Ziege in der Verdünnung von 1 10 am 21. bezw. 24. Tage,
bei einer Kuh in der Verdünnung von 1 6, bei einem Pferde
endlich in Verdünnung von 1 2 am 19. bezw. 17. Tage.
Die Sera der von Hause aus immunen (refraktären) Thiere —
Hund, Gans, Huhn, Taube — geben keine Reaction.

Nach allen bisherigen Erfahrungen kommt der
Serumdiagnostik bei der Pest nur eine bedingte Bedeutung zu: für die Diagnose am Krankenbett leistet
sie fast nichts, namentlich nicht bei den in der
ersten Woche sterbenden Kranken; der positive Ausfall
der Reaction mit dem Serum eines Reconvalescenten, dessen

---

1) Wyssokowitz et Zabolotny, Annales de l'Institut Pasteur.
1897. p. 668.

ursprüngliche Krankheit nicht mit Sicherheit festgestellt war, spricht nur mit hoher Wahrscheinlichkeit, nicht mit Bestimmtheit für eine überstandene Pesterkrankung, — der negative Ausfall der Reaction nicht dagegen — (vergl. Anleitung f. d. bakteriologische Feststellung der Pestfälle, Anl. 3 der „Grundsätze, die bei der Bekämpfung der Pest zu beobachten sind", unter IID).

Besser verwerthbar ist die Agglutinationsprobe bei der Pest im Sinne der ursprünglich Gruber'schen Reaction, d. i. nämlich zur Identificirung gezüchteter Kulturen mit solchen des Pesterregers. Hierzu bedarf es eines sicheren Pestserums von möglichst hohem Agglutinationswerth. Derartige Sera von hohem Agglutinationswerth sind durch Fortbehandlung von Thieren (Pferden) mit Kulturen des Pesterregers unschwer zu erhalten, jedoch ist dabei zu beachten, dass nicht jedes Pestserum, das hohe schützende (immunisirende) Eigenschaften besitzt, gleichzeitig auch hohe agglutinirende Eigenschaften besitzt. Von 4 von Yersin am Menschen zur Heilung der Pest verwendeten Sera, welche von hochimmunisirten Pferden stammten, und die im Thierkörper zweifellos schützend wirkten, hatte nach Untersuchungen der deutschen Commission[1]) nur eins eine stärkere agglutinirende Wirksamkeit, nämlich in Verdünnungen 1 : 20 sofortige starke Reaction; die drei anderen Proben zeigten nur schwache Reaction, fast noch schwächer, wie sie im Allgemeinen das Serum von Pestreconvalescenten giebt. Dieses eine stärker agglutinirende Serum wirkte auf sämmtliche Peststämme verschiedenster Herkunft positiv, auf alle anderen Bakterien-Kulturen negativ.

Ein Pestserum von höherem Agglutinationswerth ist demnach ein zuverlässiges Mittel, um echte Pestkulturen von ihnen ähnlichen Bakterienarten zu scheiden.

Das Vorräthighalten eines derartigen an zuverlässiger Stelle hergestellten und in Bezug auf seine agglutinirende Wirksamkeit sicher geprüften Serums ist ausschlaggebend für die praktische Verwerthbarkeit dieser Methode im gegebenen Falle. Ein solches Serum lässt sich auch mittelst (bei 65° C.) abgetödteter Pestkulturen herstellen: Das Serum einer in 9 bis 11 tägigen Zwischenräumen mit 1 bezw. 3

---

1) a. a. O. S. 322.

bezw. 5 bezw. 6 Kulturen dieser Art vorbehandelten Ziege zeigte einen Agglutinationswerth von 1 30. (Bericht der deutschen Commission).

In der am 19. und 20. October 1899 im Kaiserlichen Gesundheitsamte abgehaltenen wissenschaftlichen Besprechung über die Pestfrage wurde die nachstehende Resolution einstimmig angenommen: „es sollten Institute mit der Herstellung von Vaccin (Schutzimpfstoff) gegen Pest, sowie von Serum zur Prüfung von Pestkulturen mittelst der Agglutinationsprobe beauftragt werden".

IV. Der Gesammtvorgang der Pest

und die daraus sich ergebenden Hauptgesichts-
punkte für Feststellung, Behandlung (Vorhersage)
und Abwehr der Pest.

_____

Nach den gesammten bisherigen Ausführungen ist die
Pest aufzufassen als eine ausschliesslich durch Einführung des specifschen Pesterregers in den menschlichen Körper entstehende Krankheit, deren Sitz zunächst ein örtlicher auf die ersten Ansiedelungstätten des
Pesterregers (primäre Localisationen) beschränkter ist, im
weiteren Verlaufe jedoch durch Uebertritt der Pesterreger in's
Blut verallgemeinert wird (secundäre Localisationen, Pestsepticämie).

Die Krankheitserscheinungen sind sowohl rein
örtliche, die Ansiedelungsstätten des Pesterregers
betreffende, wie alsbald auch allgemeine, durch die
ins Blut übergegangenen Gifte ausgelöste.

Griesinger[1]) fasste den Gesammtvorgang der Pest als eine acute
Intoxication, welche zuerst eine allgemeine das Blut betreffende, seltener
eine lokale sei, auf; die Localisationen seien Wirkungsäusserungen der
allgemeinen Durchgiftung.

Eingangspforten für den Pesterreger sind im menschlichen Körper die äussere Haut, die Schleimhäute der Augen,
der Nasen- und Mundhöhle, sowie der tieferen Luftwege, —
ausnahmsweise die des Darmskanals.

_____

1) Griesinger, Infectionskrankheiten. Virchow's Handbuch der
spec. Pathologie u. Therapie. II. 2. Aufl. 1864.

Vieles spricht dafür, dass der Pesterreger auch durch intakte Schleimhäute und mittelst Einreibung auch durch die intakte Haut in den menschlichen Körper Eingang finden kann (S. 95). In der Regel bilden kleine Verletzungen in der Haut, wozu auch Insektenstiche gehören, die Eingangspforten.

Die ersten Ansiedelungen des Pesterregers im menschlichen Körper erfolgen bisweilen am Sitze der Eingangspforte in der Haut, häufiger in den der Richtung des Lymphstromes nach nächst oder übernächst benachbarten Lymphdrüsen, — sehr selten in den Lungen. Die ersten Ansiedelungsstätten des Pesterregers pflegen vereinzelt, höchst selten mehrfach vorhanden zu sein und stehen in bestimmter Beziehung zur Eingangspforte.

Nach der Lage der ersten Ansiedelungsstätte des Pesterregers unterscheidet man drei Hauptformen der Pest: Hautpest (Karbunkel, Pustel, Bläschen), Drüsen- oder Bubonenpest, Lungenpest, (S. 105 ff., 112 ff., 131 ff.); auch im Darme ist eine erste Ansiedelung des Pesterregers nicht unmöglich, gehört aber nach den bisherigen Erfahrungen zu den Ausnahmen (S. 141 ff).

Die örtlichen und allgemeinen Krankheitserscheinungen pflegen mehr oder weniger plötzlich einzusetzen, nachdem der Pesterreger an den ersten (primären) Ansiedelungstätten eine gewisse Anreicherung erfahren hat. Wahrscheinlich fällt der Ausbruch der Krankheitserscheinungen zeitlich zusammen mit dem Uebergang grösserer Giftmengen (toxischer Stoffe) in die kreisenden Säfte.

Der Zeitraum zwischen Einführung des Pesterregers (Infection) und Ausbruch der Krankheitserscheinungen — Incubationsdauer — beträgt 3 bis 7 Tage, höchstens 10 Tage (S. 97); in einzelnen Fällen kürzt sich die Incubationsdauer auf 24 Stunden ab, — und dies namentlich bei der (primären) Lungenpest.

Die örtlichen Erscheinungen am Sitz der ersten Ansiedelungsstätten des Pesterregers in der Haut und in den Lymphdrüsen haben das Gepräge entzündlicher Vorgänge mit Neigung zu nekrotischem Zerfall und zur Bildung diffuser Oedeme in der nächsten Umgebung des Herdes, — ferner zu kleinen Blutungen, die in Folge nekrotischer Vorgänge an den kleinen Gefässen in der Tiefe des Entzündungsherdes, aber auch in den Hautdecken über demselben (Petechien)

in die Erscheinung treten und lediglich durch die im und
vom Entzündungsherde aus diffundirenden (stofflichen) Gifte
hervorgebracht werden können (S. 128 ff., S. 157, S. 159);
der primäre Pestbubo erhält vor allem durch das pralle
Oedem des periglandulären Gewebes, das sich bis in die
Hautdecken fortsetzen kann, ein besonderes Gepräge.

Nach Uebertritt der specifischen Gifte der angesiedelten
Pesterreger in die kreisenden Säfte können die erwähnten
kleinen Blutungen an den verschiedensten Stellen entstehen, ohne dass die unmittelbare Gegenwart von Pesterregern
an diesen Stellen selbst erforderlich ist; namentlich in der Darmschleimhaut finden sich häufig solche kleine Blutungen (S. 141).

Zu den örtlichen, objektiv nachweisbaren Wirkungen der
Gifte des Pesterregers ist auch die beim Pestkranken frühzeitig, nämlich schon bei der Entwickelung der primären Lokalisation, festzustellende Milzschwellung zu rechnen (S. 163).

Zu den allgemeinen Krankheitserscheinungen (S. 168),
als Wirkungsäusserungen der in die kreisenden Säfte
übergegangenen Pestgifte, sind vor allem zu rechnen:
die Beeinflussung des Sensoriums (Umnebelung der
Sinne, taumelnder Gang, lallende Sprache, Delirien u. s. w. —
S. 170 ff.), die lähmende Wirkung auf das Herz und
namentlich auf die Gefässe (S. 173 ff.), das hohe, häufig
von einem Schüttelfroste eingeleitete, meist steil ansteigende
Fieber, welches zu kleineren, am dritten Krankheitstage
häufig zu tieferen Remissionen neigt (S. 176 ff.).

Bleibt die Ansiedelung des Pesterregers auf die ersten
Stätten beschränkt, so tritt häufig nach dem dritten bis
sechsten Krankheitstage mit oder ohne Schweissausbruch
kritisches oder lytisches Absinken des Fiebers und
Nachlass namentlich der allgemeinen, sowie Rückbildung der
örtlichen Krankheitserscheinungen ein.

Die Zerfalls- und Rückbildungsvorgänge können sein:
Zertheilung in der Art, wie dies bei gewöhnlichen frisch entzündlichen Bubonen unter der Eisblase nicht selten vorkommt (S. 121); Eiterung in Folge Einwanderung von Eitererregern (Mischinfection) oder auch durch alleinige Wirkung
des Pesterregers (S. 117); puriforme Einschmelzung
(Sticker) S. 120.

Im letzteren Falle wird der eingeschmolzene (verfettete
und verflüssigte) Inhalt der Lokalisation in Folge
Schwindens der Pestbacillen steril. Auch bei den

übrigen Formen der Rückbildungs- u. s. w. Vorgänge, namentlich bei der durch Mischinfection entstehenden Eiterung können
die Pesterreger unter Umständen sehr rasch aus den Lokalisationen schwinden (resorbirt oder ausgeschieden werden).

Der Pesterreger kann von seiner ersten (primären) Ansiedelungsstätte aus, nachdem er dort eine kolossale Anreicherung erfahren hat, in's Blut übertreten und nunmehr an den verschiedensten Körperstellen (Haut, Lymphdrüsen, Lungen, Darm, Hirnhaut u. s. w.) metastatische
oder secundäre Ansiedelungstätten bilden; dies ist
in manchen Epidemien meist, in anderen weniger häufig der
Fall. Alsdann pflegen auch im Blute Pesterreger nachweisbar zu sein — Pestsepticämie (S. 153ff. u. 125ff.). Bei
der Lungenpest ist der Ausgang in Pestsepticämie die Regel.
Der Pesterreger kann in diesem Stadium der Krankheit in sämmtlichen Ausscheidungen des Kranken
anzutreffen sein, — vor allem in den Absonderungen der
primären und secundären Ansiedelungsstätten, im Speichel
(Auswurf), im Urin und in den Darmabgängen, im terminalen
Lungenödem (S. 151ff.).

Pestsepticämie führt in der Regel zum Tode, —
bei kräftigem Herzen ist aber auch jetzt noch ein
Stillstand und weiterhin ein Absinken aller Krankheitserscheinungen möglich (S. 150). Es bilden sich
nämlich unter dem Einflusse der in den Blutstrom übergegangenen Gifte der Pesterreger besondere (specifische)
Gegenstoffe, welche ihrer Art nach theils auf den
lebenden Pestbacillus schädigend wirken (bactericide Stoffe),
theils die Eigengifte des Pestbacillus neutralisiren (anti-
toxisch wirkende Stoffe) S. 180ff. Bei gewisser Lebhaftigkeit der Bildung dieser Gegenstoffe im Verhältniss zur
Wahl der wuchernden Pesterreger und zu der Menge der aus
ihnen in's Blut übergehenden Gifte kann selbst der bedroh-
liche Zustand der Pestsepticämie überwunden wurden, — sofern nur das Herz bis zum Ueberwiegen der Gegenstoffe den
Blutkreislauf zu unterhalten im Stande ist. Erschwerend für
die Herzthätigkeit ist eine frühzeitig einsetzende Lähmung
der Vasomotoren, so dass das Herz in ein zu weites, bei der
Blutvertheilung versagendes Gefässrohr pumpt (Sticker). —
„Embryokardie" S. 173.

Durch die Erkrankung an Pest, nämlich durch die
Wirkung der Gifte des Pesterregers, können all-

gemeine Ernährungsstörungen und Entartungsvorgänge in den Organen eingeleitet werden, die nicht mehr zum Stillstand kommen, sondern unter mehr oder minder rasch verlaufendem Siechthum schliesslich zum Tode führen: Pestmarasmus.

Die Feststellung der Pest wird zu Epidemiezeiten nach den klinischen allgemeinen und örtlichen Erscheinungen im Allgemeinen unschwer sein (S. 129 ff., S. 139). Die positive bakteriologische Diagnose ist stets ausschlaggebend. Für die Feststellung erster eingeschleppter Fälle ist die bakteriologische Diagnose neben der klinischen unerlässlich. Da die Pestbacillen im weiteren Verlauf der Krankheit unter Umständen aus ihren örtlichen Ansiedelungsstätten verschwinden, so kann in klinisch zweifelhaft gebliebenen Fällen mit negativem Bacillenbefund bisweilen noch die Agglutinationsprobe die nachträgliche Diagnose ermöglichen (S. 201).

Vorhersage, Verlauf: So lange die Pesterreger auf die ersten Ansiedelungstätten beschränkt bleiben, ist die Vorhersage an sich nicht ungünstig. Secundäre (metastatische) Localisationen des Pesterregers verschlechtern die Vorhersage wesentlich (S. 150). (Primäre und secundäre Localisationen sind an mehreren Merkmalen zu unterscheiden — S. 106, S. 114 u. 125, S. 131 ff., S. 153).

Die Lungenpest verläuft in der Regel tödtlich, weil die massenhafte Vermehrung der Pesterreger in der Lunge besonders schwere allgemeine toxische Wirkungen, namentlich auf Herz und Gefässe zur Folge hat, und weil die Lungenpest sehr bald in Pestsepticämie überzugehen pflegt.

In den übrigen Fällen gestaltet sich die Vorhersage um so günstiger, je kräftiger die Gesammtconstitution und vor allem das Herz des Kranken ist, je grösser die natürliche Widerstandsfähigkeit (Resistenz — S. 99) des Kranken, je geringer seine Empfänglichkeit für die Pest ist (relative Immunität nach einmaligem Ueberstehen der Pest — S. 103 —, nach activer Schutzimpfung, nach passiver Schutzimpfung — S. 190, 183 —), je früher der Kranke in geordnete Unterkunfts-, Pflege-, Ernährungs-Verhältnisse gebracht wird, und je früher er in ärztliche Behandlung tritt.

Es kommen aber auch ohne diese die Vorhersage günstig beeinflussende Momente ausserordentlich leichte Fälle von Pest vor (Pestis minor, Pestis ambulans), in denen

früzeitig eine Zertheilung der Localisationen eintritt; es sind
dies lediglich Fälle mit primären Haut- oder Lymphdrüsen-
Localisationen.

Behandlung.

Die Behandlung hat sich gegen die allgemeinen Krank-
heitsäusserungen und gegen die Localisationen des Pesterregers
zu richten.

Die allgemeine Behandlung umfasst die Fürsorge für
Unterbringung des Kranken unter günstigen hygienischen Verhältnissen, für geordnete Krankenpflege, für kräftesparende
Ernährung (ev. durch Nährklystiere), für Darreichung herzanregender Getränke (Alkohol) und erforderlichenfalls auch
herzanregender und die Herzthätigkeit regelnder Arzneien.

Zur Beschleunigung der Ausscheidung der Pesterreger,
insbesondere ihrer Gifte sind harntreibende (reichlich harntreibende Mineralwasser) und stuhlgangfördernde Mittel angezeigt; nach Analogie der Verhältnisse beim Typhus kommt
die Darreichung z. B. von Urotropin und Calomel in Betracht;
letzteres ist von vielen Seiten als vortheilhaft empfohlen.
Schweisstreibende Mittel sind wegen des schwächenden
Momentes, und weil von ihnen im Fieberstadium eine Wirkung kaum zu erwarten ist, nicht angezeigt.

Auf die Pesterreger und ihre Gifte kann durch Serumbehandlung unmittelbar eingewirkt werden. Nur von hoch-
werthigen, sowohl bactericide wie antitoxische Stoffe enthaltenden Seris ist ein durchgreifender Erfolg zu erwarten.
Die Anwendung von Impfstoffen, welche auf eine active Immunisirung abzielen, ist nach geschehener Ansteckung ohne
Werth und wirkt eher schädigend (S. 198).

Das Fieber, die intoxicatorischen Störungen des
Sensoriums, die Neigung zu Lungenhypostasen sind in
eine Parallele mit den Verhältnissen beim Typhus zu setzen,
und von diesem Gesichtspunkte aus kommt die Anwendung
von Bädern in Betracht.

Die örtlichen krankhaften Veränderungen sind, namentlich was die primären Bubonen anbetrifft, nach der Richtung
hin zu behandeln, dass die entzündlichen Erscheinungen (und
damit gleichzeitig die Wucherung der Pesterreger) herabgesetzt
und womöglich Zertheilung erzielt wird; die Eisblase wird
von den Kranken in der Regel wohlthuend empfunden. Die
Indicationen für die Eisblase und für hydropathische Um-

schläge (zur Beförderung der eingeleiteten Einschmelzung) sind im Wesentlichen dieselben, wie beim gewöhnlichen entzündlichen Bubo.

Von Einspritzungen antiseptischer Flüssigkeiten in die primären Bubonen — Jod, Chlorzink, Carbolsäure, Sublimat — sind nachhaltige Erfolge bisher nicht beobachtet, — bei der Diffusibilität der Bubonen und wegen der gleichzeitigen Schädigung der Gewebe auch kaum zu erwarten.

Für die chirurgische Behandlung der Pestbubonen, namentlich der primären, ist der Gesichtspunkt maassgebend, dass von ihnen aus durch Resorption von Pesterregern und ihrer Gifte die schweren allgemeinen Krankheitserscheinungen zu Stande kommen, und dass diese Resorption befördert wird durch Spannung und höhere Druckverhältnisse — also ganz ähnlich wie beim Eiterfieber; ferner dass erfahrungsgemäss dem Uebertritt von lebenden Erregern irgendwelcher Art aus den örtlichen Ansiedelungen in die kreisenden Säfte durch hohe Druckverhältnisse Vorschub geleistet wird. Dieser Gesichtspunkt spricht für eine möglichst frühzeitige breite Eröffnung grösserer (vergl. S. 130) nicht zurückgehender Bubonen, sofern nur durch diesen Eingriff eine belangreiche Entspannung erreichbar erscheint[1]).

Erweichende Pestbubonen sind rein äusserlich wie auch operativ u. s. w. nicht anders zu behandeln, wie gewöhnliche Bubonen.

Vom theoretischen Standpunkt ist der Excision der primären Bubonen und Hautaffectionen das Wort zu reden; ausreichende Erfahrungen liegen hierüber noch nicht vor, da z. B. die in Indien ohne Asepsis und Antisepsis vorgenommenen Excisionen meist zu septischen Infectionen (nicht Pestinfectionen) Anlass gegeben haben. H. F. Müller[2]) hat in Uebereinstimmung mit den Anschauungen Yamagiwa's seinen Standpunkt folgendermaassen festgelegt: „Da nach den gegen-

---

1) Schottelius räth, die Bubonen ihres nekrotischen, blutig flockigen Inhalts nicht eher zu entleeren, als bis deutliche Fluctuation eingetreten ist, und bestimmt diesen Zeitpunkt nach dem Fieber genauer danach, wenn die nach Ueberwindung der specifischen Infection abgesunkene Temperaturcurve wieder ansteigt; mit anderen Worten: wenn erneute Resorption u. s. w. eintritt.

2) Bericht der österreich. Commission etc. Beulenpest. II. Klin. Bericht. S. 226.

wärtigen Anschauungen der primäre Bubo einen örtlichen und zunächst örtlich bleibenden Herd vorstellt, von welchem aus die Blutinfection und die Pestmetastasen, wie die Intoxication des Organismus ihren Ursprung nehmen, so müsste folgerichtig das Schwergewicht der Therapie auf die möglichst frühzeitige und exacte vollständige Entfernung des primären Bubo durch blutigen Eingriff zu verlegen sein."

Durch die Eröffnung der Lokalisationen der Pesterreger wird eine grössere Gefahr für Blutinfection nicht geschaffen; parallele Verhältnisse bieten die Milzbrandlokalisationen (S. 149 ff.).

Bei der heutigen gegen jede Verstreuung von Krankheitserregern und auf die volle Erhaltung der Zellthätigkeit abzielenden Handhabung der Chirurgie wird die frühzeitige Excision einer primären Haut- oder Lymphdrüsenaffection in geeigneten Fällen auf Erfolg rechnen können, ohne dass dadurch der Kranke oder seine Umgebung in neue Gefahren gebracht wird.

Uebertragung und Verbreitung der Pest.

Der Pesterreger findet seine Vermehrung und Anreicherung lediglich im Menschen — S. 99 ff. — und im lebenden Thierkörper — S. 78 ff.

Ausserhalb des menschlichen und thierischen Körpers erliegt der Pesterreger den mannigfachen auf ihn .einwirkenden Schädigungen, namentlich der Austrocknung in Verbindung mit höheren Aussentemperaturen (S. 28), dem Sonnenlicht (S. 34), der Concurrenz anderer Bakterien (S. 37) verhältnissmässig rasch, während niedere Temperaturen und gleichmässige Feuchtigkeit (S. 32) erhaltend auf ihn wirken. Auf Nahrungsmitteln (S. 38), im Wasser und in der Erde (S. 34), sowie in Pestleichen und Pestkadavern ist er im Allgemeinen kurzlebig. — In feucht zusammengeballten Wäschestücken, Kleidern, Lumpen u. s. w. kann er sich wochenlang lebend erhalten; das Gleiche kann in feuchten Wohnungen, in dunklen Ecken und Winkeln, die zu Schmutzablagerungen dienen, der Fall sein (S. 31).

Der Pesterreger findet sich beim Menschen in den Absonderungen und Ausscheidungen seiner örtlichen Ansiedelungsstätten, kann aber auch in sämmtlichen Ausscheidungen, namentlich auch im Auswurf, Harn und Stuhl erscheinen.

Beim pestkranken Thier erscheint der Pesterreger frühzeitig
in allen Ausscheidungen, ganz besonders bei den für Pestsepticämie empfänglichen Nagethieren (Ratten, Mäusen).

Die Uebertragung des Pesterregers auf den gesunden
Menschen findet statt

theils unmittelbar durch Berührung von Ausscheidungen eines pestkranken Menschen oder Thieres und nachherige
Einführung der daranhaftenden Pesterreger durch die Haut
oder die Schleimhäute, — Contactinfection,

theils mittelbar durch Kleidungs-, Wäschestücke u. s. w.,
welche von Pestkranken stammen oder mit solchen in Berührung gekommen sind, durch Kehricht (Schiffskehricht),
Lumpen, Waaren u. dergl., welche von Ausscheidungen eines
pestkranken Menschen und pestkranker Thiere (Ratten) —
S. 138 — beschmutzt sind,

oder endlich durch Vermittelung von Ungeziefer, das den
Pesterreger vom kranken Menschen und kranken Thier verschleppt.

Die mittelbare Uebertragung ist bei der Mannigfaltigkeit der möglichen Wege im allgemeinen die
häufigere. Im Uebrigen hängt es im Wesentlichen von äusseren
Verhältnissen — Reinlichkeitspflege, enges Zusammenwohnen,
niedere Lebenshaltung, berufliche Berührung mit Pestkranken,
Pestleichen, beruflicher Aufenthalt an Aufenthaltsorten pest-
empfänglicher und pestkranker Thiere — ab, ob in bestimmten
Menschengruppen, Berufsklassen u. s. w. die mittelbare oder
die unmittelbare Uebertragung des Pesterregers von Mensch
und Thier auf den Menschen die vorherrschende ist, und ob
die Pest in gewissen Menschengruppen mehr oder weniger
Eingang findet.

Die Abwehr hat sich zu richten in gleicher Weise
gegen die mittelbare und gegen die unmittelbare Uebertragung.
In erster Linie handelt es sich um frühzeitigstes Abfangen
und Unschädlichmachen des Pesterregers am Krankenbett
und in nächster Nähe des Kranken, Fernhalten des Gesunden
vom Kranken, — ferner um Vernichtung der pestempfäng-
lichen und pestkranken Thiere (Ratten, Mäuse), sowie des
sonstigen eine Vermittlerrolle bei der Pest spielenden Ungeziefers, und endlich drittens um Unschädlichmachen von
solchen Waaren und Handelsgegenständen, welche aus pestverseuchten Orten kommen und erfahrungsgemäss Träger des
Krankheitserregers werden können (Desinfection).

Diese Abwehrmaassregeln müssen sich vereinigen lassen mit den dem Menschen durch Gesetz
gegebenen Selbstverfügungsrechten, ohne Unterbindung der wichtigeren, für die Erhaltung des
Lebens der Gemeinwesen, Reiche und Völker dienenden Adern des Personen- und Waarenverkehrs.
Wie sich die nothwendigen Abwehrmaassregeln und
weiterhin die zur Bekämpfung der Pest nothwendigen
Maassnahmen mit den sonstigen Interessen der engeren Gesellschaft, der Reiche und der Völker vereinigen und zur
Sicherung ihrer Durchführung im Wege des Gesetzes, der
Verordnung und Vereinbarung festlegen lassen, lehrt der
nachfolgende, die Bekämpfung (Abwehr) der Pest im Verkehr
der Völker, in den deutschen Seehäfen, und innerhalb des
deutschen Reiches behandelnde Abschnitt.

V. Die Bekämpfung der Pest.

A. Bekämpfung der Pest im Verkehr der Völker.

Grundlegend für die Bekämpfung der Pest im Verkehr der Völker, namentlich im Gross-Seeverkehr, ist die „Internationale Sanitäts-Uebereinkunft, betr. Maassregeln gegen die Einschleppung und Verbreitung der Pest" vom 19. März 1897[1]) oder kurz die „Venediger Sanitätsconvention" (Règlement sanitaire général pour prévenir l'invasion et la propagation de la peste). Die Venediger Sanitätsconvention kam zu Stande namentlich unter dem Eindruck der Pestausbreitung in Ost-Asien vom Jahre 1894 an und in Indien, vorzüglich in Bombay im Jahre 1896.

Die Abmachungen sind zusammengefasst in fünf Capitel, von denen das erste

Maassnahmen ausserhalb Europas

betrifft: Zu den Maassnahmen ausserhalb Europas gehört in erster Linie

— Abschnitt I zu Cap. I —

gegenseitige Benachrichtigung der der Uebereinkunft beigetretenen Mächte (zunächst: Deutsches Reich, Oesterreich, Belgien und Niederlande, Portugal, Spanien, Frankreich, England, Griechenland, Italien, Luxemburg, Schweiz, Montenegro, Rumänien, Russland, Serbien, die Türkei und Persien) von

---

1) R. G. Bl. 1900. S. 43 ff. und Veröffentl. des Kaiserl. Gesundheitsamtes. 1897. S. 695 ff. Uebersetzung i. d. Veröffentl. des Kaiserl. Gesundheitsamtes. 1900. S. 513 ff. u. 538 ff.

jedem einzelnen auf ihrem Gebiete vorgekommenen
Pestfalle nach Maassgabe des Titels I, Cap. II. (Maassregeln,
um die der Uebereinkunft beigetretenen Regierungen über den
Stand einer Pestepidemie, sowie über die zur Verhütung der
Ausbreitung und Verschleppung derselben in seuchenfreien
Gegenden angewandten Mittel auf dem Laufenden zu er-
halten).

Die Titel II, III, IV des im Nachfolgenden in der
Uebereinkunfts-Sprache wiedergegebenen Capitel II. kommen
gleichfalls in Anwendung; diese Titel betreffen: Die Voraussetzungen, unter denen ein örtlicher Bezirk als verseucht oder rein anzusehen ist (Titel II), —

die Nothwendigkeit, die zur Verhütung der Ausbreitung
der Epidemie bestimmten Maassregeln auf die örtlichen Bezirke zu beschränken (Titel III), —

giftfangende Waaren oder Gegenstände, welche für die
Anordnung von Ein- oder Durchfuhrverboten und der Desinfection in Betrachtung kommen (Titel IV).

Weiterhin ist als „wünschenswerth" bezeichnet, dass
die Maassnahmen betreffs Benachrichtigung der der Uebereinkunft beigetretenen Regierungen von dem Auftreten einer
Pestepidemie sowie von den zur Verhütung der Weiterverbreitung und Verschleppung derselben u. s. w. angewandten
Mitteln, wie sie für Europa vorgeschrieben sind (Capitel II),
auch in den anderen Ländern zur Anwendung kommen.

Abschnitt II des Cap. I

betrifft die gesundheitspolizeiliche Behandlung ab-
fahrender Schiffe in den verseuchten Häfen. Hierzu
gehören die für gewöhnliche und für Pilgerschiffe ge-
meinsamen Maassnahmen; das sind:

die obligatorische ärztliche Revision jeder ein-
zelnen auf einem Schiffe Ueberfahrt nehmenden
Person durch einen von der öffentlichen Behörde bestellten
Arzt,

die obligatorische strenge Desinfection jedes verseuchten oder verdächtigen Gegenstandes nach Maassgabe des
Cap. III,

und endlich das Verbot der Einschiffung von Personen, die Pestsymptome zeigen.

Für die Pilgerschiffe kommt noch hinzu: Beobachtung der in Gruppen vereinigten Personen vor der Ein-

schiffung, bis die Gewissheit geboten ist, dass keine von Pest
befallen ist. Jeder Regierung ist freigestellt, diese Maassnahme den örtlichen Verhältnissen und Möglichkeiten anzu-
passen; so kann z. B. in Niederländisch-Indien diese Beobachtung an Bord der zur Abfahrt fertigen Schiffe stattfinden.

Eine gewisse Beschränkung des Pilgerstromes bezweckt
die Forderung, dass jeder Pilger die unbedingt nothwendigen
Mittel zur ·Pilgerfahrt (einschl. Rückreise) besitzt.

Die an Bord der Pilgerschiffe zu beobachtenden
Maassnahmen sind in 4 Titeln bezw. 42 Artikeln zusammengefasst:

Titel I betrifft allgemeine Bestimmungen, zunächst die
Feststellung des Begriffs „Pilgerschiff": als solches wird nicht
angesehen ein Schiff, welches ausser seinen gewöhnlichen
Passagieren Pilger der untersten Classe an Bord hat mit
einer so grossen Raumzumessung, dass auf 100 Tonnen
Bruttogehalt weniger als ein Pilger kommt. Die Vorschriften
finden Anwendung auf Pilgerschiffe, welche muselmanische
Pilger nach dem Hedjaz oder dem persischen Golf hin- und
rückbefördern. Bei der Einfahrt in das rothe Meer und den
persischen Golf sind die in dem Special-Reglement für die.
Hedjaz-Pilgerfahrten enthaltenen Vorschriften, die von dem
Gesundheitsrath in Constantinopel im Einklange mit den in
der vorliegenden Sanitätsconvention enthaltenen Grundsätzen
aufgestellt sind, maassgebend.

Titel II betrifft die Maassnahmen an Bord vor der
Abfahrt der Pilgerschiffe, namentlich diejenigen Bedingungen, von deren Erfüllung· seitens der zuständigen Behörde
die Erlaubniss der Abfahrt abhängig zu machen ist (Art. 7);
ausser allgemein - hygienischen Verhältnissen werden vollkommene Reinigung und Desinfection des Schiffes (a), Vorhandensein eines sicher functionirenden Dampfdesinfections-
apparates (f), das Vorhandensein von Arzneien und Begleitung
des Schiffes durch einen diplomirten Arzt (g) gefordert; für
zuverlässige Angaben über Personenzahl, Ladung, Bestimmungs-
ort sind Sicherungen getroffen.

Titel III behandelt die während der Fahrt zu beobachtenden Vorsichtsmaassregeln. Art. 11 setzt fest, dass bei
einer Pilgerzahl von mehr als 1000 zwei Aerzte an Bord
sein müssen, Art. 12 setzt die Thätigkeit der Aerzte an
Bord fest und zwar in erster Linie den allgemeinen Gesund-
heitsdienst, betreffend Beköstigung, Trinkwasserversorgung,

Unterbringung der Pilger, Behandlung der Aborte u. s. w.
Die Art. 13 bis 22 enthalten die hierbei in Betracht kommenden näheren Gesichtspunkte, Art. 23 bis 26 betreffen den
Krankendienst an Bord, namentlich die Vorsorge für gesonderte Unterbringung u. s. w. pestverdächtiger und pestkranker Personen (besonderes permanentes Lazareth, Er-
möglichung der Einrichtung eines weiteren Lazareths zu vorübergehendem Gebrauche), ferner die aus Anlass einer verdächtigen oder festgestellten Erkrankung auszuführenden Desinfectionsmaassnahmen, und endlich die aus Anlass eines
Todesfalles zu ergreifenden Maassregeln (die Leiche ist in ein
mit Sublimat getränktes Tuch einzuhüllen und ins Meer zu
senken).

Art. 27—29 betreffen genaue Führung der Schiffsjournale
und Pilger- pp. Listen, Visirung des Gesundheitspatents u. s. w.

Titel IV enthält Strafbestimmungen.

Abschnitt III zu Kapitel 1

enthält die Maassnahmen zur Verhinderung der Einschleppung der Pest, 1) zu Lande, 2) zur See.

Aus den zu Lande anzuwendenden Maassregeln ist hervorzuheben, dass das moderne Desinfectionsverfahren zwar an
die Stelle von Landquarantänen treten soll, dass es jedoch
jeder Regierung frei steht, ihre Grenzen für Reisende und
Waaren zu sperren.

Die Maassnahmen zur See umfassen diejenigen im
Rothen Meere (A) und diejenigen im persischen Golfe
(B). Zu den ersteren (A) gehören im Besonderen: Einrich-
tung der Ueberwachung und der Desinfection in
Suez[1]) und an den Mosesquellen[2]), Durchfahrt in
Quarantäne durch den Suezkanal, Maassnahmen für
die aus einem pestverseuchten Hafen durch das
Mittelländische Meer nach Aegypten kommenden
Schiffe, gesundheitspolizeiliche Ueberwachung der
Pilgerfahrten im Rothen Meere; die letztere umfasst:

---

1) Der internationale Gesundheitsrath zu Alexandrien hat über die
Durchfahrt der zurückkehrenden Pilgerschiffe durch den Suezkanal besondere Vorschriften (Dispositions pour le transit des navires à pèlerins)
erlassen. Vergl. Veröffentl. des Kaiserl. Gesundheitsamtes. 1900. S. 488.

2) Règlement intérieur de la Station Quarantenaire des Sources de
Moïse. Vergl. Veröffentl. des Kaiserl. Gesundheitsamtes. 1900. S. 606.

die gesundheitspolizeiliche Behandlung der
aus einem verseuchten Hafen kommenden Pilgerschiffe in der (reorganisirten) Quarantäne-
station Camaran;

Verbesserungen, welche in der Sanitätsstation
von Camaran vorzunehmen sind (Räumung der
Insel von ihren Bewohnern (A), Anstalten zum Zwecke
der Sicherheit und Erleichterung des Schiffsverkehrs
in der Bucht der Insel Camaran (B), Einrichtung der
Sanitätsstation (C), welche unter Anderem enthalten
soll: Gebäude für die Desinfection und Waschung der
getragenen Effecten und sonstigen Gegenstände (3), Gebäude, wo die Pilger während der Desinfection der in
Gebrauch befindlichen Kleidungsstücke Douche- oder
Seebäder nehmen (4—5), für jedes der beiden Geschlechter gesonderte und vollständig isolirte Hospitäler
a) zur Beobachtung der Verdächtigen, b) für die Pestkranken, c) für die von anderen ansteckenden Krankheiten Befallenen, d) für die gewöhnlichen Kranken;
Unterkunftsräume für die Pilger (6), welche unter den
besten hygienischen Bedingungen hergestellt sein sollen
und nicht mehr als 25 Personen aufnehmen dürfen;
endlich einen von Wohnstätten entfernt gelegenen Be-
gräbnissplatz, welcher nicht mit dem Grundwasser in
Verbindung steht und 50 cm unter der Oberfläche
drainirt ist (7). Unter D wird die Sanitätsausrüstung,
unter E die Aufbewahrung von Lebensmitteln und Brenn-
material in besonderen Magazinen festgesetzt.

In ähnlicher Weise wie in Camaran sind in besonderen Abschnitten vorgesehen: Verbesserungen,
welche in den Sanitätsstationen von Abou-
Saad, Basta und Abou-Ali vorzunehmen sind,
und die

Reorganisation der Sanitätsstation von Dje-
bel-Tor.

Es schliesst sich ein besonderes Reglement, welches
für die arabischen Häfen des Rothen Meeres zur Zeit
der Pilgerfahrt Anwendung findet und die gesundheitspolizeiliche Behandlung der von Norden kommenden Pilgerschiffe auf Hin- und Rückfahrt und die gesundheitspolizeilichen Maassnahmen bei der Abfahrt der aus den Häfen des
Hedjaz nach dem Süden sich begebenden Pilger umfasst.

Die Maassnahmen im persischen Golf umfassen I. die gesundheitspolizeiliche Behandlung von Herkünften zur See im persischen Golfe und II. die Sanitätsanstalten des persischen Golfes. Sanitätsstationen sind eingerichtet in Ormutz und Bassorah; die Sanitätsanstalten daselbst unterstehen dem obersten Gesundheitsrath in Constantinopel, bezüglich der Station Ormutz haben Persien und die Türkei sich zu verständigen. Ferner sind an der türkisch-russischen bezw. an der türkisch-persischen Grenze in Hannikim und Kizil Dizé bei Bayazid Sanitätsanstalten einzurichten.

Die Maassnahmen im persischen Golf sind weniger detaillirt, wie diejenigen im Rothen Meere, festgelegt, berühren jedoch alles Wesentliche.

Das Kapitel II der Venediger Sanitätsconvention wird im Folgenden wegen seiner Wichtigkeit für den europäischen Grossverkehr, namentlich auch an den deutschen Küsten, im Wortlaut der Uebereinkunft wiedergegeben.

Chapitre II. Mesures à prendre en Europe.

Titre I. — Mesures destinées à tenir les Gouvernements signataires de la convention au courant de l'état d'une épidémie de peste, ainsi que des moyens employés pour éviter sa propagation et son importation dans les endroits indemnes.

Notification et communications ultérieures.

Le Gouvernement du pays contaminé[1]) doit notifier aux divers Gouvernements l'existence de tout cas de peste. Cette mesure est essentielle.

Elle n'aura de valeur réelle que si celui-ci est prévenu lui-même des cas de peste et des cas douteux survenus sur son territoire. On ne saurait donc trop recommander aux divers Gouvernements la déclaration obligatoire des cas de peste par les médecins[2]).

---

1) Der Zeitpunkt, wann ein Land als verseucht — contaminé — anzusehen ist, ist im Wesentlichen der Beurtheilung der betreffenden Regierungen überlassen (vergl. Titre II, ersten und letzten Absatz). Von einem verseuchten Lande ist jeder einzelne Pestfall anzuzeigen.

2) In Ländern, in denen keine Anzeigepflicht für die Aerzte besteht, wird der Zeitpunkt des Eintretens der Anzeigepflicht der Landes-

L'objet de la notification sera l'existence de cas de peste, l'endroit où ces cas ont paru, la date de leur apparition, le nombre des cas constatés et celui des décès. La notification sera faite aux agences diplomatiques ou consulaires dans la capitale du pays contaminé. Pour les pays qui n'y sont pas représentés, la notification sera faite directement par télégraphe aux Gouvernements étrangers.

Cette première notification sera suivi de communications ultérieures données d'une façon régulière, de manière à tenir les Gouvernements au courant de la marche de l'épidémie. Ces communications se feront au moins une fois par semaine.

Les renseignements sur le début et sur la marche de la maladie devront être aussi complets que possible. Ils indiqueront plus particulièrement les mesures prises en vue de combattre l'extension de l'épidémie. Ils devront préciser les mesures prophylactiques adoptées relativement:

à l'inspection sanitaire ou à la visite médicale,
à l'isolement,
à la désinfection,

et les mesures prescrites au point de vue du départ des navires et de l'exportation des objets susceptibles.

Il est entendu que les pays limitrophes se réservent de faire des arrangements spéciaux en vue d'organiser un service d'informations directes entre les chefs des administrations des frontières.

Le Gouvernement de chaque Etat sera tenu de publier immédiatement les mesures qu'il croit devoir prescrire au sujet des provenances d'un pays ou d'une circonscription territoriale contaminée.

Il communiquera aussitôt cette publication à l'agent diplomatique ou consulaire du pays contaminé, résidant dans sa capitale. A défaut d'agence diplomatique ou consulaire dans la capitale, la communication se fera directement aù Gouvernement du pays intéressé.

Il sera tenu également de faire connaître par les mêmes voies le retrait de ces mesures ou les modifications dont elles seraient l'objet.

Titre II. — Conditions dans lesquelles une circonscrip-

---

regierung an die anderen Länder um so weiter herausgeschoben werden können, je länger sich die ärztliche Feststellung und Anzeige der etwa vorgekommenen Pestfälle verzögert. — Die gegenseitige Anzeigepflicht der Mächte hat freilich zur Voraussetzung, dass diese Anzeigepflicht im eigenen Lande besteht. Im Deutschen Reiche ist die Anzeigepflicht für Pest durch § 5 des Gesetzes vom 30. Juni 1900 festgelegt.

tion*) territoriale doit être considérée comme contaminée ou
saine.

Est considérée comme contaminée toute conscription où a été officiellement l'existence de cas de peste.

N'est plus considérée comme contaminée toute circonscription dans laquelle la peste a existé, mais où, après constatation
officielle, il n'y a eu ni décès, ni cas nouveau de peste depuis dix
jours après la guérison ou la mort du dernier pesteux, à condition que les mesures de désinfection nécessaires [1]) aient été exécutées.

Les mesures préventives seront appliquées au territoire contaminé
à partir du moment où des cas de peste auront été officiellement constatés.

Ces mesures cesseront d'être appliquées dès qu'il aura été officiellement constaté que la circonscription est redevenue saine.

Ne sera pas considéré comme autorisant l'application
de ces mesures le fait que quelques cas importés se sont
manifestés dans une circonscription territoriale, sans
donner lieu à des cas de transmission [2]).

Titre III. — Nécessité de limiter aux circonscriptions
territoriales contaminées les mesures destinées à empêcher
la propagation de l'épidémie.

Pour restreindre les mesures aux seules régions atteintes, les Gouvernements ne doivent les appliquer qu'aux provenances des circonscriptions contaminées.

Mais cette restriction limitée à la circonscription contaminée ne
devra être acceptée qu'à la condition formelle que le Gouvernement du
pays contaminé prenne les mesures nécessaires pour prévenir l'exportation des objets susceptibles[3]) provenant de la circonscription contaminée.

---

*) On entend par le mot circonscription une partie de territoire
d'un pays placée sous une autorité administrative bien déterminée, ainsi:
une province, un „gouvernement", un district, un département, un
canton, une île, une commune, une ville, un village, un port, un polder
etc., quelles que soient l'étendue et la population des ces portions de
territoire.

1) Inwieweit Desinfectionsmaassregeln nothwendig sind, unterliegt
der Beurtheilung des betreffenden Landes.

2) Eingeschleppte Pestfälle, welche nicht zu weiteren Uebertragungen geführt haben, oder welche keinen Pest-„Herd" gebildet haben,
verpflichten demnach zu nichts.

3) Gegenstände, welche Träger des Ansteckungsstoffes sein können.

Quand une circonscription est contaminée, aucune mesure restrictive ne sera prise contre les provenances de cette
circonscription, si ces provenances l'ont quittée cinq jours
au moins avant le premier cas de peste[1]).

Titre IV. — Marchandises ou objets susceptibles en-
visagés au point de vue des défenses d'importation ou de
transit et de la désinfection.

I. Importation et transit.

Les objets ou marchandises susceptibles qui peuvent être pro-
hibés à l'entrée, sont:

1. Les linges de corps, hardes et vêtements portés (effets à usage),
les literies ayant servi.

Lorsque ces objets sont transportés comme bagages ou à la suite
d'un changement de domicile (effets d'installation), ils sont soumis à
un régime spécial.

Les paquets laissés par les soldats et les matelots et renvoyées
dans leur patrie après décès sont assimilés aux objets compris dans le
1. qui précède.

2. Les chiffons (Hadern) et drilles (Lumpen), sans en excepter
les chiffons comprimés par la force hydraulique, qui sont
transportés comme marchandise en ballots.

3. Les sacs usés, les tapis, les broderies ayant servi.

4. Les cuirs verts, les peaux non tannées, les peaux
fraîches.

5. Les débris frais d'animaux, onglons, sabots, crins, poils, soies
et laines brutes.

6. Les cheveux.

Le transit des marchandises ou objets susceptibles,
emballés de telle façon qu'ils ne puissent être manipulés en
route, ne doit pas être interdit.

De même, lorsque les marchandises ou objets susceptibles sont

---

1) Es ist also angenommen, dass Herkünfte aus einem Orte u. s. w.,
in welchen Pest vorgekommen ist, dann als unverdächtig anzusehen
sind, wenn diese Herkünfte zum mindesten 5 Tage vor dem ersten Pestfall den Ort verlassen haben. Ob man diesen ersten Fall von dem Zeitpunkt des Krankheitsbeginns oder von demjenigen seiner Feststellung
berechnen soll, ist nicht näher bestimmt.

Aus Titre IV, vorletztem und letztem Absatz, geht hervor, dass
dieser Zeitraum von 5 Tagen lediglich zum Schutze des Waaren- u. s. w.
Verkehrs vor übermässigen Sperren festgelegt ist.

transportés de telle façon qu'en cours de route, ils n'aient pu être en contact avec des objets souillés, leur transit à travers une circonscription territoriale contaminée ne doit pas être un obstacle à leur entré dans le pays de destination.

Les marchandises et objets susceptibles ne tomberont pas sous l'application des mesures de prohibition à l'entrée, s'il est démontrée à l'autorité du pays de destination qu'ils ont été expédiés cinq jours au moins avant le premier cas de peste.[1])

Il n'est pas admissible que les marchandises puissent être retenues en quarantaine, aux frontières de terre. La prohibition pure et simple ou la désinfection sont les seules mesures qui puissent être prises.

II. Désinfection.

Bagages. — La désinfection sera obligatoire pour le linge sale, les hardes, vêtements et objets, qui font partie de bagages ou de mobiliers (effets d'installation), provenant d'une circonscription territoriale déclarée contaminée et que l'autorité sanitaire locale considérera comme contaminés.

Marchandises. — La désinfection ne sera appliquée qu'aux marchandises et objets que l'autorité sanitaire locale considérera comme contaminées, ou à ceux dont l'importation peut-être défendue.

Il appartient à l'autorité du pays de destination de fixer le mode et l'endroit de la désinfection.[2])

La désfection devra être faite de manière à ne détériorer les objets que le moins possible.

Il appartient à chaque État de régler la question relative au payement éventuel de dommages-intérêts résultant d'une désinfection.

Les lettres et correspondances, imprimés, livres, journaux, papiers d'affaires etc. (non compris les colis postaux) ne seront soumis à aucune restriction ni désinfection.[3])

Titre V. — Mesures à prendre aux frontrières terrestres.

Service des chemins de fer. Voyageurs.

Les voitures affectées au transport des voyageurs, de

---

1) Vergl. Bemerk. zu Titre III.

2) Bezieht sich sowohl auf Waaren (marchandises) wie Gepäck (bagages).

3) Also können Postpackete dem Desinfectionszwang unterworfen werden.

no

la poste et des bagages ne peuvent être retenues aux frontières.

S'il arrive qu'une de ces voitures soit souillée, elle sera détachée du train pour être désinfectée, soit à la frontière, soit à la station d'arrêt la plus rapprochée, lorsque la chose sera possible.

Il en sera de même pour les wagons à marchandises.

Il ne sera plus établi de quarantaines terrestres. Seules les personnes présentant des symptômes de peste peuvent être retenues.

Ce principe n'exclut pas le droit pour chaque Etat, de fermer, au besoin, une partie de ses frontières.

Il importe que les voyageurs soient soumis, au point de vue de leur état de santé, à une surveillance de la part du personnel des chemins de fer.

L'intervention médicale se bornera à une visite des voyageurs et aux soins à donner aux malades.

S'il y a visite médicale, elle sera combinée autant que possible avec la visite douanière, de façon que les voyageurs soient retenus le moins longtemps possible.

Dès que les voyageurs venant d'un endroit contaminé seront arrivé à destination, il serait de la plus haute utilité, de les soumettre à une surveillance de dix jours à compter de la date du départ[1]).

Les mesures concernant le passage aux frontières du personnel des chemins de fer et de la poste sont du ressort des administrations intéressées. Elles seront combinées de façon à ne pas entraver le service régulier.

Les Gouvernements se réservent le droit de prendre des mesures particulières à l'égard de certaines catégories de personnes notamment envers:

a) Les bohémiens et les vagabonds;

b) Les émigrants et les personnes voyageant ou passant la frontière par troupes.

Titre VI. — Régime spécial des zones-frontières.

Le règlement du trafic-frontière et des questions inhérentes à ce trafic, ainsi que l'adoption de mesures exceptionelles de surveillance,

---

1) Diese zehntägige — vom Tage der Abfahrt gerechnet — Ueberwachung der aus einem Pestorte kommenden Reisenden ist also nach der Fassung dieses Absatzes nicht eine pflichtmässige, sondern nur eine anempfohlene.

doivent être laissés à des arrangements spéciaux entre les États limitrophes.

Titre VII. — Voies fluviales, fleuves, canaux et lacs.

On doit laisser aux Gouvernements des États riverains le soin de
régler, par des arrangements spéciaux, le régime sanitaire des voies
fluviales [1]).

Titre VIII. — Partie maritime. Mesures à prendre dans
les ports [2]).

Est considéré comme infecté le navire qui a la peste à bord ou
qui a présenté un ou plusieurs cas de peste depuis douze jours [3]).

Est considéré comme suspect le navire à bord duquel il y a eu
des cas de peste au moment du départ ou pendant la traversée, mais
aucun cas nouveau depuis douze jours.

Est considéré comme indemne, bien que venant d'un port contaminé, le navire qui n'a eu ni décès ni cas de peste à bord, soit avant
le départ, soit pendant la traversée, soit au moment de l'arrivée.

Les navires infectés
sont soumis au régime suivant: 1. Les malades sont

---

1) Internationale Vereinbarungen über die Maassregeln auf Wasserstrassen, Flüssen, Canälen und Seen bestehen also nicht.

2) Vergl. § 14, a, b u. s. w. der Vorschriften, betreffend die gesundheitspolizeiliche Controle der einen deutschen Hafen anlaufenden
Seeschiffe. S. 232 dieses Buches.

3) Der Zeitraum ist hier also 2 Tage länger als derjenige im
Titre II, Abs. 1; es ist nicht näher bestimmt, ob dieser Zeitraum von
12 Tagen gerechnet werden soll vom Krankheitsbeginn, von der Heilung
oder vom Tode des letzten Pestfalles. Nach der Fassung des ersten
und zweiten Absatzes des Titre VIII würde z. B. ein Schiff, auf welchem 13 Tage vor dem Anlaufen im Bestimmungshafen ein Passagier
an Pest erkrankt und 1 Tag vor dem Einlaufen des Schiffes gestorben
ist, nur als verdächtig angesehen werden dürfen, wenn die Leiche
vor dem Einlaufen in den Hafen in's Meer versenkt ist. Es darf alsdann
nicht eine Beobachtung (observation) von Reisenden in Lazareth u. s. w.,
sondern nur eine Ueberwachung (surveillance) auf die Dauer von 10 Tagen
angeordnet werden. Für verdächtige Schiffe ist diese Ueberwachung
von Personen überdies nur eine anempfohlene; so könnte denn auch von
ihr abgesehen werden. Vergl. §§ 14 a und 14 c Schlusssatz der von
Preussen zu den Vorschr. betr. d. gesundheitspolizeil. Controle der e.
deutschen Hafen anlaufenden Seeschiffe gegebenen Verordnung S. 232
u. 234 dieses Buches.

15*

immédiatement débarqués et isolés[1]). — 2. Les autres personnes
doivent être également débarquées, si possible, et soumises à une observation*) ou à une surveillance**) dont la durée variera selon
l'état sanitaire du navire es selon la date du dernier cas, sans pou-
voir dépasser dix jours. — 3. Le linge sale, les effets à usage et
les objets de l'équipage et des passagers, qui, de l'avis de l'autorité
sanitaire du port, seront considérés comme contaminés, seront désinfectés. — 4. L'eau de la cale sera évacuée après désinfection et l'on
substituera une bonne eau potable à celle qui est emmagasinée à bord.
— 5. Toutes les parties du navire qui ont été habitées par les pesteux
devront être désinfectées.   Une désinfection plus étendue pourra être
ordonnée par l'autorité sanitaire locale.

Les navires suspects

sont soumis aux mesures ci-après: 1. Visite médicale. — 2. Désinfection: le linge sale, les effets à usage et les objets de l'équipage et
des passagers, qui, de l'avis de l'autorité sanitaire locale, seront considérés comme contaminés, seront désinfectés. — 3. Évacuation de l'eau
de la cale après désinfection et substitution d'une bonne eau potable à
celle qui est emmagasinée à bord. — 4. Désinfection de toutes les
parties du navire qui ont été habitées par les pesteux. Une désinfection plus étendu pourra être ordonnée par l'autorité sanitaire locale.

Il est recommandé de soumettre à une surveillance, au
point de vue de leur état de santé, l'équipage et les passagers pendant
dix jours à dater de l'arrivée du navire[2]).

Il est également recommandé d'empêcher le débarquement de
l'équipage, sauf pour raisons de service.

Les navires indemnes

seront admis à la libre pratique immédiate, quelle que soit la
nature de leur patente.

Le seul régime que peut prescrire à leur sujet l'autorité du port

---

1) Was mit den Leichen geschehen soll, ist nicht angegeben.
Vergl. unter § 14b, 2 der in Anm. 3 S. 227 angezogenen von Preussen
gegebenen Verordnung.

*) Le mot „observation" veut dire: isolement des voyageurs soit
à bord d'un navire, soit dans un lazaret, avant qu'ils n'obtiennent la
libre pratique.

**) Le mot „surveillance" veut dire: les voyageurs ne seront pas
isolés; ils obtiennent de suite la libre pratique, mais sont suivis dans
les diverses localités où ils se rendent et soumis à un examen médical
constatant leur état de santé.

2) Vergl. Bemerk. 3) S. 227.

d'arrivée consiste dans mesures applicables aux navires suspects (visite médicale, désinfection, évacuation de l'eau de cale et substitution d'une bonne eau potable à celle qui est emmagasinée à bord), sauf toutefois ce qui a trait à la désinfection du navire.

Il est recommandé de soummettre à une surveillance, au point de vue de leur état de santé, l'équipage et les passagers pendant dix jours à compter de la date où le navire est parti du port contaminé.

Il est également recommandé d'empêcher le débarquement de l'équipage sauf pour raisons de service.

Il est entendu que l'autorité compétente du port d'arrivée pourra toujours réclamer un certificat du médecin du bord ou, à son défaut, du capitaine, et sous serment, attestant qu'il n'y a pas eu de cas de peste sur le navire depuis le départ.

L'autorité compétente du port tiendra compte, pour l'application de ces mesures, de la présence d'un médecin et d'un appareil de désinfection (étuve), à bord des navires des trois catégories susmentionnées.

Des mesures spéciales peuvent être prescrites à l'égard des navires encombrés, notamment des navires d'émigrants ou de tout autre navire offrant de mauvaises conditions d'hygiène.

Les marchandises arrivant par mer ne peuvent être traitées autrement que les marchandises transportées par terre, au point de vue de la désinfection et des défenses d'importation, de transit et de quarantaine.

Tout navire qui ne voudra pas se soumettre aux obligations imposées par l'autorité du port sera libre de reprendre la mer.

Il pourra être autorisé à débarquer ses marchandises, après que les précautions nécessaires auront été prises à savoir: 1. Isolement du navire, de l'équipage et des passagers. — 2. Evacuation de l'eau de la cale, après désinfection. — 3. Substitution d'une bonne eau potable à celle qui était emmagasinée a bord.

Il pourra également être autorisé à débarquer les passagers qui en feraient la demande à la condition que ceux-ci se soumettent aux mesures prescrites par l'autorité locale.

Chaque pays doit pourvoir au moins un des ports du littoral de chacune de ses mers d'une organisation et d'un outillage suffisants pour recevoir un navire, quel que soit son état sanitaire[1]).

---

1) Eine sehr wichtige Abmachung. Jedes Land muss also wenigstens einen Hafen an seiner Küste mit solchen Einrichtungen und Ausrüstungen versehen, dass ein Schiff auch mit einer grösseren Zahl von Pestkranken an Bord empfangen werden kann.

Les bateaux de cabotage feront l'objet d'un régime spécial à établir d'un commun accord entre les pays interessés.

Kapitel III der Venediger Uebereinkunft betrifft Vorschläge zur Ausführung von Desinfectionsmaassnahmen,

Kapitel IV Vorschläge zu' Sicherheitsmaassregeln an Bord der Schiffe bei der Abfahrt, während der Fahrt und bei der Ankunft,

Kapitel V behandelt den Zuständigkeitsbereich des obersten Gesundheitsrathes in Constantinopel (Rothes Meer, persischer Golf, türkisch-persische und türkisch-russische Grenze), sowie die Zuständigkeit des Conseil sanitaire, maritime et quarantenaire in Aegypten (Mosesquellen).

Ueberblickt man die gesammten Abmachungen der Venediger Conferenz, so liegt ihre Hauptbedeutung in der gesicherten Zusammenarbeit der wichtigsten an dem grossen Seeschifffahrtsverkehr in, von und nach Europa betheiligten Mächte bei der Verfolgung der Pest auf allen ihren Ausbreitungswegen und bei der Bekämpfung der Pest nach der Richtung, dass

die Ausführung der erforderlichen gründlichen Desinfectionen,

die erforderliche Beobachtung und Ueberwachung verdächtiger Personen,

die schleunigste Unschädlichmachung festgestellter Pestfälle namentlich an den grossen Verkehrsstrassen der Völker, ganz besonders auch bei den grossen Menschenströmen, die nach und von den muselmanischen Heiligthümern in Arabien und Aegypten fluthen und seit Alters her der Verbreitung von Völkerkrankheiten aus ihren heimischen Gebieten in Asien gedient haben, —

auf das Zuverlässigste vorbereitet und verwirklicht wird.

Im Uebrigen ist angestrebt worden, die Quarantäne von Personen, Fahrzeugen u. s. w., Ein-, Durchfuhr- und Ausfuhrverbote auf ein weises Maass zu beschränken und die Sperren von Ländern und grösseren Gemeinwesen möglichst ganz zu vermeiden.

B. Bekämpfung der Pest an den deutschen Küsten.

Vorschriften, betreffend die gesundheitspolizeiliche Controle der einen deutschen[1]) Hafen anlaufenden Seeschiffe.

§ 1. Jedes einen deutschen Hafen anlaufende Seeschiff unterliegt der gesundheitspolizeilichen Controle,

1. wenn es im Abgangshafen oder während der Reise Fälle von Cholera, Gelbfieber oder Pest an Bord gehabt hat,

2. wenn es aus einem Hafen kommt, gegen dessen Herkünfte die Ausübung der Controle angeordnet worden ist.

§ 2 betrifft nur Gelbfieber.

§ 3. Jedes der gesundheitspolizeilichen Controle unterliegende Schiff (§ 1) muss beim Einlaufen in das zum Hafen führende Fahrwasser, jedenfalls aber, sobald es sich dem Hafen auf Sehweite nähert, eine gelbe Flagge am Fockmast hissen.

Es darf, unbeschadet der Annahme eines Lootsen oder eines Schleppdampfers, weder mit dem Lande noch mit einem anderen Schiffe, abgesehen vom Zollschiffe, in Verkehr treten, auch die vorbezeichnete Flagge nicht einziehen, bevor es durch Verfügung der Hafenbehörde zu freiem Verkehr zugelassen ist. Der gleichen Verkehrsbeschränkung unterliegen neben der Mannschaft sämmtliche an Bord befindlichen Reisenden.

Privatpersonen ist der Verkehr mit einem Schiffe, welches die gelbe Flagge führt, untersagt. Wer dieses Verbot übertritt, wird als zu dem controlpflichtigen Schiffe gehörend behandelt.

§ 4. Der Lootse und die Hafenbehörde haben beim Einlaufen eines Schiffes in den Hafen durch Befragung des Schiffers oder seines Vertreters festzustellen, ob der § 1 auf das Schiff Anwendung findet, und auf die Befolgung der Vorschriften des § 3 zu achten.

§ 5. In den Fällen des § 1 wird dem Schiffer oder dessen Vertreter durch den Lootsen oder einen Beauftragten der Hafenbehörde ein nach Maassgabe der Anlage aufgestellter Fragebogen behändigt. Auf

---

1) Die §§ 1, 3 bis 6, 15 bis 20 sind im Wortlaut der mittelst Rundschreibens des Reichskanzlers (Reichsamts des Innern) vom 2. April 1895 den Bundesregierungen übersandten Vorschriften wiedergegeben. (Veröffentlichung des Kaiserl. Gesundheitsamtes 1897, S. 137 und 1898, S. 624), — der § 14 in der Fassung, wie sie ihm von Preussen gegeben ist.

demselben haben der Schiffer, der Steuermann und, falls ein Arzt die
Reise als Schiffsarzt mitgemacht hat, bezüglich der unter No. 10, 11, 12
aufgestellten Fragen auch der Schiffsarzt die verlangte Auskunft alsbald wahrheitsgemäss und so, dass sie von ihnen demnächst eidlich
bestärkt werden kann, zu ertheilen. Der ausgefüllte Fragebogen ist
von den genannten Personen zu unterschreiben und nebst den sonstigen
zur Beurtheilung der Gesundheitsverhältnisse des Schiffes geeigneten
Papieren zur Verfügung der Hafenbehörde zu halten.

§ 6. Jedes der gesundheitspolizeilichen Controle unterliegende
Schiff (§ 1) nebst Insassen wird — nach Erfüllung der in den §§ 3
und 5 vorgesehenen Vorschriften — sobald wie möglich nach der
Ankunft, jedoch nicht während der Nachtzeit, durch einen beamteten Arzt untersucht. Von dem Ergebniss dieser ärztlichen Untersuchung hängt in jedem Falle die weitere Behandlung des Schiffes ab.

(§§ 7 bis 13 betreffen nur Cholera und Gelbfieber).

§ 14 handelt ausschliesslich von der Pest. Aus Anlass
der Verbreitung der Pest in Asien ist nach Berathungen, die
im Kaiserlichen Gesundheitsamte stattgefunden haben, an
Stelle der ursprünglichen Fassung dieses Paragraphen mittelst
Rundschreibens des Reichskanzlers (Reichsamts des Innern
vom 1. Februar 1897[1]) eine Abänderung und Ergänzung in
die Wege geleitet.

In Preussen hat dieser § 14 in der entsprechenden für
die Regierungsbezirke Königsberg, Gumbinnen, Danzig, Stettin,
Köslin, Stralsund, Schleswig, Stade, Aurich, Lüneburg, Osna-
brück geltenden Polizeiverordnung durch Erlass des Ministers
für Handel und Gewerbe vom 23. April nachstehende Fassung
erhalten:

§ 14a. Hat ein Schiff Pest an Bord oder innerhalb der
letzten zwölf Tage an Bord gehabt, so ist nach erfolgter ärztlicher
Untersuchung (§ 6) dem Minister der geistlichen, Unterrichts- und
Medicinal-Angelegenheiten und dem Kaiserlichen Gesundheitsamt telegraphisch Anzeige zu erstatten.

§ 14b. Hat ein Schiff Pest an Bord oder sind auf einem
Schiffe innerhalb der letzten zwölf Tage vor seiner Ankunft Pestfälle vorgekommen, so gilt es als verseucht und
unterliegt folgenden Bestimmungen:

1. Die an Bord befindlichen Kranken werden ausgeschifft
   und in einen zur Aufnahme und Behandlung geeigneten ab-

---

1) Veröffentl. des Gesundheitsamtes. Ebenda. S. 145.

gesonderten Raum (an Land oder auf einem Lazarethschiff)
gebracht, wobei eine Trennung derjenigen Personen,
bei welchen die Pest festgestellt worden ist, und
der nur verdächtigen Kranken stattzufinden hat. Sie
verbleiben dort bis zur Genesung oder bis zur Beseitigung
des Verdachts.

2. An Bord befindliche Leichen sind unter den erforderlichen
Vorsichtsmaassregeln alsbald zu bestatten.

3. Die übrigen Personen (Reisende und Mannschaft)
werden in Bezug auf ihren Gesundheitszustand weiterhin
einer Beobachtung unterworfen, deren Dauer sich nach dem
Gesundheitsstand des Schiffes und nach dem Zeitpunkt des
letzten Erkrankungsfalles richtet, keinesfalls aber den
Zeitraum von 10 Tagen überschreiten darf. Zum
Zwecke der Beobachtung sind sie entweder am Verlassen des
Schiffes zu verhindern oder, soweit nach dem Ermessen der
Hafenbehörde ihre Ausschiffung thunlich und erforderlich ist,
in einem abgesonderten Raume unterzubringen. Letzteres gilt
insbesondere dann, wenn die Mannschaft zum Zwecke der
Abmusterung das Schiff verlässt.

Reisende, welche nachweislich mit Pestkranken
nicht in Berührung gekommen sind, können aus der
Beobachtung entlassen werden, sobald durch den beamteten Arzt festgestellt ist, dass Krankheitserscheinungen,
welche den Ausbruch der Pest befürchten lassen, bei ihnen
nicht vorliegen. Jedoch hat in solchen Fällen die Hafenbehörde unverzüglich der für das nächste Reiseziel zuständigen Polizeibehörde Mittheilung über die bevorstehende Ankunft der Reisenden zu machen, damit letztere dort einer
gesundheitspolizeilichen Ueberwachung unterworfen
werden können.

Findet die Beobachtung der Schiffsmannschaft
an Bord statt, so ist das Anlandgehen derselben während
der Beobachtungszeit, vorbehaltlich der Zustimmung des beamteten Arztes nur insoweit zu gestatten, als Gründe des
Schiffsdienstes es unerlässlich machen.

4. Alle nach dem Ermessen des beamteten Arztes als
mit dem Ansteckungsstoff der Pest behaftet zu er-
achtenden Wäschestücke, Bekleidungsgegenstände
des täglichen Gebrauchs und sonstige Sachen der
Schiffsmannschaft und der Reisenden sind zu desinficiren.

Das gleiche gilt bezüglich derjenigen Schiffsräumlichkeiten und -Theile, welche als mit dem Ansteckungsstoff der Pest behaftet anzusehen sind.

Erforderlichenfalls können von dem beamteten Arzt
noch weitergehende Desinfectionen angeordnet werden.
Kehricht ist zu verbrennen. Gegenstände, deren Einfuhr verboten ist, dürfen nicht ausgeschifft werden. Mit allem
Nachdruck ist dahin zu wirken, dass eine Verschleppung der
Seuche durch an Bord befindliche Ratten und Mäuse verhindert wird.

5. Bilgewasser, von welchem nach Lage der Verhältnisse
angenommen werden muss, dass es Pestkeime enthält, ist zu
desinficiren und demnächst, wenn thunlich, auszupumpen.

6. Der in einem verseuchten oder verdächtigen Hafen
eingenommene Wasserballast ist, sofern derselbe im Bestimmungshafen ausgepumpt werden soll, zuvor zu desinficiren; lässt sich eine Desinfection nicht ausführen, so hat
das Auspumpen des Wasserballastes auf hoher See zu geschehen.

7. Das an Bord befindliche Trink- und Gebrauchswasser
ist, sofern es nicht völlig unverdächtig erscheint, nach erfolgter Desinfection auszupumpen und durch unverdächtiges
Wasser zu ersetzen.

In allen Fällen ist darauf zu achten, dass Absonderungen und Entleerungen von Pestkranken,
verdächtiges Wasser und Abfälle irgend welcher
Art nicht undesinficirt in das Hafen- oder Flusswasser gelangen.

§ 14c. Sind auf einem Schiffe bei der Abfahrt oder auf der
Fahrt Pestfälle vorgekommen, jedoch nicht innerhalb der
letzten 12 Tage vor der Ankunft, so gilt dasselbe als verdächtig.
Nach erfolgter ärztlicher Untersuchung (§ 6) ist die Mannschaft, sofern
der beamtete Arzt dies für nothwendig erachtet, hinsichtlich ihres Gesundheitszustandes einer Ueberwachung, jedoch nicht länger als
zehn Tage, von der Stunde der Ankunft des Schiffes an gerechnet, zu
unterwerfen. Das Anlandgehen der Mannschaft kann während
der Ueberwachungszeit verhindert werden, soweit es nicht zum Zwecke
der Abmusterung geschieht oder Gründe des Schiffsdienstes entgegen-
stehen. Den Reisenden ist die Fortsetzung ihrer Reise zu gestatten, jedoch hat, wenn der beamtete Arzt ihre fernere Ueberwachung für nothwendig erachtet, die Hafenbehörde unverzüglich
der für das nächste Reiseziel zuständigen Polizeibehörde Mittheilung über

die bevorstehende Ankunft derselben zu machen, damit sie dort der gesundheitspolizeilichen Ueberwachung unterworfen werden können. Begründet das Ergebniss der ärztlichen Untersuchung den Verdacht, dass Insassen des Schiffes den Krankheitsstoff der Pest in sich aufgenommen haben, so können dieselben auf Anordnung des beamteten Arztes wie die Personen eines verseuchten Schiffes (§ 14b 1 und 3) behandelt werden.

Im Uebrigen gelten die Vorschriften des § 14b No. 4 bis 7.

§ 14d. Hat das Schiff weder vor der Abfahrt, noch während der Reise, noch auch bei der Ankunft einen Pest-, Todes- oder Krankheitsfall an Bord gehabt, so gilt dasselbe, auch wenn es aus einem Hafen kommt, gegen dessen Herkünfte die Ausübung der Controle angeordnet worden ist, als „rein" und ist, sofern die ärztliche Untersuchung (§ 6) befriedigend ausfällt, sofort zum freien Verkehr zuzulassen, nachdem die im § 14b unter No. 4, Abs. 1 und 3 und No. 5 bis 7 bezeichneten Maassnahmen ausgeführt worden sind, soweit der beamtete Arzt dies für erforderlich erachtet. Begründet das Ergebniss der ärztlichen Untersuchung den Verdacht, dass Insassen des Schiffes den Krankheitsstoff der Pest in sich aufgenommen haben, oder hat die Reise des Schiffes seit Verlassen eines Hafens der oben bezeichneten Art weniger als zehn Tage gedauert, so können die Reisenden und die Mannschaft auf Anordnung des beamteten Arztes nach Maassgabe der Bestimmungen des § 14c weiterhin einer gesundheitspolizeilichen Ueberwachung bis zur Dauer von 10 Tagen, von dem Tage der Abfahrt des Schiffes an gerechnet, unterworfen werden.

§ 14e. Gegenüber sehr stark besetzten Schiffen, namentlich gegenüber solchen, die Auswanderer oder Rückwanderer befördern, sowie gegenüber Schiffen, die besonders ungünstige gesundheitliche Verhältnisse aufweisen, können weitere, über die Grenzen der §§ 14b bis 14d hinausgehende Maassregeln von der Hafenbehörde getroffen werden.

§ 14f. Die Ein- und Durchfuhr von Waaren und Gebrauchsgegenständen aus den in den §§ 14b bis e bezeichneten Schiffen unterliegt nur insoweit einer Beschränkung, als Seitens der zuständigen Reichs- und Landesbehörden besondere Bestimmungen getroffen werden. Jedoch sind Gegenstände, die nach Ansicht des beamteten Arztes als mit dem Ansteckungsstoff der Pest behaftet zu erachten sind, vor der Ein- oder Durchfuhr zu desinficiren.

§ 14g. Will ein Schiff in den Fällen der §§ 14b bis 14e sich den ihm auferlegten Maassregeln nicht unterwerfen, so steht ihm frei, wieder in See zu gehen. Es kann jedoch die Erlaubniss erhalten, unter An-

wendung der erforderlichen Vorsichtsmaassregeln (Isolirung des Schiffes,
der Mannschaft und der Reisenden, Verhinderung des Auspumpens des
Bilgewassers, vor erfolgter Desinfection, Ersatz des an Bord befindlichen Wasservorraths durch gutes Trink- und Gebrauchswasser u. dgl.)
seine Waaren zu löschen und die an Bord befindlichen Reisenden, sofern sich diese den von der Hafenbehörde getroffenen Anordnungen
fügen, an Land zu setzen.

Es folgen weiter die §§ 15 bis 20 der mittelst Rundschreibens des Reichskanzlers vom 2. April 1895 gegebenen
Fassung:

§ 15. Läuft ein Schiff, nachdem es in einem deutschen Hafen der
gesundheitspolizeilichen Controle (§§ 6 pp., 14) unterworfen und zum
freien Verkehr zugelassen worden ist, demnächst einen weiteren
inländischen Hafen an, so unterliegt es in diesem einer abermaligen
Controle nicht, es sei denn, dass seit der Ausfahrt aus dem zuletzt angelaufenen Hafen Fälle von Cholera, Gelbfieber oder Pest an Bord sich
ereignet haben, oder dass gegen Herkünfte aus diesem Hafen eine gesundheitspolizeiliche Controle gemäss § 1 No. 2 angeordnet ist.

§ 16. Auf das Lootsen-, Zoll- und Sanitätspersonal,
welches mit den der gesundheitspolizeilichen Controle unterliegenden
Schiffen in Verkehr zu treten hat, finden die in vorstehenden Bestimmungen angeordneten Verkehrsbeschränkungen und Desinfectionsmaassnahmen keine Anwendung. Die für dieses Personal erforderlichen Vorsichtsmaassregeln werden von der vorgesetzten Behörde bestimmt.

§ 17. Die Entscheidung darüber, wo die in den §§ 7 bis 14 erwähnten Maassregeln ausgeführt werden, richtet sich nach den hierüber
ergehenden besonderen Bestimmungen.

§ 18. Sind nach dem Ergebniss der ärztlichen Untersuchung (§ 6)
auf Grund der Bestimmungen in §§ 7 bis 14 Maassregeln zu ergreifen,
für deren Ausführung es in dem Ankunftshafen an den nöthigen Einrichtungen gebricht, so ist das Schiff an einen anderen mit den erforderlichen Einrichtungen versehenen Hafen zu verweisen.

§ 19. Strandet ein der gesundheitspolizeilichen Controle unter-
liegendes Schiff (§ 1) an der deutschen Küste, so haben die Strandbe-
hörden die erforderlichen Maassnahmen im Sinne dieser Verordnung zu
treffen.

Läuft ein solches Schiff einen deutschen Hafen als Nothhafen an,
so kann es daselbst, um die erforderliche Hülfe zu erhalten, für die
Dauer des Nothfalles nach Hissung der gelben Flagge (§ 3) unter Be-
wachung und unter Beachtung der von der Hafenbehörde angeordneten
Schutzmaassregeln liegen bleiben.

§ 20. Auf die Schiffe der Kaiserlichen Marine finden die Vorschriften dieser Verordnung nicht Anwendung. —

Die zu den vorstehenden Vorschriften in besonderer Anlage beigefügte

„Desinfectionsanweisung für Seeschiffe, welche der gesundheitspolizeilichen Controle beim Anlauf eines deutschen Hafens unterliegen[1])"

weicht bezüglich der Aufzählung und Verwendungsweise der Desinfectionsmittel (Theil II) von der in den Ausführungsbestimmungen zum Gesetz vom 13. Juni 1900 für das Binnenland gegebenen Desinfectionsanweisung im Wesentlichen nur insofern ab, als in letzterer die Carbolsäure in 3 proc. (nicht 5 proc. Lösung) angewendet und Cresolwasser zur Hälfte mit Wasser verdünnt (also als 2½ proc. Cresollösung) aufgeführt wird, und dass der Formaldehyd als Desinfectionsmittel neu hinzugekommen ist. Eine Abänderung der für die Seeschiffe gegebenen Desinfectionsanweisung mit Bezug auf die Pest war nicht angezeigt, weil diese Anweisung (mit Bezug auf Gelbfieber und Cholera) sich bereits eingebürgert hatte und somit bei der practischen Durchführung am wenigsten Schwierigkeiten bereitête. Um der Verwerthung des Fortschrittes auf dem Gebiete der Desinfection offene Thür zu lassen, ist später im Anschluss an die Aufzählung der Desinfectionsmittel der Zusatz (am Schlusse des Theils II) gemacht worden, dass es den beamteten Aerzten überlassen ist, unter Umständen auch andere in Bezug auf ihre Wirksamkeit erprobte Mittel anzuwenden. In dem III. Abschnitt der Desinfectionsanweisung ist die „Anwendung der Desinfectionsmittel im Einzelnen" angegeben; es ist eine nähere Ausführung der §§ 1 bis 7 im Theil I „Allgemeines", welcher die Ausdehnung der Desinfection im Princip behandelt. Die Desinfectionsanweisung hat folgenden Wortlaut:

I. Allgemeines.

§ 1. Bei Cholera, Gelbfieber und Pest unterliegen der Desinfection an Bord in erster Linie diejenigen Gegenstände

---

1) Auch gültig für die Fahrzeuge des Fluss- und Binnenschifffahrtsverkehrs. Vergl. Anl. 1 der „Ausführungsbestimmungen" zu dem Gesetz vom 30. Juni 1900: Desinfectionsanweisung bei Pest. Ziffer 14. S. 267.

und Oertlichkeiten, welche von Kranken verunreinigt oder
benutzt worden sind. Insbesondere kommen in Betracht: Wäsche
und Kleidung, Bettzeug, Essgeschirr, Closet, Nachtgeschirr, Spucknapf
Lagerstätte und Wohnraum des Kranken, die durch Entleerungen oder
Absonderungen desselben an Deck oder in den Schiffsräumlichkeiten
beschmutzten Stellen; ferner Wischtücher, Schrubber, Besen u. s. w.,
welche bei der Krankenwartung und Reinigung verwendet sind, endlich
die Kleider der um den Kranken beschäftigten Personen.

§ 2. Ob die Desinfection sich noch auf andere als die im § 1 aufgeführten Sachen und Räumlichkeiten zu erstrecken hat, muss von Fall
zu Fall beurtheilt werden und hängt von der Ausdehnung, welche die
Krankheit an Bord genommen hat und von der Art der Verbreitung des
Ansteckungsstoffes ab.

Bei vereinzelten Cholera-, Gelbfieber- und Pestfällen auf
Schiffen, welche nicht dem Massentransport von Personen dienen, kann
man sich in der Regel auf die im § 1 aufgeführten Sachen und Räumlichkeiten beschränken.

Falls auf stark besetzten Schiffen, namentlich Auswan-
dererschiffen, eine der genannten Krankheiten unter den in gemein-
schaftlichen Räumen untergebrachten Personen ausgebrochen ist, lässt
sich die Verbreitung des Ansteckungsstoffes, namentlich wenn Seekrank-
heit geherrscht hat, nicht übersehen. Unter solchen Umständen sind
nicht blos die Krankenräume und die nur von Kranken innegehabten
Wohnräume, sondern die gesammten in Betracht kommenden Wohnräume zu desinficiren, ebenso nöthigenfalls nicht nur die Kleider der
Kranken und der mit ihnen in Berührung gekommenen Personen, sondern auch die Wäsche und Kleider etc. sämmtlicher Mitreisender derselben Abtheilung oder Klasse. Das verschlossene Reisegepäck,
welches während der Reise nicht benutzt worden ist, wird dagegen nur
in seltenen Fällen der Desinfection unterzogen werden müssen.

Die Sachen und Effecten etc., Kabinen, Salons etc. der Reisenden I. und II. Kajüte sind in der Regel nur soweit zu desinficiren,
als sie von Kranken oder deren Angehörigen benutzt worden sind.

§ 3. Die Aborte auf Schiffen sind meist so eingerichtet, dass
die Ausleerungen unmittelbar in's Wasser gelangen. Auf verseuchten
oder verdächtigen Schiffen sind diese Closets für die Dauer des Aufenthalts im Hafen zu schliessen und besondere Eimerclosets an Bord zu
verwenden, deren Inhalt täglich desinficirt werden muss.

§ 4. Das an Bord befindliche Trink- und Gebrauchswasser
ist auf Schiffen mit langer Reisedauer zu desinficiren und durch gutes
Trink- und Gebrauchswasser zu ersetzen, wenn die während der Reise
vorgekommenen Krankheitsfälle mit Wahrscheinlichkeit auf den Genuss

desselben zurückzuführen sind. Bei Schiffen mit kurzer Reisedauer muss, auch wenn keine Erkrankungsfälle an Bord vorgekommen sind, das aus einem cholera-, gelbfieber-, oder pestverseuchten Hafen stammende Trink- und Gebrauchswasser desinficirt werden, sofern nicht etwa zuverlässige Nachrichten über die einwandsfreie Wasserentnahme vorliegen.

§ 5. Das Bilgewasser derjenigen Schiffe, auf welchen unter dem Heizer- und Maschinenpersonal oder unter den im Zwischendecke wohnenden Mannschaften und Reisenden, Cholera-, Gelbfieber- oder Pestfälle während der Reise im Abgangs- oder Ankunftshafen vorgekommen sind, ist zu desinficiren, sofern angenommen werden muss, dass etwa in das Bilgewasser hineingelangte Krankheitskeime noch inficirend wirken können.

Das Gleiche gilt von dem Bilgewasser hölzerner Schiffe, welche längere Zeit in einem cholera-, gelbfieber- oder pestverseuchten Hafen gelegen haben und nach kürzerer als 14 tägiger Reise ankommen, auch wenn keine Krankheitsfälle an Bord vorgekommen sind.

Maschinenbilgewasser von eisernen Schiffen, welche aus cholera- oder gelbfieberverseuchten Häfen nach kürzerer als 5 tägiger, aus pestverseuchten Häfen nach kürzerer als 10 tägiger Reisedauer ankommen, ist regelmässig zu desinficiren, auch wenn keine Krankheitsfälle während der Reise vorgekommen sind.

Die Desinfection der Bilge unter den Laderäumen von eisernen Schiffen kann auf reinen Schiffen in der Regel unterbleiben. Soll sie aber erfolgen, so empfiehlt sich auch bei Schiffen mit kürzerer als 5 tägiger (bei Pestgefahr 10 tägiger) Reisedauer damit so lange zu warten, bis das Schiff leer ist und die Bilgeräume bequem zugänglich geworden sind, damit die Desinfection dann recht gründlich vorgenommen werden kann.

§ 6. Das Ballastwasser, welches im Ankunftshafen entleert werden soll, ist vorher zu desinficiren, wenn es aus einem cholera-, gelbfieber- oder pestverseuchten oder -verdächtigen Hafen stammt, einerlei ob Krankheitsfälle an Bord vorgekommen sind oder nicht.

II. Desinfectionsmittel.

§ 7. Als Desinfectionsmittel sind zu verwenden:

a) Lösung von Carbolsäure.

Zur Verwendung kommt die sogenannte „100 proc. Carbolsäure" des Handels, welche sich im Seifenwasser vollständig löst. Man bereitet sich die unter b beschriebene Lösung von Kaliseife. In 20 Theile dieser noch heissen Lösung, wird ein Theil Carbolsäure unter fortwährendem Umrühren gegossen.

Die Lösung ist lange Zeit haltbar und wirkt schneller desinficirend als einfache Lösung von Kaliseife.

Soll reine Carbolsäure (einmal oder wiederholt destillirte) verwendet werden, welche erheblich theurer, aber nicht wirksamer ist als die sogenannte „100 proc. Carbolsäure", so ist zur Lösung das Seifenwasser nicht nöthig; es genügt dann einfaches Wasser.

b) Lösung von Kaliseife.

3 Theile Kaliseife (sogenannte Schmierseife oder grüne oder schwarze Seife), werden in 100 Theilen heissem Wasser gelöst (z. B. $1/_2$ kg Seife in 17 Liter Wasser).

c) Kalk und zwar:

1. Kalkmilch. Zur Herstellung derselben wird 1 Theil zerkleinerter, reiner gebrannter Kalk, sogenannter Fettkalk, mit 4 Theilen Wasser gemischt und zwar in folgender Weise:

Es wird von dem Wasser etwa drei Viertel in das zum Mischen bestimmte Gefäss gegossen und dann der Kalk hineingelegt. Nachdem der Kalk das Wasser aufgesogen hat und dabei zu Pulver zerfallen ist, wird er mit dem übrigen Wasser zu Kalkmilch verrührt, oder falls er nicht sofort zum Gebrauch genommen wird, in luftdicht verschlossenen Gefässen aufbewahrt.

2. Kalkbrühe, welche durch Verdünnung von 1 Theil Kalkmilch mit 9 Theilen Wasser, frisch bereitet wird.

d) Chlorkalk.

Der Chlorkalk hat nur dann eine ausreichende desinficirende Wirkung, wenn er frisch bereitet und in wohl verschlossenen Gefässen aufbewahrt ist; er muss stark nach Chlor riechen. Er darf in Mischung von 1:100 beziehungsweise 1000 Theilen Wasser an Stelle von Kalkmilch beziehungsweise Kalkbrühe zur Desinfection verwendet werden. Zur Desinfection von verdächtigem Wasser genügt ein Zusatz von 1:10000 bei halbstündiger Einwirkung.

e) Dampfapparate.

Als geeignet können nur solche Apparate und Einrichtungen angesehen werden, welche von Sachverständigen geprüft sind.

Besonders bei den improvisirten Einrichtungen auf Dampfern, wie man sie häufig sehr zweckmässig durch Benutzung von Badewannen mit Dampfzuleitung, Badekammern, Tanks, Holzbottichen, Baljen und dergleichen herstellen kann, ist es nöthig, dass sie von Sachverständigen erst einmal geprüft werden und dass bei jeder neuen Desinfection genau dieselbe Anordnung in der Dampfzuleitung und -Ausströmung, derselbe Dampfdruck und dieselbe Dauer der Dampfeinwirkung innegehalten werden.

f) Siedehitze.

Auskochen in Wasser, Salzwasser oder Lauge wirkt desinficirend. Die Flüssigkeit muss die Gegenstände vollständig bedecken und mindestens 10 Minuten lang im Sieden gehalten werden.

Unter den angeführten Desinfectionsmitteln ist die Auswahl nach Lage der Umstände zu treffen; doch ist es den beamteten Aerzten überlassen, unter Umständen, insbesondere zur Desinfection des Wassers, auch andere in Bezug auf ihre Wirksamkeit erprobte Mittel anzuwenden.

III. Anwendung der Desinfectionsmittel im Einzelnen.

§ 8. 1. Alle Absonderungen und Ausleerungen der Kranken (Blut, Eiter und andere Wundabsonderungen, Erbrochenes, Auswurf, Nasenschleim, Stuhlgang, Urin) sind mit Carbolsäurelösung oder Kalkmilch (§ 7 a und c 1) zu desinficiren. Es empfiehlt sich, solche Absonderungen und Ausleerungen unmittelbar in Gefässen aufzufangen, welche die Desinfectionsflüssigkeit in mindestens gleicher Menge enthalten, und sie hierauf mit der letzteren gründlich zu verrühren. Zur Desinfection der flüssigen Abgänge kann auch Chlorkalk benutzt werden. Von demselben sind je einem Liter der Abgänge mindestens 4 gehäufte Esslöffel voll in Pulverform hinzuzusetzen und gut damit zu mischen. Die Abgänge dürfen in jedem Falle erst nach einer mindestens 2 Stunden dauernden Einwirkung des Desinfectionsmittels beseitigt werden.

Verbandsgegenstände sind unmittelbar nach dem Gebrauche zu verbrennen oder in solche Gefässe zu legen, welche mit Carbolsäure- oder Kaliseifen-Lösung (§ 7 a und b) soweit gefüllt sind, dass die Gegenstände von der Lösung vollständig bedeckt sind. Die Gemische müssen mindestens eine Stunde stehen bleiben, ehe sie als unschädlich beseitigt werden dürfen. Bei Anwendung von Chlorkalk genügen 20 Minuten. Die desinficirten Ausleerungen können in den Abort oder in die für die sonstigen Abgänge bestimmten Ausgussstellen geschüttet werden.

Schmutzwässer sind in ähnlicher Weise zu desinficiren und zwar ist von der Kalkmilch soviel zuzusetzen, dass das Gemisch rothes Lackmuspapier stark und dauernd blau färbt. Erst eine Stunde nach Eintritt dieser Reaction darf das Schmutzwasser abgegossen werden.

2. Hände und sonstige Körpertheile müssen jedesmal, wenn sie mit inficirten Dingen (Ausleerungen der Kranken, beschmutzter

Wäsche u. s. w.) in Berührung gekommen sind, durch gründliches
Waschen mit Carbolseifenlösung desinficirt werden.

§ 9. Bett- und Leibwäsche sowie Kleidungsstücke, Teppiche und dergleichen können in ein Gefäss mit Carbolsäurelösung
oder Kaliseifenlauge (§ 7a und b) gesteckt werden. Die Flüssigkeit
muss in den Gefässen die eingetauchten Gegenstände vollständig bedecken. In diesen Flüssigkeiten bleiben die Gegenstände 12 Stunden.
Dann werden sie mit Wasser gespült und weiter gereinigt, das dabei
ablaufende Wasser kann als unverdächtig behandelt werden.

§ 10. Wo Dampfapparate vorhanden sind, werden Kleidungsstücke,
Wäsche, Matratzen und Alles, was sich zur Desinfection in solchen
Apparaten eignet, darin desinficirt (§ 7e).

§ 11. Alle diese zu desinficirenden Gegenstände sind beim Zusammenpacken und bevor sie nach den Desinfectionsanstalten oder
-Apparaten geschafft werden, in gut schliessenden Gefässen und Beuteln zu verwahren oder in Tücher, welche mit einer Desinfectionsflüssigkeit angefeuchtet sind, einzuschlagen.

Wer solche Wäsche u. s. w. vor der Desinfection angefasst hat,
muss seine Hände in der im § 8 No. 2 angegebenen Weise desinficiren.

§ 12. Zur Desinfection von inficirten Schiffsräumlichkeiten, insbesondere des Logis der Mannschaft, der Kajüte, des Zwischendecks für Reisende nebst den in denselben befindlichen Lagerstellen,
Geräthschaften und dergleichen ist Carbolsäurelösung (§ 7a) anzuwenden. Die Decke, die Wände und der Fussboden der bezeichneten Räumlichkeiten sowie inficirte Lagerstellen, Geräthschaften und dergleichen
sind zunächst mit Lappen, welche mit Carbolsäurelösung getränkt sind,
gründlich abzuwaschen. Hierauf sind die Räumlichkeiten und Geräthschaften mit einer reichlichen Menge Wasser zu spülen und im Anschlusse daran die Räumlichkeiten einer möglichst gründlichen Lüftung
zu unterwerfen. Der Krankenraum, insbesondere die durch Ausleerungen verunreinigten Theile desselben, die von Kranken benutzten Geräthschaften und dergleichen, sind bei der Desinfection ganz besonders
zu berücksichtigen.

Räumlichkeiten, in welchen durch die Desinfection mit Carbolsäure
Beschädigungen verursacht oder durch den nach solcher Desinfection
noch längere Zeit haftenden Carbolgeruch erhebliche Unannehmlichkeiten entstehen würden, dürfen, sofern Kranke darin nicht untergebracht
waren, in folgender Weise desinficirt werden:

1. Die nicht mit Oelfarbe gestrichenen Flächen der Wände und
Fussböden werden mit der nach § 7c 1 bereiteten Kalkmilch angetüncht;
dieser Anstrich muss nach 3 Stunden wiederholt werden.

Nach dem Trocknen des letzten Anstrichs kann Alles wieder feucht abgescheuert werden.

2. Die mit Oelfarbe gestrichenen Flächen der Wände und Fussböden werden zwei bis drei Mal mit heisser Seifenlösung (§ 7 b) abgewaschen und später frisch gestrichen.

3. Wände und Fussböden, welche mit polirten Hölzern, Tapeten, Bildern oder Spiegeln bekleidet sind, werden mit frischem Brot in langen Zügen kräftig abgerieben. Die Brotkrumen und Brotreste sind zu verbrennen.

§ 13. Gegenstände von Leder, Holz- und Metalltheile von Möbeln sowie ähnliche Gegenstände, werden sorgfältig und wiederholt mit Lappen abgerieben, die mit Carbolsäure- und Kaliseifenlösung (§ 7 a und b) befeuchtet sind. Die gebrauchten Lappen sind zu verbrennen. Bei Ledertapeten kann auch das im § 12 unter No. 3 angegebene Verfahren angewendet werden.

Pelzwerk wird auf der Haarseite bis auf die Haarwurzel mit einer der unter § 7 a und b bezeichneten Lösungen durchweicht. Nach zwölfstündiger Einwirkung derselben, darf es ausgewaschen und weiter gereinigt werden. Pelzbesätze an Kleidungsstücken von Tuch werden zuvor abgetrennt.

Plüsch- und ähnliche Möbelbezüge werden entweder abgetrennt und nach § 9 oder 10 desinficirt oder mit Carbolsäurelösung (§ 7 a) eingesprengt, feucht gebürstet und mehrere Tage hintereinander an Deck ausgetrocknet, gelüftet und dem Sonnenlicht ausgesetzt.

Gegenstände von geringem Werthe (Inhalt von Strohsäcken und dergleichen) sind zu verbrennen.

Ueber Bord dürfen undesinficirte Gegenstände nur in See geworfen werden.

§ 14. Die Aborte werden in folgender Weise desinficirt:

Etwaiger Inhalt der Closets ist mit Kalkmilch gründlich zu vermischen und darf erst nach einer Stunde, während welcher Zeit der Abort nicht benutzt worden ist, abgelassen werden. Das Aufnahmebecken sowie das Abflussrohr werden demnächst mit Kalkmilch angestrichen. Die Wände des Closetraums, Sitzbrett, Fussboden werden mit Carbolsäurelösung gründlich abgewaschen und nach einer Stunde mit Wasser abgespült.

Zur Desinfection des Closetinhalt kann auch Chlorkalk (§ 7 d) benutzt werden, indem man Chlorkalkpulver in der Menge von etwa 2 pCt. der ganzen Mischung nebst soviel Wasser zufügt, dass der Chlorkalk sich löst und das Ganze gleichmässig durch Umrühren vertheilt werden kann. So behandelter Closetinhalt kann bereits nach 20 Minuten entleert werden.

§ 15. Soll sich die Desinfection auch auf Personen erstrecken, so ist dafür Sorge zu tragen, dass dieselben ihren ganzen Körper mit grüner Seife abwaschen und ein vollständiges Bad nehmen; Kleider und Effecten derselben sind nach § 9 oder 10 zu behandeln.

§ 16. Etwa an Bord befindliche Leichen sind bis zu der möglichst bald vorzunehmenden Bestattung ohne vorherige Reinigung in Tücher einzuhüllen, welche mit Carbolsäurelösung (§ 7a) getränkt sind und mit derselben feucht gehalten werden.

§ 17. Desinfection des Bilgeraums mit seinem Inhalte geschieht durch Kalkbrühe (§ 7c 2) in folgender Weise:

1. In diejenigen Theile des Bilgeraums, welche leicht durch Abheben der Garnirungen und der Flurplatten zugänglich gemacht werden können (Maschinen- und Kesselraum, leere Laderäume) ist Kalkbrühe an möglichst vielen Stellen direct eimerweise hineinzugiessen. Durch Umrühren mit Besen muss die Kalkbrühe kräftig mit dem Bilgewasser vermischt und überall, auch an die Wände des Bilgeraums angetüncht werden.

2. Ueberall da, wo der Bilgeraum nicht frei zugänglich ist, wird durch die auf allen Schiffen vorhandenen, von Deck hinunterführenden Pumpen (Nothpumpen) und Peilrohre soviel Kalkbrühe eingegossen, bis sie den Bilgeraum, ohne die Ladung zu berühren, anfüllt.

Nach 12 Stunden kann die Bilge wieder gelenzt werden.

Im Einzelnen wird folgendermassen verfahren:

a) der Wasserstand in den Peilrohren wird gemessen.

b) 100 bis 200 Liter Kalkbrühe—je nach der Grösse des Schiffes beziehungsweise der einzelnen Abtheilungen — werden eingefüllt.

c) Der Wasserstand in den Peilrohren wird wieder gemessen.

    Zeigt sich jetzt schon ein erhebliches Ansteigen des Wasserstandes, so ist anzunehmen, dass sich irgendwo die Verbindungslöcher der einzelnen Abschnitte des Bilgeraums verstopft haben, so dass keine freie Circulation des Wassers stattfindet. In solchen Fällen muss wegen der Gefahr des Ueberlaufens der Kalkbrühe und der dadurch bedingten Beschädigung der Ladung das Einfüllen unterbrochen werden; die Desinfection des Bilgeraums kann dann erst bei leerem Schiffe stattfinden.

d) Steigt das Wasser nur langsam, so ist, während von Zeit zu Zeit der Wasserstand gemessen wird, soviel Kalkbrühe einzufüllen, als der Bilgeraum ohne Schaden für die Ladung aufnehmen kann. Hierbei müssen die Schiffszeichnungen und die Angaben des Schiffers berücksichtigt werden.

Als Anhaltspunkt diene, dass bei Holzschiffen 40—60 Liter Kalkbrühe auf 1 m Schiffslänge erforderlich sind, bei eisernen Schiffen 60 bis 120 Liter auf 1 m Schiffslänge; bei Schiffen mit Doppelboden, Brunnen und Rinnsteinen im Ganzen 20 bis 80 bis 100 cbm.

Auf manchen Schiffen sind Rohrleitungen vorhanden, welche nicht wie die Pumpen und Peilrohre in die hintersten tiefsten Theile des Schiffsbodens beziehungsweise der einzelnen Abtheilungen, sondern in die vorderen, höher gelegenen Theile desselben führen. Diese sind dann vorzugsweise zu benutzen, weil dadurch die Vermischung des Desinfectionsmittels mit dem Bilgewasser erleichtert und besser gesichert wird.

Auf Schiffen mit getrennten Abtheilungen muss jede Abtheilung für sich in der angegebenen Weise behandelt werden.

§ 18. Die Desinfection des Ballastwassers wird mit Kalkmilch (§ 7 c 1) ausgeführt, welche in solchen Mengen zuzusetzen ist, dass das Ballastwasser 2 Theile Kalk in 1000 Theilen Wasser enthält. Die zugesetzte Kalkmilch muss innigst mit dem Wasser vermischt, daher während einer Stunde umgerührt werden.

Nach einstündiger derartiger Einwirkung der Kalkmilch kann das Ballastwasser ausgepumpt werden.

Sind die Tanks im Doppelboden des Schiffes, so wird es sich in der Regel empfehlen, das Ballastwasser aus diesen Tanks nach und nach in den Maschinenbilgeraum überpumpen zu lassen und hier mit Kalkmilch zu mischen.

Handelt es sich um stehende Tanks in den Laderäumen, so kann man unter Umständen die Kalkmilch direkt in die Tanks hineinschütten und kräftig umrühren lassen. Zu diesen Maassnahmen ist in jedem Falle der technische Beirath des Schiffsmaschinisten einzuholen.

§ 19. Trink- und Gebrauchswasser an Bord kann ebenfalls durch Versetzen mit Kalkmilch in der Menge, dass auf 1000 Theile Wasser 2 Theile Kalk kommen, bei einstündiger Einwirkung desselben desinficirt werden. Bei Verwendung von Chlorkalk ist dieses Desinfectionsmittel dem Wasser im Verhältnisse von 1:10000 zuzusetzen. Nach einer halben Stunde können die Behälter entleert und mit unverdächtigem Wasser wieder gefüllt werden. Unter Umständen kann Trink- und Gebrauchswasser auch durch Hitze desinficirt werden, indem man Dampf genügend lange in die Wassertanks einleitet (Klingelthermometer).

Zur Unbrauchbarmachung des Wassers lassen sich Säuren, z. B.

Essigsäure, verwenden, was sich insbesondere bei hölzernen Wasser-
fässern empfiehlt. Das Wasser muss dann deutlich sauer reagiren.

Einen weiteren Ausbau erhielt die gesundheitspolizeiliche
Ueberwachung des Seeschiffsverkehrs an den deutschen Meeres-
küsten — mit Bezug auf die Pestgefahr — durch die mittelst
Erlasses des Preussischen Ministers der geistlichen u. s. w.
Angelegenheiten vom 10. October 1900 den Regierungspräsi-
denten der Küstenbezirke übersandten

„Grurdsätze, nach welchen die gesundheitspolizeiliche
Ueberwachung der Seeschiffe in den preussischen Häfen
zu erfolgen hat", (soweit dieselben nicht schon nach den

Bestimmungen vom $\dfrac{\text{31. Juli 1895}}{\text{23. April 1900}}$ controlpflichtig waren).

Nach diesen Grundsätzen sind alle im Hafen ankommenden und daselbst liegenden Seeschiffe einer erst-
maligen Untersuchung und einer dauernden Ueberwachung hinsichtlich des Gesundheitszustandes der Schiffsbesatzung zu unterwerfen (Ziffer 1), und zwar ist die erste
Untersuchung sofort nach dem Eintreffen des Schiffes in dem
Hafen vorzunehmen (Ziffer 2), wobei namentlich folgende
Punkte (Ziffer 3) zu berücksichtigen sind:

Genaue Ausfüllung des vorgeschriebenen Fragebogens (a),
genaue Feststellung der Zahl der an Bord befindlichen Personen (b), Erkundung von Erkrankungen, Todesfällen und
sonstigen sanitätspolizeilichen wichtigen Vorkommnissen während des Aufenthaltes in den Abgangs- und angelaufenen
Häfen (c), ärztliche Untersuchung der Offiziere und Mannschaften unter Berücksichtigung einer Pesteinschleppung (d),
Besichtigung der Mannschaftslogis und der übrigen bewohnten
Schiffsräumlichkeiten, des Lazareths, der Abortanlagen, Prüfung des an Bord befindlichen Trinkwassers und seiner Herkunft (e), Feststellung, ob ein auffälliges Sterben
unter den Schiffsratten vorgekommen ist (f).

Wiederholte Untersuchungen eines Schiffes während seines
Aufenthalts in einem Hafen unterliegen dem Ermessen des
Hafenarztes (Ziffer 4).

Schiffscapitäne und deren Stellvertreter sind verpflichtet,
über jede an Bord ihres Schiffes während des Aufenthalts im
Hafen sich ereignende Erkrankung der Hafenpolizeibehörde
Anzeige zu erstatten (Ziffer 5). Sind Fälle von verdächtigen

Erkrankungen gefunden, so wird nach der Polizei-Verordnung vom 23. April 1900 (§ 14 c Schlusssätze) verfahren (Ziffer 6). Die obligatorische Vernichtung der an Bord befindlichen Ratten soll angestrebt werden; zu diesem Zwecke sind nach den Erfahrungen in Hamburg für je 1000 ccm Rauminhalt 10 kg Schwefel und 20 kg Kohlen in getrennten Behältern zu verbrennen, nachdem das Schiff entladen ist (Ziffer 7[1])).

Schliesslich soll nach Ziffer 8 für Ausbildung von **Gesundheitsaufsehern**, welche unter Aufsicht des Hafenarztes die Schiffsbesichtigungen auszuführen haben, Sorge getragen werden. Ausbildung und Dienst der Gesundheitsaufseher werden durch die „Anleitung für die Gesundheitsaufseher zur Untersuchung der ankommenden Schiffe" und die „Instruction für die in hafenärztlichem Dienst beschäftigten Gesundheitsaufseher" — beide vom 10. October 1900 — geregelt. — Die Befugnisse der Gesundheitsaufseher gehen nicht soweit, selbstständige Anordnungen zu treffen. Beim Verdacht von Pest, Cholera oder Gelbfieber ist der Gesundheitsaufseher befugt, dem Schiffsführer bis zum Eintreffen des Hafenarztes die freie Communication mit dem Lande zu untersagen.

Die Einrichtung der Gesundheitsaufseher entlastet in gewissem Grade den Hafenarzt und das ärztliche Aufsichtspersonal und ermöglicht eine gründliche Controle aller Schiffe.

Die Abwehr und Bekämpfung der Pest auf den deutschen Flüssen und den sonstigen Wasserstrassen innerhalb des deutschen Reiches gehören zu den Maassregeln im deutschen Inlande und werden im nachfolgenden Abschnitt behandelt (vergl. § 3 Abs. 2, § 15, Ziffer 4, 5, des Gesetzes vom 30. Juni 1900).

Die §§ 24 bis 26 des ebengenannten Gesetzes v. 30. Juni 1900 beziehen sich auf den Erlass und die Ausführung von Vorschriften bezüglich des Personen- und Waarenverkehrs auf Seeschiffen, gehören demnach auch zu den Ausführungen des laufenden Abschnitts (s. S. 253).

---

1) Vergl. Maassnahmen gegen die Ratten S. 92.

Beiläufig sei erwähnt, dass nach Versuchen von W. Kolle der Danysz'sche rattenpathogene Bacillus zur Erzeugung von Ratten-Epizootien nicht verwerthbar ist, weil sich die Virulenz dieses Bacillus bei Passagen von Ratte zu Ratte sehr rasch abschwächt. Zeitschr. f. Hyg. u. Inf. 1901. Bd. XXXVI.

C. Bekämpfung der Pest innerhalb des Deutschen Reiches.

Grundlegend für die Abwehr und Bekämpfung der Pest im Reiche ist das

Gesetz, betreffend die Bekämpfung gemeingefährlicher Krankheiten, vom 30. Juni 1900.

(R. G. Bl. S. 306.)[1]

Anzeigepflicht.

§ 1. Jede Erkrankung und jeder Todesfall an

Aussatz (Lepra), Cholera (asiatischer), Fleckfieber (Flecktyphus), Gelbfieber, Pest (orientalischer Beulenpest), Pocken (Blattern),

sowie jeder Fall, welcher den Verdacht einer dieser Krankheiten erweckt, ist der für den Aufenthaltsort des Erkrankten oder den Sterbeort zuständigen Polizeibehörde unverzüglich anzuzeigen.

Wechselt der Erkrankte den Aufenthaltsort, so ist dies unverzüglich bei der Polizeibehörde des bisherigen und des neuen Aufenthaltorts zur Anzeige zu bringen.

§ 2. Zur Anzeige sind verpflichtet:

1. der zugezogene Arzt,
2. der Haushaltungsvorstand,
3. jede sonst mit der Behandlung oder Pflege des Erkrankten beschäftigte Person,
4. derjenige, in dessen Wohnung oder Behausung der Erkrankungs- oder Todesfall sich ereignet hat,
5. der Leichenschauer.

Die Verpflichtung der unter No. 2 bis 5 genannten Personen tritt nur dann ein, wenn ein früher genannter Verpflichteter nicht vorhanden ist.

§ 3. Für Krankheits- und Todesfälle, welche sich in öffentlichen Kranken-, Entbindungs-, Pflege-, Gefangenen- und ähnlichen Anstalten ereignen, ist der Vorsteher der Anstalt oder die von

---

1) Dieses Gesetz ist in deutscher Sprache mit französischer und englischer Uebersetzung erlassen. Wegen seiner grundlegenden Bedeutung wird es vollständig wiedergegeben.

der zuständigen Stelle damit beauftragte Person ausschliesslich zur Erstattung der Anzeige verpflichtet.

Auf Schiffen oder Flössen gilt als der zur Erstattung der Anzeige verpflichtete Haushaltungsvorstand der Schiffer oder Flossführer oder deren Stellvertreter. Der Bundesrath ist ermächtigt, Bestimmungen darüber zu erlassen, an wen bei Krankheits- und Todesfällen, welche auf Schiffen oder Flössen vorkommen, die Anzeige zu erstatten ist.

§ 4. Die Anzeige kann mündlich oder schriftlich erstattet werden. Die Polizeibehörden haben auf Verlangen Meldekarten für schriftliche Anzeigen unentgeltlich zu verabfolgen.

§ 5. Landesrechtliche Bestimmungen, welche eine weitergehende Anzeigepflicht begründen, werden durch dieses Gesetz nicht berührt.

Durch Beschluss des Bundesraths können die Vorschriften über die Anzeigepflicht (§§ 1 bis 4) auf andere als die im § 1 Abs. 1 genannten übertragbaren Krankheiten ausgedehnt werden.

Ermittelung der Krankheit.

§ 6. Die Polizeibehörde muss, sobald sie von dem Ausbruch oder dem Verdachte des Auftretens einer der im § 1 Abs. 1 genannten Krankheiten (gemeingefährliche Krankheiten) Kenntniss erhält, den zuständigen beamteten Arzt benachrichtigen. Dieser hat alsdann unverzüglich an Ort und Stelle Ermittelungen über die Art, den Stand und die Ursache der Krankheit vorzunehmen und der Polizeibehörde eine Erklärung darüber abgeben, ob der Ausbruch der Krankheit festgestellt oder der Verdacht des Ausbruchs begründet ist. In Nothfällen kann der beamtete Arzt die Ermittelung auch vornehmen, ohne dass ihm eine Nachricht der Polizeibehörde zugegangen ist.

In Ortschaften mit mehr als 10000 Einwohnern ist nach den Bestimmungen des Abs. 1 auch dann zu verfahren, wenn Erkrankungs- oder Todesfälle in einem räumlich abgegrenzten Theile der Ortschaft, welcher von der Krankheit bis dahin verschont geblieben war, vorkommen.

Die höhere Verwaltungsbehörde kann Ermittelungen über jeden einzelnen Krankheits- oder Todesfall anordnen. So lange eine solche Anordnung nicht getroffen ist, sind nach der ersten Feststellung der Krankheit von dem beamteten Arzte Ermittelungen nur im Einverständnisse mit der unteren Verwaltungsbehörde und nur insoweit vorzunehmen, als dies erforderlich ist, um die Ausbreitung der Krankheit örtlich und zeitlich zu verfolgen.

§ 7. Dem beamteten Arzt ist, soweit er es zur Feststel-

lung der Krankheit für erforderlich und ohne Schädigung
des Kranken für zulässig hält, der Zutritt zu dem Kranken
oder zur Leiche und die Vornahme der zu den Ermittelungen
über die Krankheit erforderlichen Untersuchungen zu gestatten. Auch kann bei Cholera-, Gelbfieber- und Pestverdacht
eine Oeffnung der Leiche polizeilich angeordnet werden, insoweit der beamtete Arzt dies zur Feststellung der Krankheit für erforderlich hält.

Der behandelnde Arzt ist berechtigt, den Untersuchungen, insbesondere auch der Leichenöffnung beizuwohnen.

Die in §§ 2 und 3 aufgeführten Personen sind verpflichtet, über
alle für die Entstehung und den Verlauf der Krankheit wichtigen Umstände dem beamteten Arzte und der zuständigen Behörde auf Befragen
Auskunft zu ertheilen.

§ 8. Ist nach dem Gutachten des beamteten Arztes der Ausbruch
der Krankheit festgestellt oder der Verdacht des Ausbruchs begründet,
so hat die Polizeibehörde unverzüglich die erforderlichen
Schutzmaassregeln zu treffen.

§ 9. Bei Gefahr im Verzuge kann der beamtete Arzt
schon vor dem Einschreiten der Polizeibehörde die zur Verhütung der Verbreitung der Krankheit zunächst erforderlichen Maassregeln anordnen. Der Vorsteher der Ortschaft hat
den von dem beamteten Arzte getroffenen Anordnungen Folge zu leisten.
Von den Anordnungen hat der beamtete Arzt der Polizeibehörde sofort
schriftliche Mittheilung zu machen; sie bleiben so lange in Kraft, bis
von der zuständigen Behörde anderweite Verfügung getroffen wird.

§ 10. Für Ortschaften und Bezirke, welche von einer
gemeingefährlichen Krankheit befallen oder bedroht sind,
kann durch die zuständige Behörde angeordnet werden,
dass jede Leiche vor der Bestattung einer amtlichen Besichtigung (Leichenschau) zu unterwerfen ist.

Schutzmaassregeln.

§ 11. Zur Verhütung der Verbreitung der gemeingefährlichen
Krankheiten können für die Dauer der Krankheitsgefahr Ab-
sperrungs- und Aufsichtsmaassregeln nach Maassgabe der
§§ 12 bis 21 polizeilich angeordnet werden.

Die Anfechtung der Anordnungen hat keine aufschie-
bende Wirkung.

§ 12. Kranke und krankheits- oder ansteckungsverdächtige Personen können einer Beobachtung unterworfen werden. Eine

Beschränkung in der Wahl des Aufenthalts oder der Arbeitsstätte ist zu diesem Zwecke nur bei Personen zulässig, welche obdachlos oder ohne festen Wohnsitz sind oder berufs- oder
gewohnheitsmässig umherziehen.

§ 13. Die höhere Verwaltungsbehörde kann für den Umfang ihres
Bezirkes oder für Theile desselben anordnen, dass zureisende Personen, sofern sie sich innerhalb einer zu bestimmenden Frist vor ihrer
Ankunft in Ortschaften oder Bezirken aufgehalten haben, in welchen
eine gemeingefährliche Krankheit ausgebrochen ist, nach ihrer Ankunft der Ortspolizeibehörde zu melden sind.

§ 14. Für kranke und krankheits- oder ansteckungsverdächtige Personen kann eine Absonderung angeordnet
werden.

Die Absonderung kranker Personen hat derart zu erfolgen,
dass der Kranke mit anderen als den zu seiner Pflege bestimmten Personen, dem Arzte oder dem Seelsorger nicht in Berührung kommt und
eine Verbreitung der Krankheit thunlichst ausgeschlossen ist. Angehörigen und Urkundspersonen ist, insoweit es zur Erledigung wichtiger
und dringender Angelegenheiten geboten ist, der Zutritt zu dem Kranken
unter Beobachtung der erforderlichen Maassregeln gegen eine Weiterverbreitung der Krankheit gestattet. Werden auf Erfordern der Polizeibehörde in der Behausung des Kranken die nach dem Gutachten des
beamteten Arztes zum Zwecke der Absonderung nothwendigen Einrichtungen nicht getroffen, so kann, falls der beamtete Arzt es für unerlässlich und der behandelnde Arzt es ohne Schädigung des Kranken für zulässig erklärt, die Ueberführung des Kranken in ein geeignetes
Krankenhaus oder in einen anderen geeigneten Unterkunftsraum angeordnet werden.

Auf die Absonderung krankheits- oder ansteckungsver-
dächtiger Personen finden die Bestimmungen des Abs. 2 sinngemässe Anwendung. Jedoch dürfen krankheits-oder ansteckungsverdächtige Personen nicht in demselben Raume mit kranken
Personen untergebracht werden.

Ansteckungsverdächtige Personen dürfen in demselben Raume mit
krankheitsverdächtigen Personen nur untergebracht werden, soweit der
beamtete Arzt es für zulässig hält.

Wohnungen oder Häuser, in welchen erkrankte Personen sich befinden, können kenntlich gemacht werden.

Für das berufsmässige Pflegepersonal können Verkehrsbeschränkungen angeordnet werden.

§ 15. Die Landesbehörden sind befugt, für Ortschaften

und Bezirke, welche von einer gemeingefährlichen Krankheit befallen oder bedroht sind.

1. hinsichtlich der gewerbsmässigen Herstellung, Behandlung und Aufbewahrung sowie hinsichtlich des Vertriebs von Gegenständen, welche geeignet sind, die Krankheit zu verbreiten, eine gesundheitspolizeiliche Ueberwachung und die zur Verhütung der Verbreitung der Krankheit erforderlichen Maassnahmen anzuordnen; die Ausfuhr von Gegenständen der bezeichneten Art darf aber nur für Ortschaften verboten werden, in denen Cholera, Fleckfieber, Pest oder Pocken ausgebrochen sind,

2. Gegenstände der in No. 1 bezeichneten Art vom Gewerbebetrieb im Umherziehen auszuschliessen,

3. die Abhaltung von Märkten, Messen und anderen Veranstaltungen, welche eine Ansammlung grösserer Menschenmengen mit sich bringen, zu verbieten oder zu beschränken,

4. die in der Schifffahrt, der Flösserei oder sonstigen Transportbetrieben beschäftigten Personen einer gesundheitspolizeilichen Ueberwachung zu unterwerfen

und kranke, krankheits- oder ansteckungsverdächtige Personen sowie Gegenstände, von denen anzunehmen ist, dass sie mit dem Krankheitsstoffe behaftet sind, von der Beförderung auszuschliessen,

5. den Schifffahrts- und Flössereiverkehr auf bestimmte Tageszeiten zu beschränken.

§ 16. Jugendliche Personen aus Behausungen, in denen Erkrankungen vorgekommen sind, können zeitweilig vom Schul- und Unterrichtsbesuche fern gehalten werden. Hinsichtlich der sonstigen für die Schulen anzuordnenden Schutzmaassregeln bewendet es bei den landesrechtlichen Bestimmungen.

§ 17. In Ortschaften, welche von Cholera, Fleckfieber, Pest oder Pocken befallen oder bedroht sind, sowie in deren Umgegend kann die Benutzung von Brunnen, Teichen, Seen, Wasserläufen, Wasserleitungen sowie der dem öffentlichen Gebrauche dienenden Bade-, Schwimm-, Wasch- und Bedürfnissanstalten verboten oder beschränkt werden.

§ 18. Die gänzliche oder theilweise Räumung von Wohnungen und Gebäuden, in denen Erkrankungen vorgekommen sind, kann, insoweit der beamtete Arzt es zur wirksamen Bekämpfung der Krankheit für unerlässlich erklärt, angeordnet werden. Den betroffenen Bewohnern ist anderweit geeignete Unterkunft unentgeltlich zu bieten.

§ 19. Für Gegenstände und Räume, von denen anzunehmen ist, dass sie mit dem Krankheitsstoffe behaftet sind, kann eine Desinfection angeordnet werden.

Für Reisegepäck und Handelswaaren ist bei Aussatz, Cholera und Gelbfieber die Anordnung der Desinfection nur dann zulässig, wenn die Annahme, dass die Gegenstände mit dem Krankheitsstoffe behaftet sind, durch besondere Umstände begründet ist.

Ist die Desinfection nicht ausführbar oder im Verhältnisse zum Werthe der Gegenstände zu kostspielig, so kann die Vernichtung angeordnet werden.

§ 20. Zum Schutze gegen Pest können Maassregeln zur Vertilgung und Fernhaltung von Ratten, Mäusen und anderem Ungeziefer angordnet werden.

§ 21. Für die Aufbewahrung, Einsargung, Beförderung und Bestattung der Leichen von Pferden, welche an einer gemeingefährlichen Krankheit gestorben sind, können besondere Vorsichtsmaassregeln angeordnet werden.

§ 22. Die Bestimmungen über die Ausführung der in den §§ 12 bis 21 vorgesehenen Schutzmaassregeln, insbesondere der Desinfection, werden vom Bundesrath erlassen.

§ 23. Die zuständige Landesbehörde kann die Gemeinden oder die weiteren Communalverbände dazu anhalten, diejenigen Einrichtungen, welche zur Bekämpfung der gemeingefährlichen Krankheiten nothwendig sind, zu treffen. Wegen Aufbringung der erforderlichen Kosten findet die Bestimmung des § 37 Abs. 2 Anwendung.

§ 24. Zur Verhütung der Einschleppung der gemeingefährlichen Krankheiten aus dem Auslande kann der Einlass der Seeschiffe von der Erfüllung gesundheitspolizeilicher Vorschriften abhängig gemacht sowie

1. der Einlass anderer dem Personen- oder Frachtverkehre dienenden Fahrzeuge,

2. die Ein- und Durchfuhr von Waaren und Gebrauchsgegenständen,

3. der Eintritt und die Beförderung von Personen, welche aus dem von der Krankheit befallenen Lande kommen,
verboten oder beschränkt werden.

Der Bundesrath ist ermächtigt, Vorschriften über die hiernach zu treffenden Maassregeln zu beschliessen. Soweit sich diese Vorschriften auf die gesundheitspolizeiliche Ueberwachung der Seeschiffe beziehen, können sie auf den Schiffsverkehr zwischen deutschen Häfen erstreckt werden.

§ 25.   Wenn eine gemeingefährliche Krankheit im Ausland oder im Küstengebiete des Reichs ausgebrochen ist, so bestimmt der Reichskanzler oder für das Gebiet des zunächst bedrohten Bundesstaats im Einvernehmen mit dem Reichskanzler die Landesregierung, wann und in welchem Umfange die gemäss § 24 Abs. 2 erlassenen Vorschriften in Vollzug zu setzen sind.

§ 26.   Der Bundesrath ist ermächtigt, Vorschriften über die Ausstellung von Gesundheitsspässen für die aus deutschen Häfen ausgehenden Seeschiffe zu beschliessen.

§ 27.   Der Bundesrath ist ermächtigt, über die bei der Ausführung wissenschaftlicher Arbeiten mit Krankheitserregern zu beobachtenden Vorsichtsmaassregeln, sowie über den Verkehr mit Krankheitserregern und deren Aufbewahrung Vorschriften zu erlassen.

Entschädigungen.

§ 28.   Personen, welche der Invalidenversicherung unterliegen, haben für die Zeit, während der sie auf Grund des § 12 in der Wahl des Aufenthalts oder der Arbeitsstätte beschränkt oder auf Grund des § 14 abgesondert sind, Anspruch auf eine Entschädigung wegen des ihnen dadurch entgangenen Arbeitsverdienstes, bei deren Berechnung als Tagesarbeitsverdienst der dreihundertste Theil des für die Invalidenversicherung maassgebenden Jahresarbeitsverdienstes zu Grunde zu legen ist.

Dieser Anspruch fällt weg, insoweit auf Grund einer auf gesetzlicher Verpflichtung beruhenden Versicherung wegen einer mit Erwerbsunfähigkeit verbundenen Krankheit Unterstützung gewährt wird oder wenn eine Verpflegung auf öffentliche Kosten stattfindet.

§ 29.   Für Gegenstände, welche in Folge einer nach Maassgabe dieses Gesetzes polizeilich angeordneten und überwachten Desinfection derart beschädigt worden sind, dass sie zu ihrem bestimmungsmässigen Gebrauche nicht weiter verwendet werden können, oder welche auf polizeiliche Anordnung vernichtet worden sind, ist, vorbehaltlich der in §§ 32 und 33 angegebenen Ausnahmen, auf Antrag Entschädigung zu gewähren.

§ 30.   Als Entschädigung soll der gemeine Werth des Gegenstandes gewährt werden ohne Rücksicht auf die Minderung des Werthes, welche sich aus der Annahme ergiebt, dass der Gegenstand mit Krankheitsstoff behaftet sei.   Wird der Gegenstand nur beschädigt oder theilweise vernichtet, so ist der verbleibende Werth auf die Entschädigung anzurechnen.

§ 31.   Die Entschädigung wird, sofern ein anderer Berechtigter nicht bekannt ist, demjenigen gezahlt, in dessen Gewahrsam sich der beschädigte oder vernichtete Gegenstand zur Zeit der Desinfection befand. Mit dieser Zahlung erlischt jede Entschädigungsverpflichtung aus § 29.

§ 32.   Eine Entschädigung auf Grund dieses Gesetzes wird nicht gewährt:

1. für Gegenstände, welche im Eigenthume des Reichs, eines Bundesstaats, oder einer kommunalen Körperschaft sich befinden;

2. für Gegenstände, welche entgegen einem auf Grund des § 15 No. 1 oder des § 24 erlassenen Verbot aus- oder eingeführt worden sind.

§ 33.   Der Anspruch auf Entschädigung fällt weg:

1. wenn derjenige, welchem die Entschädigung zustehen würde, die beschädigten oder vernichteten Gegenstände oder einzelne derselben an sich gebracht hat, obwohl er wusste oder den Umständen nach annehmen musste, dass dieselben bereits mit dem Krankheitsstoffe behaftet oder auf polizeiliche Anordnung zu desinficiren waren;

2. wenn derjenige, welchem die Entschädigung zustehen würde oder in dessen Gewahrsam die beschädigten oder vernichteten Gegenstände sich befanden, zu der Desinfection durch eine Zuwiderhandlung gegen dieses Gesetz oder eine auf Grund desselben getroffene Anordnung Veranlassung gegeben hat.

§ 34.   Die Kosten der Entschädigungen sind aus öffentlichen Mitteln zu bestreiten. Im Uebrigen bleibt der landesrechtlichen Regelung vorbehalten, Bestimmungen darüber zu treffen:

1. von wem die Entschädigung zu gewähren und wie dieselbe aufzubringen ist,

2. binnen welcher Frist der Entschädigungsanspruch geltend zu machen ist,

3. wie die Entschädigung zu ermitteln und festzustellen ist.

Allgemeine Vorschriften.

§ 35.   Die dem allgemeinen Gebrauche dienenden Einrichtungen für Versorgung mit Trink- oder Wirthschaftswasser und für Fortschaffung der Abfallstoffe sind fortlaufend durch staatliche Beamte zu überwachen.

Die Gemeinden sind verpflichtet, für die Beseitigung der vorgefundenen gesundheitsgefährlichen Missstände Sorge zu tragen. Sie können nach Maassgabe ihrer Leistungsfähigkeit zur Herstellung von Einrichtungen der im Abs. 1 bezeichneten Art,

sofern dieselben zum Schutze gegen übertragbare Krankheiten erforderlich sind, jederzeit angehalten werden.

Das Verfahren, in welchem über die hiernach gegen die Gemeinden
zulässigen Anordnungen zu entscheiden ist, richtet sich nach Landesrecht.

§ 36. Beamtete Aerzte im Sinne dieses Gesetzes sind
Aerzte, welche vom Staate angestellt sind, oder deren Anstellung mit Zustimmung des Staates erfolgt ist.

An der Stelle der beamteten Aerzte können im Falle ihrer Be-
hinderung oder aus sonstigen dringenden Gründen andere Aerzte zu-
gezogen werden. Innerhalb des von ihnen übernommenen Auf-
trags gelten die Letzteren als beamtete Aerzte und sind befugt
und verpflichtet, diejenigen Amtsverrichtungen wahrzunehmen, welche
in diesem Gesetz oder in den hierzu ergangenen Ausführungsbestimmungen den beamteten Aerzten übertragen sind.

§ 37. Die Anordnung und Leitung der Abwehr- und
Unterdrückungsmaassregeln liegt den Landesregierungen
und deren Organen ob.

Die Zuständigkeit der Behörden und die Aufbringung
der entstehenden Kosten regelt sich nach Landesrecht.

Die Kosten der auf Grund des § 6 angestellten behördlichen Ermittelungen, der Beobachtung in den Fällen des § 12, ferner auf Antrag
die Kosten der auf Grund des § 19 polizeilich angeordneten und überwachten Desinfection und auf Grund des § 21 angeordneten besonderen
Vorsichtsmaassregeln für die Aufbewahrung, Einsargung, Beförderung
und Bestattung der Leichen sind aus öffentlichen Mitteln zu bestreiten.

Die Landesregierungen bestimmen, welche Körperschaften unter
der Bezeichnung Gemeinde, weiterer Communalverband und communale
Körperschaft zu verstehen sind.

§ 38. Die Behörden der Bundesstaaten sind verpflichtet, sich bei der Bekämpfung übertragbarer Krankheiten gegenseitig zu unterstützen.

§ 39. Die Ausführung der nach Maassgabe dieses Gesetzes zu ergreifenden Schutzmaassregeln liegt, insoweit
davon

1. dem activen Heere oder der activen Marine ange-
hörende Militärpersonen,

2. Personen, welche in militärischen Dienstgebäuden
oder auf den zur Kaiserlichen Marine gehörigen oder von
ihr gemietheten Schiffen und Fahrzeugen untergebracht
sind,

3. marschirende oder auf dem Transporte befindliche Militärpersonen und Truppentheile des Heeres und
der Marine sowie die Ausrüstungs- und Gebrauchsgegenstände derselben,

4. ausschliesslich von der Militär- oder Marineverwaltung benutzte Grundstücke und Einrichtungen
betroffen werden, den **Militär-** und **Marinebehörden** ob.

Auf Truppenübungen finden die nach diesem Gesetze
zulässigen Verkehrbeschränkungen keine Anwendung.

Der Bundesrath hat darüber Bestimmung zu treffen, inwieweit von
dem Auftreten des Verdachts und von dem Ausbruch einer übertragbaren
Krankheit sowie von dem Verlauf und dem Erlöschen der Krankheit sich
die Militär- und Polizeibehörden gegenseitig in Kenntniss
zu setzen haben.

§ 40. Für den Eisenbahn-, Post- und Telegraphenver-
kehr sowie für Schifffahrtsbetriebe, welche im Anschluss an den
Eisenbahnverkehr geführt werden und der staatlichen Eisenbahnauf-
sichtsbehörde unterstellt sind, liegt die Ausführung der nach Maassgabe dieses Gesetzes zu ergreifenden Schutzmaassregeln ausschliesslich den zuständigen Reichs- und Landesbehörden ob.

Inwieweit die auf Grund dieses Gesetzes polizeilich angeordneten
Verkehrsbeschränkungen und Desinfectionsmaassnahmen

1. auf Personen, welche während der Beförderung als
krank, krankheits- oder ansteckungsverdächtig befunden werden,

2. auf die im Dienste befindlichen oder aus dienst-
licher Veranlassung vorübergehend ausserhalb ihres
Wohnsitzes sich aufhaltenden Beamten und Arbeiter der
Eisenbahn-, Post- und Telegraphenverwaltungen sowie
der genannten Schifffahrtsbetriebe

Anwendung finden, bestimmt der Bundesrath.

§ 41. Dem Reichskanzler liegt ob, die Ausführung dieses Gesetzes und der auf Grund desselben erlassenen Anordnungen zu überwachen.

Wenn zur Bekämpfung der gemeingefährlichen Krank-
heiten Maassregeln erforderlich sind, von welchen die Ge-
biete mehrerer Bundesstaaten betroffen werden, so hat der
Reichskanzler oder ein von ihm bestellter Commissar für
Herstellung und Erhaltung der Einheit in den Anordnungen
der Landesbehörden zu sorgen und zu diesem Behufe das
Erforderliche zu bestimmen, in dringenden Fällen auch die
Landesbehörden unmittelbar mit Anweisungen zu versehen.

§ 42. Ist in einer Ortschaft der Ausbruch einer gemeingefährlichen Krankheit festgestellt, so ist das Kaiserliche Gesundheitsamt hiervon sofort auf kürzestem Wege zu benachrichtigen. Der Bundesrath ist ermächtigt, zu bestimmen, inwieweit im späteren Verlaufe dem Kaiserlichen Gesundheitsamte Mittheilungen über Erkrankungs- und Todesfälle zu machen sind.

§ 43. In Verbindung mit dem Kaiserlichen Gesundheitsamte wird ein Reichsgesundheitsrath gebildet. Die Geschäftsordnung wird vom Reichskanzler mit Zustimmung des Bundesraths festgestellt. Die Mitglieder werden vom Bundesrath gewählt.

Der Reichsgesundheitsrath hat das Gesundheitsamt bei der Erfüllung der diesem Amte zugewiesenen Aufgaben zu unterstützen. Er ist befugt, den Landesbehörden auf Ansuchen Rath zu ertheilen. Er kann sich, um Auskunft zu erhalten, mit den ihm zu diesem Zwecke zu bezeichnenden Landesbehörden unmittelbar in Verbindung setzen, sowie Vertreter absenden, welche unter Mitwirkung der zuständigen Landesbehörden Aufklärungen an Ort und Stelle einziehen.

Strafvorschriften.

§ 44. Mit Gefängniss bis zu drei Jahren wird bestraft:

1. wer wissentlich bewegliche Gegenstände, für welche eine Desinfection polizeilich angeordnet war, vor Ausführung der angeordneten Desinfection in Gebrauch nimmt, an Andere überlässt oder sonst in Verkehr bringt;

2. wer wissentlich Kleidungsstücke, Leibwäsche, Bettzeug oder sonstige bewegliche Gegenstände, welche von Personen, die an einer gemeingefährlichen Krankheit litten, während der Erkrankung gebraucht oder bei deren Behandlung oder Pflege benutzt worden sind, in Gebrauch nimmt, an Andere überlässt oder sonst in Verkehr bringt, bevor sie den auf Grund des § 22 vom Bundesrathe beschlossenen Bestimmungen entsprechend desinficirt worden sind;

3. wer wissentlich Fahrzeuge oder sonstige Geräthschaften, welche zur Beförderung von Kranken oder Verstorbenen der in No. 2 bezeichneten Art gedient haben, vor Ausführung der polizeilich angeordneten Desinfection benutzt oder Anderen zur Benutzung überlässt.

Sind mildernde Umstände vorhanden, so kann auf Geldstrafe bis 1500 Mk. erkannt werden.

§ 45. Mit Geldstrafe von 10 bis 150 Mk. oder mit Haft nicht unter 1 Woche wird bestraft:

1. wer die ihm nach den §§ 2, 3 oder nach den auf Grund des § 5 vom Bundesrathe beschlossenen Vorschriften obliegende Anzeige unterlässt oder länger als 24 Stunden, nachdem er von der anzuzeigenden Thatsache Kenntniss erhalten hat, verzögert. Die Strafverfolgung tritt nicht ein, wenn die Anzeige, obwohl nicht von dem zunächst Verpflichteten, doch rechtzeitig gemacht worden ist;

2. wer im Falle des § 7 dem beamteten Arzte den Zutritt zu dem Kranken oder zur Leiche oder die Vornahme der erforderlichen Untersuchungen verweigert;

3. wer den Bestimmungen im § 7 Abs. 3 zuwider über die daselbst bezeichneten Umstände dem beamteten Arzte oder der zuständigen Behörde die Auskunft verweigert oder wissentlich unrichtige Angaben macht;

4. wer den auf Grund des § 13 erlassenen Anordnungen zuwiderhandelt.

§ 46. Mit Geldstrafe bis zu 150 Mk. oder mit Haft wird, sofern nicht nach den bestehenden gesetzlichen Bestimmungen eine höhere Strafe verwirkt ist, bestraft:

1. wer den im Falle des § 9 von dem beamteten Arzte oder dem Vorsteher der Ortschaft getroffenen vorläufigen Anordnungen oder den auf Grund des § 10 von der zuständigen Behörde erlassenen Anordnungen zuwiderhandelt;

2. wer den auf Grund des § 12, des § 14 Abs. 5, der § 15, 17, 19 bis 22 getroffenen polizeilichen Anordnungen zuwiderhandelt;

3. wer den auf Grund der §§ 24, 26, 27 erlassenen Vorschriften zuwiderhandelt.

Schlussbestimmungen.

§ 47. Die vom Bundesrathe zur Ausführung dieses Gesetzes erlassenen allgemeinen Bestimmungen sind dem Reichstage zur Kenntniss mitzutheilen.

§ 48. Landesrechtliche Vorschriften über die Bekämpfung anderer als der im § 1 Abs. 1 genannten übertragbaren Krankheiten werden durch dieses Gesetz nicht berührt.

§ 49. Dieses Gesetz tritt mit dem Tage der Verkündung in Kraft.

Auf Grund der §§ 22, 27, 40, 42 des vorstehenden Gesetzes vom 30. Juni 1900, betreffend die Bekämpfung gemeingefährlicher Krankheiten, sind zur Bekämpfung der Pest vom Bundesrath die nachstehenden, vom Reichskanzler unter dem 6. October 1900 bekannt gemachten

17*

Ausführungsbestimmungen

beschlossen worden[1]):

1. Zu §§ 12, 13. Die Polizeibehörden haben ein besonders Augenmerk auf solche Personen zu richten, welche sich kürzlich in einem von der Pest heimgesuchten Orte aufgehalten haben. Es empfiehlt sich, diese Personen einer nach dem Gutachten des beamteten Arztes zu bemessenden, aber nicht länger als 10 Tage seit dem letzten Tage ihrer Anwesenheit am Pestorte dauernden Beobachtung zu unterstellen, jedoch in schonender Form und so, dass Belästigungen der Personen thunlichst vermieden werden. Die Beobachtung wird in der Regel darauf beschränkt werden können, dass durch einen Arzt oder eine sonst geeignete Person zeitweise Erkundigung über den Gesundheitszustand der betreffenden Personen eingezogen wird. Erforderlichen Falles sollen zur Erleichterung dieser Maassnahme die höheren Verwaltungsbehörden für den Umfang ihres Bezirkes oder für Theile desselben anordnen, dass zureisende Personen, welche sich innerhalb zehn Tagen vor ihrer Ankunft in einem von der Pest betroffenen Orte oder Bezirk aufgehalten haben, nach ihrer Ankunft der Ortspolizeibehörde binnen einer zu bestimmenden möglichst kurzen Frist schriftlich oder mündlich zu melden sind.

Eine verschärfte Art der Beobachtung, verbunden mit Beschränkungen in der Wahl des Aufenthalts oder der Arbeitsstätte (z. B. Anweisung eines bestimmten Aufenthalts, Verpflichtung zum zeitweisen persönlichen Erscheinen vor der Gesundheitsbehörde, Untersagung des Verkehrs an bestimmten Orten) ist solchen Personen gegenüber zulässig, welche obdachlos oder ohne festen Wohnsitz sind oder berufs- oder gewohnheitsmässig umherziehen, z.B. fremdländische Auswanderer und Arbeiter, Zigeuner, Landstreicher, Hausirer.

2. Zu §§ 14, 18. An Pest erkrankte oder krankheitsverdächtige Personen sind ohne Verzug unter Beobachtung der Bestimmungen im § 13 Abs. 2 und 3 des Gesetzes abzusondern; das Gleiche gilt für ansteckungsverdächtige Personen, insoweit nicht der beamtete Arzt eine einfachere Art der Beobachtung (vergl. Ziffer 1) für ausreichend erachtet. Als krankheitsverdächtig sind solche Personen zu betrachten, welche unter Erscheinungen erkrankt sind, die den Ausbruch der Pest befürchten lassen, — als ansteckungsverdächtig solche, bei welchen dergleichen Erscheinungen zwar nicht vorliegen,

[1]) R. G. Bl. S. 850 und Veröffentl. d. Kaiserl. Gesundheitsamtes 1900, No. 42 Bes. Beilage, S. 1029 ff.

jedoch die Besorgniss gerechtfertigt ist, dass sie den Krankheitsstoff
der Pest aufgenommen haben. Die Absonderung der ansteckungs.
verdächtigen Personen darf nur bis zur Dauer von zehn
Tagen angeordnet werden.

Unter Umständen kann es sich empfehlen, die Kranken anstatt
sie zur Absonderung in ein Krankenhaus oder in einen sonst geeigneten
Unterkunftsraum zu verbringen, in der Wohnung zu belassen und die
Gesunden aus derselben zu entfernen. Es kann sogar die Räumung
des ganzen Hauses angezeigt sein, namentlich wenn in ihm ungünstige sanitäre Zustände (Ueberfüllung, Unreinlichkeit u. dergl.) herrschen. Die Räumung ist insbesondere dann nothwendig,
wenn unter den Ratten oder Mäusen in einem solchen Hause
die Pest ausgebrochen ist oder wenn es sich um ein sogenanntes
Pesthaus handelt, in welchem unter den Bewohnern die Seuche
wiederholt auftritt. Die gänzliche oder theilweise Räumung von
Wohnungen oder Häusern gegen den Willen der davon Betroffenen ist jedoch an die Voraussetzung geknüpft, dass der
beamtete Arzt sie zur wirksamen Bekämpfung der Pest für
unerlässlich erklärt.

Für den Transport der Kranken und Krankheits- oder
Ansteckungsverdächtigen sollen dem öffentlichen Verkehre die-
nende Fuhrwerke (Droschken, Strassenbahnwagen und dergl.) in der
Regel nicht benutzt werden.

Die Polizeibehörden haben alle Insassen eines Hauses, in
welchem ein Pestfall vorgekommen ist, in Bezug auf ihren Gesundheitszustand, erforderlichen Falles durch Absonderung, einer Beobachtung zu unterwerfen und dafür Sorge zu tragen, dass Erkrankungen
und Todesfälle jeder Art, welche in einem solchen Hause sich ereignen,
zu ihrer Kenntniss gelangen.

Wohnungen oder Häuser, in denen an der Pest erkrankte Personen sich befinden, sind kenntlich zu machen.

3. Zu § 15. Die zuständigen Behörden haben ein besonderes
Augenmerk darauf zu richten, inwieweit Veranstaltungen, welche
eine Ansammlung grösserer Menschenmengen mit sich
bringen (Messen, Märkte u. s. w.), an oder in der Nähe solcher Orte,
in welchen die Pest ausgebrochen ist, zu untersagen sind.

Verkaufsstellen von Lebensmitteln in Häusern, in denen
ein Pestfall vorgekommen ist, sind zu schliessen, sofern nach dem Gutachten des beamteten Arztes die Fortsetzung des Betriebs als gefährlich
zu betrachten ist.

Die Polizeibehörden der von Pest ergriffenen Orte haben dafür zu
sorgen, dass Gegenstände, von denen anzunehmen ist, dass

sie mit dem Krankheitsstoffe der Pest behaftet sind, vor
wirksamer Desinfection nicht in den Verkehr gelangen.

Insbesondere ist für Orte oder Bezirke, in denen die Pest sich
weiter verbreitet, die Ausfuhr von gebrauchter Leibwäsche, gebrauch-
tem Bettzeug, alten und getragenen Kleidungsstücken, sowie von Hadern
und Lumpen aller Art zu verbieten. Ausgenommen sind neue Abfälle,
welche unmittelbar aus Spinnereien, Webereien, Confections- und
Bleichanstalten kommen, Kunstwolle, neue Papierschnitzel, sowie unverdächtiges Reisegepäck.

Einfuhrverbote gegen inländische Pestorte sind nicht
zulässig. Das Verbot der Einfuhr bestimmter Waaren und anderer
Gegenstände aus dem Auslande richtet sich nach den gemäss § 25 des
Gesetzes in Vollzug gesetzten Bestimmungen (vergl. Bekanntmachung
vom 4. Juli 1900, R.-G.-B. S. 555).

Für gebrauchtes Bettzeug, Leibwäsche und getragene
Kleidungsstücke, welche aus einem Pestorte stammen und seit Verlassen desselben noch nicht wirksam desinficirt worden sind, kann eine
Desinfection angeordnet werden. Im Uebrigen ist eine Desinfection von
Gegenständen des Güter- und Reiseverkehrs einschliesslich
der von Reisenden getragenen Wäsche- und Kleidungsstücke nur dann
geboten und zulässig, wenn die Gegenstände nach dem Gutachten des
beamteten Arztes als mit dem Ansteckungsstoffe der Pest behaftet anzusehen sind.

Weitergehende Beschränkungen des Gepäck- und
Güterverkehrs, sowie des Verkehrs mit Post- (Brief- und
Packet-) Sendungen sind nicht zulässig.

4. Zu § 16. Jugendliche Personen aus Behausungen, in denen ein
Fall von Pest vorgekommen ist, müssen, so lange nach dem Gutachten
des beamteten Arztes eine Weiterverbreitung der Seuche aus diesen
Behausungen zu befürchten ist, vom Schulbesuche ferngehalten
werden.

Das Gleiche gilt hinsichtlich des Besuchs jeden anderen Unter-
richts, an welchem eine grössere Anzahl von Personen theilnimmt.

5. Zu § 19. In Häusern, in welchen Pestfälle vorkommen, sind
die erforderlichen Maassnahmen zur Desinfection der Ausscheidungen
des Kranken sowie der mit dem Kranken oder Gestorbenen in Berührung
gekommenen Gegenstände zu treffen. Ganz besondere Aufmerksamkeit ist der Desinfection inficirter Räume sowie der Betten
und der Leibwäsche des Kranken oder Gestorbenen zuzuwenden. Auch ist Vorsorge zu treffen, dass Fahrzeuge, welche zur Beförderung von kranken, krankheits- und ansteckungsverdächtigen Personen
gedient haben, alsbald und vor anderweiter Benutzung desinficirt werden.

Häuser, in denen an der Pest verendete Ratten gefunden werden, sind zu desinficiren, soweit dies von dem beamteten Arzte für erforderlich erachtet wird, Wohnungen und Häuser, welche wegen Pestausbruchs geräumt worden sind, dürfen erst nach einer wirksamen Desinfection zur Wiederbenutzung freigegeben werden.

Die Desinfectionen sind nach Maassgabe der aus der Anlage 1 ersichtlichen Anweisung zu bewirken.

6. Zu § 20. Ganz besondere Aufmerksamkeit ist der Vertilgung von Ratten, Mäusen und sonstigem Ungeziefer zuzuwenden. Es ist insbesondere Vorkehrung dafür zu treffen, dass die Ortspolizeibehörde, sobald an einem Orte unter den Ratten (insbesondere in Getreidelagern, Lebensmittelmagazinen und dergl.) ein auffälliges Sterben aus unbekannter Ursache beobachtet wird, von diesem Vorkommniss unverzüglich Kenntniss erhält. Einige todte Ratten sind in möglichst frischem Zustand unter genauer Beobachtung der für die Versendung pestverdächtiger Untersuchungsobjecte ergehenden Anweisung sofort denjenigen Stellen zu übersenden, welche von den Landesregierungen mit der bakteriologischen Untersuchung pestverdächtiger Fälle beauftragt sind; die übrigen todten Ratten sind am besten zu verbrennen oder in einer hinreichend tiefen Grube, mit Kalkmilch reichlich übergossen, zu verscharren. Die Berührung solcher Ratten mit der Hand ist zu vermeiden. Der Platz, auf welchem sie gefunden wurden, ist zu desinficiren.

7. Zu § 21. Die Leichen der an Pest Gestorbenen sind in Tücher zu hüllen, welche mit einer desinficirenden Flüssigkeit getränkt sind, und alsdann in dichte Särge zu legen, welche am Boden mit einer reichlichen Schicht Sägemehl, Torfmull oder anderen aufsaugenden Stoffen bedeckt sind. Die eingesargten Leichen sind, sofern nicht das Sterbehaus geräumt wird, thunlichst bald aus der Behausung zu entfernen. Das Waschen der Leichen ist zu vermeiden. Soll es ausnahmsweise stattfinden, so darf es nur unter den von dem beamteten Arzte angeordneten Vorsichtsmaassregeln und nur mit desinficirenden Flüssigkeiten ausgeführt werden. Die Ausstellung der Leichen im Sterbehaus oder im offenen Sarge ist zu untersagen, das Leichengefolge möglichst zu beschränken und dessen Eintritt in die Sterbewohnung zu verbieten. Die Beförderung der Leichen von Personen, welche an der Pest gestorben sind, nach einem anderen als dem ordnungsmässigen Beerdigungsort ist zu untersagen. Die Beerdigung der Pestleichen ist thunlichst zu beschleunigen.

Eine Oeffnung der Leiche darf nur auf Anordnung oder mit Genehmigung der Polizeibehörde und in der Regel nur in Gegenwart des mit der Feststellung der Krankheit beauftragten Arztes stattfinden. Die Leichenöffnung ist nur anzuordnen, insoweit sie der beamtete Arzt zur Feststellung der Krankheit für erforderlich hält. Im Uebrigen darf die Genehmigung zur Leichenöffnung nur zu wissenschaftlichen Zwecken und nach Maassgabe der von der zuständigen Behörde zu erlassenden Vorschriften ertheilt werden. Die Leichenöffnung wird zweckmässig in dem abgedichteten Sarge vorgenommen.

8. Zu § 20. Die Aufhebung der zur Abwehr der Pestgefahr getroffenen Anordnungen darf nur nach Anhörung des beamteten Arztes erfolgen.

9. Zu § 27. Für das Arbeiten und den Verkehr mit Pesterregern gelten die aus der Anlage 2 ersichtlichen Bestimmungen.

11. Zu § 42. Neben der in § 42 des Gesetzes vorgeschriebenen Benachrichtigung von dem Ausbruch der Pest sind von den Behörden an das Kaiserliche Gesundheitsamt mitzutheilen

a) tägliche Uebersichten über die weiteren Erkrankungs- und Todesfälle unter Benennung der Ortschaften und Bezirke;

b) wöchentlich eine Nachweisung über den Verlauf der Seuche in den einzelnen Ortschaften nach Maassgabe des als Anlage 4 beigefügten Formulars.

Die täglichen Uebersichten sind auf kürzestem Wege zu übermitteln. Die Wochennachweisungen sind so zeitig abzusenden, dass bis Montag Mittag die Mittheilungen über die in der vorangegangenen Woche bis Sonnabend einschliesslich gemeldeten Erkrankungen und Todesfälle im Gesundheitsamt eingehen.

Anlage 1.

Desinfectionsanweisung bei Pest.

I. Desinfectionsmittel.

a) Kresol, Carbolsäure; b) Chlorkalk; c) Kalk; d) Kaliseife; e) Formaldehyd; f) Dampf-Apparate; g) Siedehitze; (vergl. S. 42 im Abschnitt „Widerstandsfähigkeit des Pestbacillus gegenüber Desinfectionsmitteln).

II. Anwendung der Desinfectionsmittel im Einzelnen.

1. Alle Ausscheidungen der Kranken (Wund- und Geschwürsausscheidungen, Auswurf und Nasenschleim, etwaige bei Sterbenden aus Mund und Nase hervorgequollene schaumige Flüssigkeit, Blut und Urin, Erbrochenes und Stuhlgang) sind mit dem unter Ia beschriebenen verdünnten Kresolwasser oder durch Siedehitze (I g)

zu desinficiren. Es empfiehlt sich, solche Ausscheidungen unmittelbar in Gefässen aufzufangen, welche die Desinfectionsflüssigkeit in mindestens gleicher Menge enthalten, und sie hierauf mit der letzteren gründlich zu verrühren. Verbandgegenstände sind, wenn das Verbrennen derselben (vergl. Ziffer 9) nicht angängig ist, unmittelbar nach dem Gebrauch ebenfalls in·solche mit verdünntem Kresolwasser (I a) beschickte Gefässe zu legen, so dass sie von der Flüssigkeit vollständig bedeckt sind.

Die Gemische sollen mindestens zwei Stunden stehen bleiben und dürfen dann erst beseitigt werden.

Schmutzwässer sind mit Chlorkalk oder Kalkmilch zu desinficiren, und zwar ist vom Chlorkalk so viel zuzusetzen, bis die Flüssigkeit stark nach Chlor riecht, von Kalkmilch so viel, dass das Gemisch rothes Lakmuspapier stark und dauernd blau färbt. In allen Fällen darf die Flüssigkeit erst nach zwei Stunden abgegossen werden.

2. Hände und sonstige Körpertheile müssen jedesmal, wenn sie mit inficirten Dingen (Ausscheidungen der Kranken, beschmutzter Wäsche u. s. w.) in Berührung gekommen sind, durch gründliches Waschen mit verdünntem Kresolwasser oder Karbolsäurelösung (I a) desinficirt werden.

Bei Berührung mit inficirten Dingen, Pestkranken, Pestleichen, bei Desinfectionen von Häusern u. s. w. können die Hände vor dem Eindringen von Krankheitskeimen durch gründliches Einreiben mit Oel, Paraffinsalbe (Vaselin) und dergleichen geschützt werden.

3. Bett- und Leibwäsche, sowie waschbare Kleidungsstücke und dergleichen sind entweder auszukochen (I g) oder in ein Gefäss mit verdünntem Kresolwasser oder Karbolsäurelösung (I a) zu stecken. Die Flüssigkeit muss in den Gefässen die eingetauchten Gegenstände vollständig bedecken. In dem Kresolwasser oder der Karbolsäurelösung bleiben die Gegenstände wenigstens zwei Stunden. Dann werden sie mit Wasser gespült und weiter gereinigt. Das dabei ablaufende Wasser kann als unverdächtig behandelt werden.

4. Kleidungsstücke, die nicht gewaschen werden können, Matratzen, Teppiche und alles, was sich zur Dampfdesinfection eignet, sind in Dampfapparaten zu desinficiren (I f).

5. Alle diese zu desinficirenden Gegenstände sind beim Zusammenpacken und bevor sie nach den Desinfectionsanstalten oder -Apparaten geschafft werden, in Tücher, welche mit Karbolsäurelösung (Ia) angefeuchtet sind, einzuschlagen und, wenn möglich, in gut schliessenden Gefässen zu verwahren.

Wer solche Wäsche u. s. w. vor der Desinfection angefasst hat, muss seine Hände in der unter Ziffer 3 angegebenen Weise desinficiren.

6. Zur Desinfection inficirter oder der Infection verdächtiger Räume, namentlich solcher, in denen sich Pestkranke aufgehalten haben, sind zunächst die Lagerstellen, Geräthschaften und dergleichen, ferner die Wände und der Fussboden, unter Umständen auch die Decke mittels Lappen, die mit verdünntem Kresolwasser oder Karbolsäurelösung (Ia) getränkt sind, gründlich abzuwaschen; besonders ist darauf zu achten, dass diese Lösungen auch in alle Spalten, Risse und Fugen eindringen.

Die Lagerstellen von Kranken oder von Verstorbenen und die in der Umgebung auf mindestens 2 m Entfernung befindlichen Geräthschaften, Wand- und Fussbodenflächen sind bei dieser Desinfection besonders zu berücksichtigen.

Alsdann sind die Räumlichkeiten und Geräthschaften mit einer reichlichen Menge Wasser oder Kaliseifenlösung (Id) zu spülen. Nach ausgeführter Desinfection ist sogleich zu lüften.

7. Die Anwendung des Formaldehyds empfiehlt sich besonders zur sogenannten Oberflächendesinfection. Ausserdem gewährt sie den Desinfectoren einen gewissen Schutz vor einer Infection bei den nach Ziffer 6 auszuführenden mechanischen Desinfectionsarbeiten und ist möglichst vor dem Beginn sonstiger Desinfection in der Weise auszuführen, dass die zu desinficirenden Räumlichkeiten erst nach der beendeten Formaldehyddesinfection betreten zu werden brauchen (vergl. I e Abs. 3).

Nach voraufgegangener Desinfection mittels Formaldehyds können nur die Wände, die Zimmerdecke, die freien glatten Flächen der Geräthschaften als desinficirt gelten. Alles Uebrige, namentlich alle diejenigen Theile, welche Risse und Fugen aufweisen, sind gemäss den vorstehend gegebenen Vorschriften zu desinficiren.

8. Gegenstände von Leder, Holz- und Metalltheile von Möbeln, sowie ähnliche Gegenstände werden sorgfältig und wiederholt mit Lappen abgerieben, die mit verdünntem Kresolwasser oder Karbolsäurelösung (Ia) befeuchtet sind. Die gebrauchten Lappen sind zu verbrennen.

Pelzwerk wird auf der Haarseite bis auf die Haarwurzel mit verdünntem Kresolwasser oder Karbolsäurelösung (Ia) durchweicht. Nach zwölfstündiger Einwirkung derselben darf es ausgewaschen und weiter gereinigt werden.

Plüsch- und ähnliche Möbelbezüge werden nach Ziffer 3 und 4 desinficirt oder mit verdünntem Kresolwasser oder Karbolsäurelösung (Ia) durchfeuchtet, feucht gebürstet und mehrere Tage hinter einander gelüftet und dem Sonnenlicht ausgesetzt.

9. Gegenstände von geringem Werth (Inhalt von Strohsäcken, gebrauchte Lappen u. dergl.) sind zu verbrennen.

10. Etwa aufgefundene Kadaver von Nagethieren, namentlich von Ratten und Mäusen, sind in feuchte, mit verdünntem Kresolwasser oder Karbolsäurelösung (Ia) getränkte Lappen einzuschlagen, ohne dass sie dabei mit den blossen Fingern berührt werden; alsdann sind dieselben durch gründliches Auskochen — mindestens eine Stunde lang — unschädlich zu machen oder besser sofort zu verbrennen oder, wenn beides nicht durchführbar, in einer hinreichend tiefen Grube, mit Kalkmilch reichlich übergossen, zu verscharren.

11. Durch Ausscheidungen von Kranken beschmutzte Erde, Pflaster, sowie Rinnsteine, ferner der Platz, auf welchem Rattenkadaver gefunden wurden, werden durch Uebergiessen mit verdünntem Kresolwasser (Ia) oder Kalkmilch (Ic1) desinficirt.

12. Soll sich die Desinfection auch auf Personen erstrecken, so ist dafür Sorge zu tragen, dass dieselben ihren ganzen Körper mit Seife abwaschen und ein vollständiges Bad nehmen. Kleider und Effecten derselben sind nach Ziffer 3 und 4 zu behandeln.

13. Die Leichen der an Pest Gestorbenen sind in Tücher zu hüllen, welche mit einer der unter Ia aufgeführten desinficirenden Flüssigkeiten getränkt sind, und alsdann in dichte Särge zu legen, welche am Boden mit einer reichlichen Schicht Sägemehl, Torfmull oder anderen aufsaugenden Stoffen bedeckt sind.

14. Die Desinfection des Kiel- (Bilge-) Raumes der im Fluss- und Binnenschifffahrtsverkehr benutzten Fahrzeuge, die Desinfection des Ballastwasser und des etwa inficirten Trinkwassers ist nach den Vorschriften über die gesundheitspolizeiliche Controle der einen deutschen Hafen anlaufenden Seeschiffe zu bewirken[1]).

15. Abweichungen von den Vorschriften unter Ziffer 1 bis 14 sind zulässig, soweit nach dem Gutachten des beamteten Arztes die Wirkung der Desinfection gesichert ist.

Anlage 2.

Vorschriften über das Arbeiten und den Verkehr mit Pesterregern.

§ 1. Die Aufbewahrung von lebenden Erregern der Pest sowie die Vornahme von wissenschaftlichen Versuchen mit

1) Vergl. S. 244.

diesen Erregern ist nur mit Erlaubniss der Landes-Centralbehörde gestattet. Für das Kaiserl. Gesundheitsamt tritt an Stelle derselben das Reichsamt des Innern, für Militär- und Marine-Anstalten das zuständige Kriegsministerium beziehungsweise das Reichs-Marineamt.

§ 2. Die Ertheilung der Erlaubniss ist von dem Nachweis abhängig, dass für die im § 1 bezeichneten Arbeiten besondere Räume vorhanden sind, welche bezüglich ihrer Beschaffenheit, Einrichtung und Ausstattung folgende Voraussetzungen erfüllen:

1. Die Räume sollen durch eine massive Wand (ohne Thür) getrennt von anderen Räumen liegen und für sich einen eigenen, sicher abschliessbaren Eingang besitzen. Das Schloss der Eingangsthür darf sich nur mittels des dazu gehörigen Schlüssels öffnen lassen, nicht durch sogenannte Hauptschlüssel. Grundsätzlich sollen wenigstens zwei Räume vorhanden sein, von denen der eine hauptsächlich für die Züchtung des Erregers und für mikroskopische Untersuchungen u. dergl., der andere hauptsächlich für Unterbringung, Section und Vernichtung der Versuchsthiere zu verwenden ist. Die Räume sollen unmittelbar neben einander liegen und durch eine abschliessbare Zwischenthür verbunden sein. Wenn nur ein einziger Raum zur Verfügung steht und ausnahmweise für ausreichend erachtet wird, so empfiehlt es sich, diesen so herzurichten, dass eine sichere, gesonderte Unterbringung der Versuchsthiere darin gewährleistet wird.

2. Die Räume sollen gut lüftbar und für Licht überall, namentlich auch in den Winkeln, leicht zugänglich sein, glatte, undurchlässige, leicht zu reinigende und zu desinficirende Fussböden und Wände haben; sie sollen keine Oeffnungen besitzen, durch welche kleinere Thiere oder Ratten schlüpfen können. Lüftungsöffnungen sind mit dichten Drahtnetzen zu überziehen. Die Fenster müssen dicht schliessen; werden sie geöffnet, so sind Einsätze mit engmaschigem Drahtgitter einzufügen.

3. Die Räume sollen für sich allein mit allen denjenigen Einrichtungen und Instrumenten ausgestattet sein, welche für die Züchtung von Mikroorganismen und zur Anstellung von Thierversuchen erforderlich sind; namentlich dürfen nicht fehlen:

a) ein mit sicherem Schlosse versehener Behälter zur Aufbewahrung lebender Culturen und verdächtigen Materials,

b) Einrichtungen für sichere Unterbringung der Versuchsthiere (am zweckmässigsten hohe, in Wasserdampf sterilisirbare Glasgefässe mit Drahtumhüllung und fest anschliessendem Drahtdeckel mit Watteabschluss), ferner Einrichtungen für die Oeffnung der Thiere, für die Vernichtung der Cadaver und sonstiger inficirter Gegenstände, wie Streumaterialien und Futterreste (z. B. Verbrennungsofen, Dampfkochtopf, Gefässe mit concentrirter Schwefelsäure),

c) Einrichtungen zur Desinfection und Reinigung der Hände (Waschvorrichtung) und aller bei den Arbeiten gebrauchten Gegenstände (z. B. Autoklav oder Dampfkochtopf, Heissluftsterilisator).

4. Andere Gegenstände, als die zur Ausführung der Untersuchungen erforderlichen, dürfen in den Räumen nicht untergebracht werden.

§ 3. Bei nicht staatlichen Anstalten mit Arbeitsräumen der in § 2 bezeichneten Beschaffenheit ist die Ertheilung der Erlaubniss noch von dem Nachweis abhängig, dass der Leiter den erforderlichen Grad persönlicher Zuverlässigkeit und bacteriologischer Ausbildung besitzt.

Die Erlaubniss ist bei einem Wechsel des Leiters oder einer Veränderung der betreffenden Räume von Neuem nachzusuchen. Sie ist jederzeit widerruflich.

§ 4. Der Leiter der im § 1 bezeichneten Versuche hat für die dauernde ordnungsmässige Instandhaltung und für den gesammten Betrieb in den Arbeitsräumen, namentlich für die Durchführung der bei dem Aufbewahren von Culturen der Pesterreger sowie bei Thierversuchen mit diesen Erregern zu beobachtenden Maassregeln Sorge zu tragen. Er darf in Behinderungsfällen sowie für einzelne Arbeiten und Verrichtungen nur solche Persönlichkeiten mit seiner Vertretung betrauen oder zu seiner Hilfe heranziehen, welche nach Vorbildung und persönlichen Eigenschaften (Zuverlässigkeit u. s. w.) im Stande sind, die volle Verantwortlichkeit zu übernehmen. Ständige Vertreter sind der Landes-Centralbehörde namhaft zu machen und bedürfen ebenfalls Erlaubniss. Ist aus besonderen Gründen anderen Personen der Zutritt zu gestatten, so hat der Leiter die zur Sicherung gegen Ansteckungsgefahr erforderlichen Maassregeln zu treffen.

Es empfiehlt sich, dass die in Pestlaboratorien thätigen Personen (Leiter, Vertreter, Diener) activ gegen Pest immunisirt sind.

§ 5. Die Verwendung von Dienern bei Arbeiten mit Pesterregern ist nur dann gestattet, wenn dieselben über die aus einer Verschleppung dieser Krankheitserreger entstehenden Gefahren wohl unterrichtet und in der sachgemässen Behandlung bacteriologischer Geräthe, Culturen und inficirter Thiere gut ausgebildet sind.

Alle dem Diener etwa übertragenen Arbeiten (wie Reinigung des Laboratoriums, Fütterung der Thiere, Desinfection und Reinigung der Käfige, Unschädlichmachung und Vernichtung des Mistes, der Streu

und der Cadaver) haben nach genauer Anweisung des Leiters zu geschehen.

Der Diener darf nur in Gegenwart und unter Aufsicht
des Leiters oder seines Vertreters in den Arbeitsräumen
sich aufhalten.

§ 6. Während des Aufenthalts in den Arbeitsräumen sind leicht
desinficirbare und waschbare Schutzüberkleider zu tragen,
welche vor dem Verlassen der Räume wieder abzulegen sind; diese
Schutzkleider sind vor der Ausgabe zur Wäsche in den Arbeitsräumen
selbst zu desinficiren.

In den Räumen darf nur bei geschlossenen Thüren und
Fenstern gearbeitet werden, das Rauchen in den Räumen
ist verboten.

Sämmtliche mit infectionstüchtigem Material in Berührung gekommenen Gegenstände, ausgenommen das zur Aufbewahrung bestimmte Material, sind möglichst sofort zu desinficiren oder zu vernichten.

Bei den Arbeiten mit Versuchsthieren ist namentlich sorgfältig
darauf zu achten, dass ein Entweichen von Thieren oder
eine Verstreuung von infectionstüchtigem Materiale nicht
stattfindet.

Thiere, welche in den Arbeitsräumen untergebracht waren, sind
in diesen selbst zu vernichten: die Cadaver werden zweckmässig
entweder verbrannt oder in concentrirter Schwefelsäure aufgelöst oder
mittels Dampfes sterilisirt.

Die Arbeitsräume sind ausserhalb der Zeit ihrer Benutzung sicher
verschlossen zu halten.

Vor dem Verlassen der Räume hat sich der Leiter oder sein Vertreter zu vergewissern, dass die Versuchsthiere und Culturen sicher
untergebracht sind und dass Infectionsmaterial nicht verstreut ist.

§ 7. Die Culturen der Pesterreger, sowie das mit solchen
behaftete Material sollen in einem besonderen Behälter (§ 2
Ziffer 3a) unter sicherem Verschluss aufbewahrt werden und
dürfen den Dienern nicht zugänglich sein.

§ 8. Der Handel mit Culturen der Pesterreger sowie die
Ueberlassung solcher Culturen an Personen, welche die im § 1 bezeich-
nete Erlaubniss nicht besitzen, ist verboten.

§ 9. Die Versendung von lebenden Culturen der Pesterreger erfolgt in zugeschmolzenen Glasröhren, die umgeben von einer
weichen Hülle (Filtrirpapier und Watte oder Holzwolle) in einem durch
übergreifenden Deckel gut verschlossenen Blechgefässe stehen; das
letztere ist seinerseits noch in einer Kiste mit Holzwolle oder Watte zu

verpacken. Es empfiehlt sich, nur frisch angelegte, noch
nicht im Brutschranke gehaltene Aussaaten auf festem Nährboden zu versenden. In entsprechender Weise wie die Culturen ist
Pestmaterial zu verpacken.

Die Sendung muss mit starkem Bindfaden umschnürt, versiegelt
und mit deutlich geschriebener Adresse sowie mit dem Vermerke „Vorsicht" versehen werden. Bei Beförderung durch die Post ist
die Sendung als dringendes Packet aufzugeben und dem
Empfänger telegraphisch anzukündigen.

§ 10. Durch diese Vorschriften werden nicht betroffen Untersuchungen des behandelnden approbirten Arztes zu ausschliesslich diagnostischen Zwecken bis zur Feststellung
des Krankheitscharakters nach üblichen bacteriologischen
Untersuchungsmethoden; durch solche Untersuchungen darf jedoch
die Meldung pestverdächtiger Fälle keinen Aufschub erleiden[1]).

Auch werden durch diese Vorschriften die allgemeinen discipli-
naren Verhältnisse der Leiter von Versuchen mit Pesterregern zu den
Vorstehern der Anstalten, an welchen sie beschäftigt werden, nicht
berührt.

Anlage 3.

Grundsätze für Maassnahmen im Eisenbahnverkehr zu Pestzeiten.

1. Beim Auftreten der Pest findet eine allgemeine und
regelmässige Untersuchung der Reisenden nicht statt; es
werden jedoch dem Eisenbahnpersonale bekannt gegeben:

a) die Stationen, auf welchen Aerzte sofort erreichbar und zur
Verfügung sind,

b) die Stationen, bei welchen geeignete Krankenhäuser zur Unterbringung von Pestkranken bereit stehen (Krankenübergabestationen).

Die Bezeichnung dieser Stationen erfolgt durch die Landes-
Centralbehörde unter Berücksichtigung der Verbreitung der Seuche und
der Verkehrsverhältnisse.

Ein Verzeichniss der unter a) und b) bezeichneten Stationen ist,

---

1) Die Freigabe der Untersuchungen des behandelnden approbir-
ten Arztes, soweit sie ausschliesslich diagnostischen Zwecken bis zur
Feststellung des Krankheitscharakters nach üblichen bacteriologischen
Untersuchungsmethoden dienen, ist von grosser praktischer Bedeutung.
Eine Verzögerung der Diagnose-Stellung soll jedenfalls vermieden
werden.

nach der geographischen Reihenfolge der Stationen geordnet, jedem
Führer eines Zuges, welcher zur Personenbeförderung dient, zu übergeben.

2. Auf den zu 1a und b bezeichneten Stationen, sowie, falls
eine ärztliche Ueberwachung der Reisenden an der Grenze
angeordnet ist, auf den Zollrevisionsstationen sind zur Vornahme
der Untersuchung Erkrankter die erforderlichen, entsprechend
auszustattenden Räume von der Eisenbahnverwaltung, soweit sie ihr zur
Verfügung stehen, herzugeben.

3. Die Schaffner haben dem Zugführer von jeder während der
Fahrt vorkommenden auffälligen Erkrankung sofort Meldung zu machen.

Der Schaffner hat sich des Erkrankten nach Kräften anzunehmen; er hat alsdann jedoch jede Berührung mit anderen Personen
nach Möglichkeit zu vermeiden.

Der Erkrankte ist der nächsten im Verzeichniss aufgeführten
Uebergabestation zu übergeben, wenn er dies wünscht oder wenn sein
Zustand eine Weiterbeförderung unthunlich macht. Berührt der Zug
vor der Ankunft auf der nächsten Uebergabestation eine Zwischenstation,
so hat der Zugführer sofort beim Eintreffen dem diensthabenden Stationsbeamten Anzeige zu machen; dieser hat alsdann der Krankenübergabestation ungesäumt telegraphisch Meldung zu erstatten, damit möglichst
die unmittelbare Abnahme des Erkrankten aus dem Zuge selbst durch
die Krankenhausverwaltung, die Polizei- oder die Gesundheitsbehörde
veranlasst werden kann.

Verlangt der Erkrankte seine Reise fortzusetzen, so ist die ärztliche Entscheidung darüber, ob der Reisende weiter befördert werden
darf, auf der nächsten Station, auf welcher ein Arzt anwesend ist, einzuholen.

Will der Erkrankte den Zug auf einer Station vor der nächsten
Uebergabestation verlassen, so ist er hieran nicht zu hindern. Der Zugführer hat aber dem diensthabenden Beamten der Station, auf welcher
der Erkrankte den Zug verlässt, Meldung zu machen, damit der Beamte,
falls der Erkrankte nicht bis zum Eintreffen ärztlicher Hilfe auf dem
Bahnhofe, wo er möglichst abzusondern sein würde, bleiben will, seinen
Namen, Wohnort und sein Absteigequartier feststellen und unverzüglich
der nächsten Polizeibehörde unter Angabe der näheren Umstände mittheilen kann.

4. Erkrankt ein Reisender unterwegs in auffallender
Weise, so sind alsbald sämmtliche Mitreisenden, ausgenommen solche
Personen, welche zu seiner Unterstützung bei ihm bleiben, aus dem
Wagenabtheil, in welchem der Erkrankte sich befindet, zu entfernen und
in einem anderen Abtheil, abgesondert von den übrigen Reisenden,

unterzubringen. Bei der Ankunft auf der Krankenübergabestation sind diejenigen Personen, welche sich mit dem Kranken in demselben Wagenabtheil befunden haben, sofort dem etwa anwesenden Arzte zu bezeichnen, damit dieser denselben die nöthigen Weisungen ertheilen kann.

Im Uebrigen muss das Eisenbahnpersonal beim Vorkommen verdächtiger Erkrankungen mit der grössten Vorsicht und Ruhe vorgehen, damit alles vermieden wird, was zu unnöthigen Besorgnissen unter den Reisenden oder sonst beim Publikum Anlass geben könnte.

5. Der Wagen, in welchem sich ein Pestkranker befunden hat, ist sofort ausser Dienst zu stellen und der nächsten geeigneten Station zur Desinfection zu übergeben. Die näheren Vorschriften über diese Desinfection, sowie über die sonstige Behandlung der Eisenbahn-Personen- und Schlafwagen bei Pestgefahr enthält die beigefügte Anweisung A.

6. Eine Beschränkung des Eisenbahngepäck- und Güterverkehrs findet, abgesehen von den bezüglich einzelner Gegenstände ergehenden Ausfuhr- und Einfuhrverboten, nicht statt.

7. Eine Desinfection von Reisegepäck und Gütern findet nur in folgenden Fällen statt:

a) Auf den zu 2 bezeichneten Zollrevisionsstationen erfolgt auf ärztliche Anordnung zwangsweise die Desinfection von schmutziger Wäsche, alten und getragenen Kleidungsstücken und sonstigen Gegenständen, welche zum Gepäck eines Reisenden gehören oder als Umzugsgut anzusehen sind und aus einem pestverseuchten Bezirke stammen, sofern dieselben nach ärztlichem Ermessen als mit dem Ansteckungsstoffe der Pest behaftet zu erachten sind.

b) Im Uebrigen erfolgt eine Desinfection von Express-, Eil- und Frachtgütern — auch auf den Zollrevisionsstationen — nur bei solchen Gegenständen, welche nach Ansicht der Ortsgesundheitsbehörde als mit dem Ansteckungsstoffe der Pest behaftet zu erachten sind.

Briefe und Correspondenzen, Drucksachen, Bücher, Zeitungen, Geschäftspapiere u. s. w. unterliegen keiner Desinfection.

Die Einrichtung und Ausführung der Desinfection wird von den Gesundheitsbehörden veranlasst, welchen von dem Eisenbahnpersonale thunlichst Hilfe zu leisten ist.

8. Sämmtliche Beamte der Eisenbahnverwaltung haben den Anforderungen der Polizeibehörden und der beaufsichtigenden Aerzte, soweit es in ihren Kräften steht und

nach den dienstlichen Verhältnissen ausführbar ist, unbe-
dingte Folge zu leisten und auch ohne besondere Aufforde-
rung denselben alle erforderlichen Mittheilungen zu
machen. Von allen Dienstanweisungen und Maassnahmen gegen die
Pestgefahr und von allen getroffenen Anordnungen und Einrichtungen
ist stets sofort den dabei in Frage kommenden Gesundheitsbehörden Mittheilung zu machen.

9. Ein Auszug dieser Anweisung, welcher die Verhaltungsmaassregeln für das Eisenbahnpersonal bei pestverdächtigen Erkrankungen
auf der Eisenbahnfahrt enthält, ist beigefügt. Von diesen Verhaltungsmaassregeln ist jedem Fahrbeamten eines jeden zur Personenbeförderung
dienenden Zuges ein Abdruck zuzustellen.

10. Von jedem durch den Arzt als Pest erkannten Er-
krankungsfall ist Seitens des betreffenden Stationsvor-
stehers sofort der vorgesetzten Betriebsbehörde und der
Ortspolizeibehörde schriftliche Anzeige zu erstatten, welche,
soweit sie zu erlangen sind, folgende Angaben enthalten soll:

a) Ort und Tag der Erkrankung;
b) Name, Geschlecht, Alter, Stand oder Gewerbe des Erkrankten;
c) woher der Kranke zugereist ist;
d) wo der Kranke untergebracht ist.

A. Anweisung über die Behandlung der Eisenbahn-Personen- und Schlafwagen bei Pestgefahr.

1. Während eines Pestausbruchs im Inland oder in
einem benachbarten Gebiet ist für besonders sorgfältige
Reinigung und Lüftung der dem Personenverkehr dienenden
Wagen Sorge zu tragen; es gilt dies namentlich in Bezug auf Wagen
der 3. und 4. Klasse, welche zu Massentransporten von Personen aus
einer von der Pest ergriffenen Gegend gedient haben.

2. Ein Personenwagen, in welchem ein Pestkranker sich
befunden hat, ist sofort ausser Dienst zu stellen und der
nächsten mit den nöthigen Einrichtungen versehenen Station zur Desinfection zu überweisen, welche in nachstehend angegebener Weise zu
bewirken ist.

Etwaige grobe Verunreinigungen im Innern des Wagens sind durch
sorgfältiges und wiederholtes Abreiben mit Lappen, welche mit Carbolsäurelösung befeuchtet sind, zu beseitigen. Alsdann sind die Läufer,
Matten, Teppiche, Vorhänge und beweglichen Polster abzunehmen, in
Tücher, welche mit Carbolsäurelösung stark angefeuchtet sind, einzuschlagen und der Dampfdesinfection zu unterwerfen. Ein vorheriges
Ausklopfen dieser Gegenstände ist zu vermeiden. Gegenstände aus Leder,

welche eine Dampfdesinfection nicht vertragen, sind mit Carbolsäure-lösung gründlich abzureiben.   Demnächst ist der Wagen durchweg einer sorgfältigen Reinigung, wobei seine abwaschbaren Theile mit Carbolsäurelösung zu behandeln sind, zu unterwerfen und sodann in einem warmen, luftigen und trockenen Raume mindestens 3 Tage lang aufzustellen.

Die bei der Reinigung verwendeten Lappen sind zu verbrennen.

Zur Herstellung der Carbolsäurelösung wird 1 Gewichtstheil verflüssigte Carbolsäure (Acidum carbolicum liquefactum des Arzneibuches für das Deutsche Reich) mit 30 Gewichtstheilen Wasser gemischt[1]).

3. Ist ein Schlafwagen von einem Pestkranken benutzt worden, so muss die während der Fahrt gebrauchte Wäsche desinficirt werden.   Zu diesem Zwecke ist sie in Tücher, welche mit Carbolsäurelösung stark befeuchtet sind, einzuschlagen und alsdann in ein Gefäss mit Carbolsäurelösung so, dass sie von der Flüssigkeit vollständig bedeckt wird, zu legen; frühestens nach 2 Stunden ist dann die Wäsche mit Wasser zu spülen und zu reinigen. Zur Wäsche sind zu rechnen: die Laken, die Bezüge der Bettkissen und der Decken sowie die Handtücher.   Die Desinfection des Wagens selbst hat in der unter Ziffer 2 vorgeschriebenen Weise zu erfolgen; dabei sind jedoch auch die von dem Kranken benutzten Bettkissen, Decken und beweglichen Matratzen in der dort angegebenen Weise einzuschlagen und alsdann der Dampfdesinfection zu unterwerfen. Statt der Desinfection mit Carbolsäurelösung kann die Wäsche auch der Dampfdesinfection unterworfen werden.

Für den Fall, dass es sich als nothwendig erweisen sollte, einen Schlafwagenlauf gänzlich einzustellen, bleibt Bestimmung vorbehalten.

4. Die vorstehenden Bestimmungen finden sinngemässe Anwendung bei Erkrankungen von Zug- und Postbeamten in den von ihnen benutzten Gepäck- und Postwagen.

5. Die mit der Desinfection beauftragten Arbeiter haben jedesmal, wenn sie mit inficirten Dingen in Berührung gekommen sind,

---

1) Diese 3 proc. Carbolsäurelösung ist die einzige für die Desinfection pp. vorgesehene Desinfectionsflüssigkeit.   Unter Ziffer 2 und 3 ist für die Desinfection der Matten, Teppiche, Vorhänge und beweglichen Polster und der Bettkissen, Decken und beweglichen Matratzen Dampfdesinfection vorgesehen.   Verdünntes Kresolwasser an Stelle der Carbolsäurelösung ist nicht angegeben (vergl. Anl. 1 „Desinfectionsanweisung bei Pest" unter „Desinfectionsmittel" Ia — S. 264 bezw. 42).

die Hände durch sorgfältiges Waschen mit Carbolsäurelösung zu desinficiren und sich sonst gründlich zu reinigen. Es empfiehlt sich, dass die Desinfectoren waschbare Oberkleider tragen; diese sind in derselben Weise wie die Wäsche aus den Schlafwagen zu desinficiren.

B. Verhaltungsmaassregeln für das Eisenbahnpersonal bei pestverdächtigen Erkrankungen auf der Eisenbahnfahrt.

1. Von jeder auffälligen Erkrankung, welche während der Eisenbahnfahrt vorkommt, hat der Schaffner dem Zugführer sofort Meldung zu machen.

2. Der Schaffner hat sich des Erkrankten nach Kräften anzunehmen; er hat alsdann jedoch jede Berührung mit anderen Personen nach Möglichkeit zu vermeiden.

3. Der Erkrankte ist der nächsten im Verzeichniss aufgeführten Uebergabestation zu übergeben, wenn er dies wünscht oder wenn sein Zustand eine Weiterbeförderung unthunlich macht. Berührt der Zug vor der Ankunft auf der nächsten Uebergabestation eine Zwischenstation, so hat der Zugführer sofort beim Eintreffen dem diensthabenden Stationsbeamten Anzeige zu machen; dieser hat alsdann der Krankenübergabestation ungesäumt telegraphisch Meldung zu erstatten, damit möglichst die unmittelbare Abnahme des Erkrankten aus dem Zuge selbst durch die Krankenhausverwaltung, die Polizei- oder die Gesundheitsbehörde veranlasst werden kann.

Verlangt der Erkrankte seine Reise fortzusetzen, so ist die ärztliche Entscheidung darüber, ob der Reisende weiter befördert werden darf, auf der nächsten Station, auf welcher ein Arzt anwesend ist, einzuholen. Will der Erkrankte den Zug auf einer Station vor der nächsten Uebergabestation verlassen, so ist er hieran nicht zu hindern, der Zugführer hat aber dem diensthabenden Beamten der Station, auf welcher der Erkrankte den Zug verlässt, Meldung zu machen, damit der Beamte, falls der Erkrankte nicht bis zum Eintreffen ärztlicher Hilfe auf dem Bahnhofe, wo er möglichst abzusondern sein würde, bleiben will, seinen Namen, Wohnort und sein Absteigequartier feststellen und unverzüglich der nächsten Polizeibehörde unter Angabe der näheren Umstände mittheilen kann.

4. Sämmtliche Mitreisenden, ausgenommen solche Personen, welche zur Unterstützung bei dem Erkrankten bleiben, sind aus dem Wagenabtheil, in welchem sich derselbe befindet, zu entfernen und in einem anderen Abtheil, abgesondert von den übrigen Reisenden, unterzubringen.

5. Die Zugbeamten haben, wenn sie mit einem Erkrankten in Berührung gekommen sind, sich sorgfältig zu reinigen. Das Gleiche ist Reisenden in derselben Lage zu empfehlen.

Anlage 4.

Wöchentlich dem Kaiserlichen Gesundheitsamt einzusenden.

Nachweisung

über die in der Zeit vom   bis   ]   vorgekommenen
Pestfälle.

Pestverdächtige Fälle sind nicht aufzunehmen.

1.	2.	3.	4.	5.	6.
Name der Ortschaft (mit Angabe des Verwaltungsbezirks).	Einwohnerzahl (letzte Volkszählung).	Neu erkrankt sind	Davon innerhalb d. letzten 10 Tage vor d. Erkrankung oder bereits krank von auswärts zugegangen.	Gestorben sind	Bemerkungen (insbesondere Tag des Ausbruchs im Berichtsort; Angabe des Ortes, woher die in Spalte 4 aufgeführten Personen zugezog. sind u. s. w.

In Ergänzung der vorstehenden Ausführungsbestimmungen zu dem Gesetz, betreffend die Bekämpfung gemeingefährlicher Krankheiten, wurden in derselben Sitzung des Bundesraths vom 4. October 1900 die nachstehenden „Grundsätze, die bei der Bekämpfung der Pest zu beobachten sind", beschlossen; dieselben wurden gleichzeitig mit einem Runderlass des Ministeriums von Elsass-Lothringen vom 21. December 1900 zu den Ausführungsbestimmungen zum Gesetz, betreffend die Bekämpfung gemeingefährlicher Krankheiten vom 30. Juni 1900, veröffentlicht[1]).

Die Grundsätze umfassen vor allem diejenigen beim Ausbruch der Pest in Thätigkeit zu setzenden Maassnahmen, welche frühzeitigste Erkennung und Unschädlichmachung der ersten Pestfälle, weiterhin jedes einzelnen Pestfalles, und namentlich auch die Mitwirkung nicht nur der Aerzte, sondern auch der Laien bei der Bekämpfung der Pest sichern sollen.

---

1) Veröffentlichungen des Kaiserl. Gesundheitsamtes No. 13 vom 13. März 1901.

Grundsätze, die bei der Bekämpfung der Pest zu beobachten sind.

1. Um die Erfüllung der Anzeigepflicht für Pest und pestverdächtige Fälle thunlichst zu sichern, haben die Polizeibehörden derjenigen Bezirke, welche durch die Pest bedroht erscheinen, durch öffentliche Bekanntmachungen auf die bestehende Anzeigepflicht hinzuweisen. Auch haben sie eine Belehrung der Bevölkerung in dem Sinne eintreten zu lassen, dass als pestverdächtige Erkrankungen insbesondere schnell entstandene, mit hohem Fieber und mit schweren Störungen des Allgemeinbefindens verbundene Drüsenschwellungen anzusehen sind, sofern nicht eine andere Ursache für diese Erscheinungen bestimmt nachgewiesen ist, ferner dass nach dem festgestellten Ausbruche der Pest als pestverdächtig ausserdem zu gelten haben alle Erkrankungen und Todesfälle an Lungenentzündung, welche in dem gefährdeten Orte oder Bezirke sich ereignen. Geeignet erscheinenden Falles sind bezügliche Bekanntmachungen während der Dauer der Pestgefahr zu wiederholen.

2. Zur Erleichterung der Anzeigeerstattung empfiehlt es sich, die Benutzung unfrankirter Postkarten, welche auf der Vorderseite den Vermerk „Portopflichtige Dienstsache" tragen, thunlichst zu fördern. Zu diesem Behufe haben die Polizeibehörden einen entsprechenden Vorrath solcher Karten zu beschaffen, mit einem Abdruck ihres Dienstsiegels oder Dienststempels zu versehen und in Zeiten drohender Pestgefahr unentgeltlich für die Benutzung zur Verfügung zu stellen, insbesondere an Aerzte, Krankenpfleger, Leichenschauer u. s. w. zu vertheilen. Die Postkarten sollen auf der Rückseite den aus der Anlage ersichtlichen Vordruck erhalten. (Anlage 1.)

3. Auf Grund der erstatteten Anzeigen haben die Ortspolizeibehörden für die sicher festgestellten Pestfälle Listen nach dem beigefügten Muster fortlaufend zu führen. (Anlage 2.)

Die Polizeibehörden haben, sobald sie von dem Ausbruch oder dem Verdachte des Auftretens der Pest Kenntniss erhalten, für eine thunlichst beschleunigte Benachrichtigung des beamteten Arztes behufs Vornahme der im § 6 des Gesetzes vorgeschriebenen Ermittelungen Sorge zu tragen.

5. Von jedem ersten, nach den Ermittelungen des beamteten Arztes vorliegenden Falle von Pest oder Pestverdacht in einer Ortschaft ist alsbald dem Kaiserlichen Gesundheitsamte Nachricht zu geben. Die endgültige Feststellung dieser Pestfälle hat durch besondere Sachverständige zu erfolgen, welche von den Landes-Centralbehörden im voraus bestimmt und ein-

tretenden Falles sogleich an Ort und Stelle entsendet werden. Das Ergebniss der Untersuchung ist unverzüglich dem Kaiserlichen Gesundheitsamte mitzutheilen.

6. Die in No. 11 unter *a* der Ausführungsbestimmungen und in No. 5 der „Grundsätze" vorgeschriebenen Mittheilungen an das Kaiserliche Gesundheitsamt sind auf telegraphischem Wege zu bewirken. In Berlin und dessen Vororten sind die Mittheilungen durch besondere Boten zu übersenden, sofern dies zur grösseren Beschleunigung beiträgt.

7. Für die bakteriologische Feststellung der Pestfälle ist den mit dieser Aufgabe betrauten Sachverständigen eine Anleitung an die Hand zu geben. Auch sind die zuständigen Stellen mit einer Anleitung zur Entnahme und Versendung pestverdächtiger Untersuchungsobjecte zu versehen. Beide Anleitungen werden vom Reichskanzler aufgestellt und den Bundesregierungen mitgetheilt.[1])

8. Schon vor der endgültigen Feststellung des Ausbruchs der Pest hat die Polizeibehörde, sofern an einem Orte ein pestverdächtiger Krankheits- oder Todesfall sich zeigt, die zur Verhütung der Weiterverbreitung der Krankheit erforderlichen Maassnahmen zu treffen. Bei Gefahr im Verzuge hat der mit den Ermittelungen über die Krankheit betraute beamtete Arzt einstweilen die gebotenen Maassregeln anzuordnen.

9. Bei allen verdächtigen Erkrankungen ist, solange nicht der Verdacht sich als unbegründet erwiesen hat, so zu verfahren, als ob es sich um wirkliche Pestfälle handelt.

10. In Zeiten der Pestgefahr ist den Wohnungen und ihrer Reinhaltung erhöhte Aufmerksamkeit zuzuwenden, namentlich gilt dies für dunkle, schlecht zu lüftende, überfüllte Wohnstätten, Kellerwohnungen, Massenherbergen sowie für Wohnungen, welche mit Viehställen sich unter einem Dache befinden. Wenn sich bei der Besichtigung erhebliche gesundheitliche Missstände ergeben, so ist auf deren Beseitigung hinzuwirken.

Für die regelmässige Beseitigung des Hausmülls ist Sorge zu tragen; die Ansammlung von Küchenabfällen in den Häusern ist zu vermeiden[2]).

Jede Verunreinigung der Entnahmestellen von Wasser zum Trink-

---

1) Zu Ziffer 7 gehören Anl. 3 und 4 — S. 283 und 287.

2) Im Hinblick namentlich auf die von Ratten drohende Pestgefahr.

oder Hausgebrauch und ihrer nächsten Umgebung, insbesondere durch
Haushaltabfälle, schmutzige Wäsche u. dergl., ist zu untersagen.

Es ist Vorsorge zu treffen, dass Abtritte und Pissoirs, namentlich
wenn sie dem öffentlichen Verkehre zugänglich sind, stets rein gehalten
werden.

11. Wenn in einer Ortschaft die Pest heftig auftritt, kann die
Schliessung der Schulen erforderlich werden. Ereignet sich ein
Pestfall im Schulhause, so muss die betreffende Schule geschlossen
werden. Personen, welche der Ansteckung durch die Pest ausgesetzt
gewesen sind, müssen auf die Dauer ihrer Ansteckungsgefahr von der
Ertheilung des Schulunterrichts ausgeschlossen werden.

Die vorstehenden Bestimmungen finden auf andere Unterrichtsver-
anstaltungen, an denen eine grössere Anzahl von Personen theilnimmt,
sinngemässe Anwendung.

12. Auf die Einrichtung öffentlicher Desinfectionsanstalten, in welchen die Anwendung heissen Wasserdampfs als Desinfectionsmittel erfolgen kann, ist hinzuwirken.

Die Ausbildung eines geschulten Desinfectionsper-
sonals ist, namentlich in den Städten, bei Zeiten vorzubereiten.

13. Der Bedarf an Unterkunftsräumen, Pflegepersonal,
ärztlicher Hülfe, Arznei-, Verband-, Desinfections- und
Transportmitteln ist bei Zeiten sicherzustellen. Desgleichen
ist ein Raum zur Unterbringung von Leichen bereit zu halten.

14. Alle Personen, welche vermöge ihrer Beschäftigung mit Pestkranken, deren Effecten oder Ausscheidungen in Berührung kommen (Krankenwärter, Desinfectoren,
Wäscherinnen u. s. w.), sind zur Befolgung der vom Bundesrath ergehenden Desinfectionsanweisung anzuhalten.

Eine rechtzeitige Schutzimpfung ist diesen Personen
nahezulegen.

15. An den einzelnen, von der Pest bedrohten oder
ergriffenen Orten sind, sofern daselbst nicht bereits
dauernd Gesundheitscommissionen bestehen, solche einzurichten. Aufgabe derselben ist es, die Behörden bei der Durchführung der zur Bekämpfung der Pest angeordneten Maassnahmen zu
unterstützen und zur Belehrung der Bevölkerung in Bezug auf die Pest
beizutragen. Insbesondere werden sie fortlaufend von den gesundheit-
lichen Verhältnissen des Ortes, von der Sauberkeit der Häuser, der
regelmässigen und zweckmässigen Beseitigung der Haushaltabfälle und
Schmutzwässer u. dergl. sich durch Besichtigungen zu unterrichten und
auf die Abstellung der vorgefundenen Missstände hinzuwirken haben.

16. Besonders wichtig ist es, bei den ersten Fällen in einem Orte eingehende und umsichtige Nachforschungen darüber anzustellen, wo und wie sich die Kranken inficirt haben, um in erster Linie gegen die Infectionsquelle die Maassregeln zu richten.

17. Es empfiehlt sich, in Zeiten drohender Pestgefahr die Aerzte mit einer Belehrung über die Pest zu versehen sowie eine für die Bevölkerung bestimmte gemeinverständliche Belehrung hierüber allgemein zur Vertheilung zu bringen. Die Belehrungen werden vom Reichskanzler aufgestellt und den Bundesregierungen mitgetheilt[1]).

18. Für Orte oder Bezirke, welche von der Pest befallen oder bedroht sind und in welchen ein allgemeiner Leichenschauzwang noch nicht besteht, ist eine Anordnung zu erlassen, wonach jede Leiche vor der Bestattung einer amtlichen Besichtigung (Leichenschau), und zwar thunlichst durch Aerzte, zu unterwerfen ist.

Anlage 1.

Zählkarte für einen Pestfall.

Ort der Erkrankung:

Wohnung (Strasse, Hausnummer, Stockwerk):

Des Erkrankten
    Familienname:
    Geschlecht: männlich, weiblich. (Zutreffendes ist zu unterstreichen)
    Alter:
    Stand oder Gewerbe:
    Stelle der Beschäftigung:

Tag der Erkrankung:
Tag des Todes:
Bemerkungen (insbesondere auch ob, wann und woher zugereist):

1) Zu Ziffer 17 gehören Anl. 5 u. 6 — S. 289 und 293.

Anlage 2.

Liste der Pestfälle.

1.	2.	3.	4.	5.	6.	7.	8.	9.	10.
Ort der Erkrankung Wohnung (Strasse, Hausnummer, Stockwerk).	Familien-name	des Erkrankten — Geschlecht männlich	weiblich	Alter	Stand oder Gewerbe	Stelle der Beschäftigung	Tag der Erkrankung	Tag des Todes	Bemerkungen (insbesondere auch ob, wann und woher zugereist).

Anlage 3.

Anleitung für die bakteriologische Feststellung der Pestfälle.

I. Gewinnung des zur Untersuchung geeigneten Materials.

A) Vom Lebenden:

1. Aus erkrankten Drüsen: a) frischer Bubo: Gewinnung von Gewebssaft durch breiten Einschnitt (unter antiseptischen Kautelen) oder durch Punktion mittelst Pravaz'scher Spritze.

b) vereiterter Bubo: Gewinnung des Eiters wie bei a.

2. Blut: Gewinnung durch Stich mit sterilisirter Lanzette in die vorher mit Seife, Alkohol und Aether gereinigte Haut (Fingerspitze, Ohrläppchen u. s. w.).

Grössere Mengen von Blut zur Gewinnung von Serum für die Agglutinationsprobe (zwecks Feststellung überstandener Pest) werden durch Venenpunktion am Vorderarm oder sterilen Schröpfkopf gewonnen.

3. Von erkrankten Hautstellen: primäre Pestpustel, Furunkel, pustulöses Exanthem. Gewinnung des Inhalts mittelst Glaskapillaren, Platinöse, schmalen Platinspatels, Messerspitze oder dergl.

4. Ausscheidungen: Auswurf bei primärer Lungenpest, Pneumonie und terminalem Lungenödem schwerer Septicämien;

bei krankhaften Zuständen der Rachenorgane Abstriche von der Oberfläche der Schleimhaut;

Harn.

Anmerkung zu A 1. Es muss dem Einzelnen überlassen werden, die Schwierigkeiten, welche sich etwa bezüglich der unter a genannten Eingriffe ergeben, im Einvernehmen mit dem behandelnden Arzte zu überwinden. Die breite Eröffnung frisch entzündeter Drüsen ist gerade bei der Pest von englischen Aerzten mit gutem Erfolg angewendet worden. Es tritt danach eine sofortige Linderung der heftigen Schmerzen ein. Das Auftreten einer Blutinfection ist nach den indischen Erfahrungen bei zweckentsprechender Antiseptik nicht zu befürchten.

Es ist von grossem Werthe, die Untersuchung von Saft frisch erkrankter Drüsen vorzunehmen, da in vereiterten Bubonen die Pestbacillen nur noch selten nachzuweisen sind — am besten noch durch das Kulturverfahren (Agar und Gelatine) und den Thierversuch —.

Anmerkung zu A 2. Die mikroskopische Untersuchung des Blutes genügt nur in seltenen Ausnahmefällen zur Diagnose-

stellung. Die Entnahme von Blutproben zur culturellen Untersuchung ist mit Rücksicht auf den wechselnden Gehalt des Blutes
an Pestkeimen mehrmals, wenn möglich auch an verschiedenen
Tagen, zu wiederholen.

Anmerkung zu A 4. Die Untersuchung des Harns ist nicht
zu vernachlässigen, wenn kein anderes Untersuchungsmaterial
erhältlich ist.

B) Von der Leiche:

Vorbemerkung: Die Section hat zu geschehen, während
die Leiche im abgedichteten Sarge liegt. Jede Verunreinigung
der Umgebung durch Gewebsflüssigkeit ist sorgfältig zu vermeiden.

Eine vollständige Section ist besonders bei den ersten
Fällen in einer Ortschaft möglichst zu umgehen. Am besten wird
zunächst an Ort und Stelle eine mikroskopische Untersuchung
von Drüsen- oder Milz- oder Lungensaft ausgeführt. Sobald
Pestbazillen in erkrankten Drüsen oder in der Lunge mikroskopisch
nachgewiesen sind, ist möglichst auf die weitere Section zu ver-
zichten.

Falls die mikroskopische Untersuchung der genannten Organe an Ort und Stelle keine sicheren Anhaltspunkte für Pest ergeben hat, ist die vollständige Section auszuführen und dabei
besonders auf das Verhalten der Rachenorgane, sowie aller, auch
der versteckt liegenden Drüsengruppen, ferner auf das Vorhandensein von Blutungen (besonders in der Schleimhaut des Verdauungscanals und in den serösen Ueberzügen des Herzens), eventuell auch auf das Bestehen einer Hirnhautentzündung zu achten.
Es empfiehlt sich, auch eine bacteriologische Untersuchung der
Galle in diesen Fällen vorzunehmen.

In jedem Falle werden Organe zur weiteren Verarbeitung
mittelst des Culturverfahrens beziehungsweise Thierversuchs in
gut verschlossenen Gefässen mitgenommen, ebenso kleine Organstückchen in Alkohol oder Sublimatalkohol.

Nach vollendeter Section ist der Sarg in Gegenwart des
Obducenten sofort zu verschliessen, etwa verspritzte Gewebsflüssigkeit durch verdünntes Kresolwasser (Desinfectionsanweisung I a 1) unschädlich zu machen und sind die zur Section benutzten Instrumente durch Auskochen zu reinigen, Tücher,
Schwämme u. s. w. zu desinficiren oder, wenn werthlos, zu vernichten.

1. Aus Mund und Nase hervorgequollene Flüssigkeit.

2. Pusteln und Furunkel der Haut.

3. Drüsensaft, Drüseneiter oder Oedemflüssigkeit aus der Umgebung der Drüse, Drüsenstückchen. Zu gewinnen durch Einschnitt in erkrankte Drüsenpackete, vorzugsweise solche, welche stark entzündliche Durchtränkung des umgebenden Bindegewebs zeigen. Besonders zu achten ist auf blutig infiltrirte Drüsen.

Anmerkung zu I B 3. In Betracht kommen in erster Linie die Drüsen am Oberschenkel und in der Leistengegend, der Achselhöhle, der Unterkiefer- und Nackengegend sowie des Beckens; unter Umständen sind auch die Gekröse- und Bronchialdrüsen sowie alle übrigen Drüsengruppen zu untersuchen.

4. Herzblut.

5. Lunge. Abstrich von der Schnittfläche bei ödematöser oder pneumonisch infiltrirter Lunge; Inhalt der Luftröhre und ihrer Verzweigungen; Lungenstückchen.

7. Gehirn. Krankhaft veränderte Stellen des Hirns und seiner Häute.

8. Herdförmige Erkrankungen der inneren Organe (metastatische Abscesse, Infarkte, Blutungen u. s. w.).

II. Gang der Untersuchung.

Bei jeder Untersuchung auf Pest ist ausser der Untersuchung durch das Mikroskop und die Cultur auf Agar und Gelatine möglichst stets der Thierversuch heranzuziehen. Derselbe ist unerlässlich, wenn es sich um die Feststellung des ersten Falles in einer Ortschaft handelt.

A) Mikroskopische Untersuchung[1]).

B) Kultur[2]).

C) Thierversuch (nur in den vorschriftsmässig eingerichteten Pestlaboratorien vorzunehmen).

1. Zur Erleichterung der Diagnose:

Impfung von Ratten. Die Impfung geschieht durch Einspritzung von Gewebssaft unter die Haut oder Einbringung eines Stückchens des verdächtigen Materials in eine Hauttasche unter antiseptischen Kautelen. Bei stark verunreinigtem Ausgangsmaterial ist daneben die Verimpfung auf die unverletzte Conjunctiva und die Verfütterung vorzunehmen.

---

1) s. S. 26 unter A, Plan für färberische und culturelle Untersuchung.

2) s. S. 26 unter B ebenda.

Neben den Ratten können auch Meerschweinchen benutzt werden. Die Impfung derselben geschieht am besten durch Einreiben des zu untersuchenden Materials auf die rasirte Bauchhaut.

2. Zur Bestimmung einer aus verdächtigem Materiale gezüchteten Reincultur: Impfung von Ratten.

Die Versuchsthiere sind am zweckmässigsten in hohen, in Wasserdampf sterilisirbaren Glasgefässen mit Drahtumhüllung und fest anschliessendem Drahtdeckel mit Watteabschluss unterzubringen. Die Kadaver sind durch Verbrennen oder Auflösen in concentrirter Schwefelsäure zu vernichten, beziehungsweise durch längere Einwirkung von Wasserdampf sicher unschädlich zu machen, die inficirten Käfige mit den Streumaterialien und Futterresten durch Wasserdampf zu sterilisiren.

Die verendeten Thiere sind unter Beobachtung peinlicher Vorsichtsmaassregeln gegen Verspritzen des Materials zu seciren. Blut, Milz, Drüsensaft, Peritonealexsudat sind mikroskopisch und culturell zu untersuchen.

D) Agglutinationsprobe.

1. Zur Bestimmung einer gezüchteten Cultur:

Wirksames Serum immunisirter Thiere wird in den entsprechenden Verdünnungen zu einer frisch bereiteten möglichst homogenen Aufschwemmung zweitägiger Agarculturen in Bouillon oder Kochsalzlösung hinzugefügt. Die Beobachtung der eintretenden Agglutination erfolgt am besten in kleinen Reagenzgläschen mit Hülfe der Lupe. Es empfiehlt sich die Probe mit dem Serum gut durchzuschütteln und dann bei Bruttemperatur $1/2$ Stunde lang ruhig stehen zu lassen. Positiver Ausfall der Reaction — an· dem Auftreten zu Boden sinkender Flöckchen mit Klärung der überstehenden Flüssigkeit erkennbar — spricht mit grösster Wahrscheinlichkeit für Pestbacillen.

2. Zur Prüfung des Blutserums eines unter verdächtigen Erscheinungen erkrankt gewesenen Menschen:

In Verdünnung des Serums 1:1, 1:2, 1:5, 1:10, in 0,6proc. Kochsalzlösung wird je eine Oese einer zweitägigen Agarcultur von Pestbacillen auf 1 ccm der Serummischung gut vertheilt und gut umgeschüttelt. Die so hergestellten Proben werden, wie bei 1 angegeben, weiter behandelt. Tritt makroskopisch sichtbare Agglutination auf, so handelt es sich mit grösster Wahrscheinlichkeit um einen abgelaufenen, in Reconvalescenz befindlichen Pestfall. Ein negativer Ausfall der Probe spricht nicht gegen die Diagnose Pest.

Anlage 4.

Anweisung zur Entnahme und Versendung pestverdächtiger Untersuchungsobjecte.

Vorbemerkung. Die Versendung pestverdächtigen Materials wird in der Regel nur erforderlich:

1. wenn die Entsendung eines bakteriologischen Sachverständigen zur Untersuchung des Falles an Ort und Stelle nicht schnell genug oder überhaupt nicht erfolgen kann;
2. wenn der Sachverständige Material zur genaueren Untersuchung an ein Laboratorium senden will, während er an Ort und Stelle bleibt;
3. wenn Untersuchungsmaterial oder Kulturen von einem Laboratorium an ein anderes versandt werden sollen.

A. Entnahme des Materials. — a) vom Lebenden. Drüsensaft: Nach gründlicher Reinigung der Haut mit warmem Seifenwasser, Alkohol und destillirtem Wasser wird aus einer geschwollenen Drüse mittelst Einschnitts oder durch Ansaugen mit einer frisch durch Auskochen keimfrei gemachten Pravazschen Spritze etwas Drüsensaft gewonnen und auf eine Anzahl von Deckgläschen in der Weise vertheilt, dass auf jedes ein kleines Tröpfchen gebracht und mit der Canüle in dünner Schicht vertheilt wird. Das Gläschen wird dann mit der bestrichenen Seite nach oben zum Trocknen hingelegt.

Drüsentheile: Die Drüsengeschwulst wird unter Aetherspray durch einen Schnitt gespalten und ein hinreichend grosses Stück derselben exstirpirt und in ein weithalsiges Pulverglas gethan.

Drüseneiter: Ist die Drüsengeschwulst schon in Eiterung übergegangen, so wird sie gespalten und der Eiter in einem weithalsigen Pulverglas aufgefangen.

Blut: Durch Einstich mit serilisirter Lancette in die sorgfältig gereinigte Haut (Fingerspitze, Ohrläppchen u. s. w.) des Kranken werden Blutstropfen gewonnen und auf möglichst viele Deckgläschen übertragen.

Hat ein Einschnitt gemacht werden müssen, so wird das dabei ausfliessende Blut in einem Pulverglas aufgefangen.

Lungenauswurf, Lungenödemflüssigkeit und Urin des Kranken werden in starkwandige Gläser gefüllt.

b) von der Leiche. Die Obduction der Leiche ist in der Regel nur soweit auszuführen, wie die Sicherung der bakteriologischen Diagnose beziehungsweise die Gewinnung des geeigneten Untersuchungsmaterials es erfordern. Meist wird es genügen, der bereits in den abgedichteten Sarg gelegten Leiche folgendes Material zu entnehmen:

1. eine geschwollene Lymphdrüse (möglichst einen sogenannten primären Bubo),
2. ein etwa wallnussgrosses Stück der durch einen Schnitt am linken Rippenbogen zugänglich gemachten Milz,
3. 10 bis 20 ccm Blut, das zweckmässig einer Vena jugularis entnommen wird.

Falls ein Bubo nicht aufzufinden ist oder der Verdacht auf Lungenpest besteht, so sind die Brusteingeweide vorsichtig herauszunehmen und die Lungen auf pneumonische Herde zu untersuchen. Unter solchen Umständen sind

4. aus erkrankt oder verdächtig befundenen Lungentheilen ein oder einige etwa wallnussgrosse Stücke zu entnehmen.

Die Organstücke werden zusammen, das Blut für sich, in ein weithalsiges Pulverglas gethan.

B. Behandlung der zur Aufnahme von Untersuchungsmaterial bestimmten Gefässe. — Die Pulvergläser dürfen nicht zu dünnwandig sein und müssen vor dem Gebrauche frisch ausgekocht werden. Nach der Aufnahme des Untersuchungsmaterials sind sie mit eingeriebenen Glasstopfen oder frisch ausgekochten Korken zu verschliessen und die Stopfen mit Pergamentpapier zu überbinden.

Die Gefässe dürfen nicht mit einer Desinfectionsflüssigkeit ausgespült sein, auch darf zu dem Untersuchungsmateriale keine fremde Flüssigkeit hinzugesetzt werden.

C. Verpackung und Versendung. — In eine Sendung dürfen immer nur Untersuchungsmaterialien von einem Kranken beziehungsweise einer Leiche gepackt werden. Ein Schein ist beizulegen, auf dem anzugeben sind: die einzelnen Bestandtheile der Sendung, Name, Alter, Geschlecht des Kranken beziehungsweise der Leiche, Tag und Ort der Erkrankung, Heimaths- beziehungsweise Herkunftsort der von auswärts zugereisten Personen, Krankheitsform, Tag und Stunde des Todes, Tag und Stunde der Entnahme des Untersuchungsmaterials. Auf jedem einzelnen Glase ist ausserdem der Inhalt zu verzeichnen.

Zum Verpacken dürfen nur feste Kisten — keine Cigarrenkisten, Pappschachteln und dergleichen — benutzt werden. Mit Untersuchungsmaterial beschickte Deckgläschen werden in signirte Stückchen Fliesspapier geschlagen und mit Watte fest in einem besonderen Schächtelchen verpackt. Die Gefässe und Schächtelchen mit dem Untersuchungsmateriale sind in den Kisten mittelst Holzwolle, Heu, Stroh, Watte und dergleichen so zu verpacken, dass sie unbeweglich liegen und nicht aneinander stossen.

Die Sendung muss mit starkem Bindfaden umschnürt, versiegelt und mit der deutlich geschriebenen Adresse der Untersuchungsstelle sowie mit dem Vermerke: „Vorsicht" versehen werden.

Bei Beförderung durch die Post ist die Sendung als dringendes Packet[1]) aufzugeben und der Untersuchungsstelle, an welche sie gerichtet ist, telegraphisch anzukündigen. Ueberhaupt ist sowohl bei der Entnahme als auch bei der Verpackung und Versendung der Materialien jeder Zeitverlust zu vermeiden, da sonst das Ergebniss der Untersuchung in Frage gestellt wird.

D. Versendung lebender Culturen der Pesterreger.

— Die Versendung von lebenden Culturen der Pesterreger erfolgt in zugeschmolzenen Glasröhren, die, umgeben von einer weichen Hülle (Filtrirpapier und Watte oder Holzwolle), in einem durch übergreifenden Deckel gut verschlossenen Blechgefässe stehen; das letztere ist seinerseits noch in einer Kiste mit Holzwolle oder Watte zu verpacken. **Es empfiehlt sich, nur frisch angelegte, noch nicht im Brutschranke gehaltene Aussaaten auf festem Nährboden zu versenden.**

Die weitere Verpackung und die Versendung geschieht wie unter C Abs. 3 und 4.

Anlage 5.

Belehrung über die Pest. [2])

(Für Aerzte.)

Die Geschichte der Seuchen lehrt, dass die Pest, so oft sie sich in Europa gezeigt und gewüthet hat, stets eingeschleppt worden ist. Sie lehrt ferner, dass wiederholt ein einzelner Pestkranker es war, der ein vorher verschontes Land angesteckt hat, und dass ausnahmslos jede Pestseuche auch dann, wenn die Art ihrer Einschleppung unbekannt blieb, sich mit vereinzelten Krankheitsfällen langsam und allmählich angesponnen hat.

---

1) § 24 der Postordnung vom 20. März 1900 lautet unter II: „Die Sendungen müssen bei der Einlieferung zur Postanstalt äusserlich durch einen farbigen Zettel, der in fettem, schwarzem Typendruck oder ausnahmsweise in grossen handschriftlichen Zügen die Bezeichnung „Dringend" trägt, hervortretend kenntlich gemacht sein. Die zugehörigen Postpacketadressen sind mit dem gleichen Vermerke zu versehen.

2) Einzelne Theile dieser Anlage 5 haben bereits in den Ausführungen über Hautpest, Lungenpest, Bubonenpest u. s. w. nähere Erwähnung gefunden.

Bei drohender Pestgefahr ist also die Erkennung der ersten Fälle von unberechenbarer Bedeutung, ja die Vorbedingung für frühzeitige und wirksame Abwehr weiterer Pestausbreitung. Die folgende Belehrung hat den Zweck, die Aerzte mit den wesentlichsten Erscheinungen der Pest als Krankheit und als Seuche bekannt zu machen und sie so in den Stand zu setzen, nach Möglichkeit der Verantwortung für das Gemeinwohl gerecht zu werden, welche sie in Pestzeiten wie sonst bei ansteckenden Seuchen mit den öffentlichen Gesundheitsbehörden theilen.

Die Pesterkrankung setzt meistens plötzlich ein und verläuft in der Regel als ein drei- bis fünftägiges Allgemeinleiden. Eine entzündliche Schwellung äusserer Lymphdrüsen oder eine Pustel, ein Karbunkel auf der Haut oder eine Lungenentzündung treten als örtliche Krankheitserscheinung im Beginn oder im weiteren Verlaufe hervor oder werden erst an der Leiche gefunden. Das ist das allgemeine Bild in den gröbsten Zügen.

Zu allen Zeiten, in welchen die Pest auftrat, hat sich gezeigt, dass selbst hervorragende Aerzte, welche die feineren Züge des Bildes nicht kannten oder an die Pest nicht dachten, bei den ersten Krankheitsfällen die Ueberzeugung hegen konnten, sie hätten es mit einem gemeinen Karbunkel oder mit einer gewöhnlichen Lymphentzündung oder mit einem rasch und bösartig verlaufenden Typhus, Wechselfieber, Milzbrand zu thun, und dass sie solange in ihrem Irrthume verharrten, bis die Häufung ähnlicher Erkrankungen, die wachsende Zahl der Todesfälle, die zweifellose Ansteckungskraft der Krankheit ihnen zum Bewusstsein brachte, dass ein ausserordentliches, unheimliches Uebel unter ihren Augen sich entwickelt hatte.

Die Krankheit befällt Personen beider Geschlechter in jedem Alter und jedem Stande; in den Häusern der Armen und Elenden pflegt sie zuerst zu erscheinen und am bösartigsten aufzutreten.

Dem Beginne des ausgesprochenen Krankseins gehen mitunter stundenlang oder tagelang Vorboten vorauf: Mattigkeit, Niedergeschlagenheit, Kreuzschmerzen, Kopfweh, Vermehrung des Durstes, Verminderung der Esslust. Häufig ist der Beginn ganz plötzlich. Stechende, brennende oder dumpfe Schmerzen an der Stelle, an welcher sich später oder alsbald die Drüsenentzündung, der Carbunkel oder die Pneumonie ausspricht, können das erste Krankheitszeichen sein, zu welchem dann rasch Frösteln bis zum Schüttelfrost und folgende Fieberhitze sich gesellen. Das Fieber kann einige Stunden oder Tage bestehen, ehe die örtlichen Zeichen sich ausbilden.

Den Krankheitsbeginn begleitet fast ausnahmslos ein Gefühl

des Schwindels im Kopf, das sich zum schweren Rausch steigern kann und dann mit den äusseren Zeichen grosser Benommenheit und mangelnder Herrschaft über die Glieder einherzugehen pflegt. Ekel oder Erbrechen begleitet den Schwindel oft, Herzschwäche bis zum Collaps nicht selten.

Wenn der Kranke in ärztliche Behandlung kommt, so ist gewöhnlich in schweren Fällen das Krankheitsbild schon voll entwickelt. Den Blick in's Leere gerichtet, das Gesicht gedunsen, schlaff und ausdruckslos, das Augenweiss lebhaft geröthet, mit schwerer, stammelnder Sprache, unsicherem, taumelndem Gang, macht der Kranke ganz den Eindruck eines Betrunkenen. Dieser Eindruck wird mitunter dadurch vermehrt, dass Abschürfungen und blutige Beulen der Haut, beim Wanken und Hinstürzen des Kranken entstanden, Gesicht und Glieder entstellen. Die Zunge ist weisslich, wie mit Kalk betüncht, seltener himbeerähnlich roth und warzig; die Haut ist am ganzen Leibe trocken und brennend heiss, oder sie zeigt an Gesicht und Rumpf erhöhte Wärme, während die pulslosen Glieder schon kühl und mit klebrigem Schweiss bedeckt sind. Die Athmung ist ängstlich, seufzend, der Herzschlag stark beschleunigt, die Arterien entspannt, der Puls an der Radialis doppeltschlägig, gross oder bereits fadenförmig, dem Erlöschen nahe, während der Herzstoss noch lebhaft ist.

Zu Bette gebracht, liegt der Kranke bald in grosser Schwäche schlummersüchtig da, murmelt leise oder schwatzt verworren vor sich hin, oder er wälzt sich unruhig mit lautem Irrereden auf dem Lager hin und her, erhebt sich, beginnt ein rastloses Wandern, ein wüthendes Toben und macht unter dem Antrieb der Vorstellung: er müsse nach Hause, er müsse an sein Geschäft, er müsse seinen Durst löschen, Fluchtversuche, wenn er nicht vom Wärter gehalten oder an's Bett gefesselt wurde.

Bei genauer Untersuchung gelingt es in den meisten Fällen, bereits in den ersten Krankheitsstunden den örtlichen Krankheitsherd zu finden und damit der Diagnose näher zu kommen. Eine frisch entstandene Drüsengeschwulst oder eine Hautpustel oder die Zeichen beginnender Lungenentzündung gehören zum vollendeten Bilde der Pestkrankheit, die also unter drei Formen[1]), als Drüsenpest, Hautpest oder Lungenpest, auftreten kann.

---

[1]) In der Anl. 6 — Belehrung pp. für Laien — sind nur zwei Formen der Pest: Drüsenpest und Lungenpest, aufgeführt, weil die Abtrennung der dritten Form: Hautpest (primär) mehr ein wissenschaft-

Magendarmpest ist bisher nur bei Thieren sicher festgestellt.

Bei der Drüsenpest oder Bubonenpest, der weitaus häufigsten Form der Krankheit, handelt es sich um die Bildung
eines Bubo, der sich als geringere oder stärkere, rascher oder langsamer
sich entwickelnde, entzündliche Anschwellung einer oder mehrerer
Lymphdrüsen und der sie umgebenden Gewebe darstellt; jede äussere
Lymphdrüse kann erster Krankheitssitz sein. In den weitaus meisten
Fällen entsteht der Bubo in der Leistenbeuge oder im oberen Schenkel-
dreieck; häufig in der Achselhöhle oder — besonders bei Kindern —
am Halse; in einzelnen Fällen sind die Drüsen am Hinterkopf, in der
Ellenbeuge, in der Kniekehle, die vorderen oder hinteren Ohrdrüsen,
die Zungenbeindrüse u. s. w. Sitz der Entzündung. Sehr oft findet
man die äusseren Lymphdrüsen in einem geringen Reizzustand oder
scheinbar vom Krankheitskeim übersprungen, während die verborgenen
Drüsen zweiter oder dritter Ordnung zu Bubonen sich entwickeln, so
dass z. B. die Schenkeldrüsen frei bleiben, und ein grosser Iliacalbubo
oder Lumbalbubo entsteht, der wie eine perityphlitische Geschwulst
durch die Bauchdecken hindurch gefühlt werden kann, — oder eine Hals-
drüse undeutlich geschwollen ist, dagegen eine Dämpfung in der
Schlüsselbeingegend und Druckerscheinungen an den Halsorganen die
Bildung eines Bubo im obersten Theil der Brusthöhle verrathen. Am
Bubo lassen sich entweder die einzelnen vergrösserten Drüsen deutlich
abtasten oder die Entzündung des Zwischengewebes hat sie zu einem
dicken Haufen verpackt, der sich gegen die Umgebung nur undeutlich
absetzt, häufig auch von teigigem Oedem weit in die Nachbargewebe und über die Haut umgeben wird. Am Bubo ist die
Druckempfindlichkeit gewöhnlich weitaus grösser als der spontane
Schmerz, so dass der Kranke bei ruhiger halber Beugung des Gliedab-
schnittes, über welchem der Bubo sich entwickelt, keine Qual zu leiden
hat. Ein kleiner Bubo wird von dem Kranken und seiner
Umgebung häufig gar nicht bemerkt, so dass er vom Arzt
durch Abtasten aller erreichbaren Drüsen vorsichtig und
wiederholt gesucht werden muss.

Pestpustel und Pestkarbunkel sind im Vergleich zum
Pestbubo nicht häufig. Sie beginnen mit einem flohstichartigen,
etwa linsengrossen Flecken an irgend einer Stelle der Haut. Aus dem
lebhaft schmerzenden Flecken entwickelt sich rasch ein kleineres oder
grösseres Bläschen mit trübem Inhalt. Entweder bleibt es dann bei der
Bildung der Pustel, oder die unterliegenden Gewebe werden derb und

---

liches als ein praktisches Interesse bietet. (Vergl. im Abschnitt Hautpest.) Verf.

hart, um sich bald zu einem tiefgreifenden Karbunkel und weiterhin in ein brandiges Geschwür umzuwandeln. Von der Pustel sieht man oft entzündete Lymphgefässe zu dem nächsten Drüsenlager führen, in welchem dann ein Bubo zu entstehen pflegt. Auch zum ausgebildeten Karbunkel kann sich der benachbarte Bubo gesellen.

Die Lungenpest, welche in einzelnen Pestseuchen auffallend vorherrscht, meistens aber gegenüber der Drüsenpest an Häufigkeit zurücktritt, verläuft fast genau wie eine gewöhnliche, heftige, katarrhalische oder wie eine croupöse Pneumonie. Sie kann, wenn auch die schweren Allgemeinerscheinungen ihr oft von vornherein ein besonders bösartiges Aussehen geben, im einzelnen Falle von anderen Lungenentzündungen ohne die bakterioskopische Untersuchung des Auswurfes nicht mit Sicherheit unterschieden werden.

Bubo, Pestpustel, Lungenentzündung sind gleich zu Beginn der Krankheit, mitunter vor dem Fieber, da oder entwickeln sich deutlich einige Stunden oder Tage nachher; selten verzögert sich ihr Erscheinen bis zum dritten Tage.

Bei allen Formen der Pest ist die frühe Herzschwäche auffallend; bei allen können im Beginn Reizerscheinungen am Magen und Darm, Druckempfindlichkeit in der Gegend des Oberbauches und in der Blinddarmgegend, heftiges Erbrechen, später auch Abgang schwarzer Kothmassen auftreten. Mit einiger Regelmässigkeit werden beobachtet ein leichter Grad von Aufblähung des Bauches, eine weiche, tastbare oder percutirbare Milzanschwellung, Spuren von Nucleoalbumin und Serumalbumin im Harn; Bluterbrechen oder Blutharnen sind seltener. Eine diphtherische Erkrankung der Gaumenmandeln wird oft und frühzeitig gefunden, fast regelmässig ist ein geringerer oder stärkerer Grad von Bindehautreizung, zu der sich häufig und oft rasch eine Hornhautentzündung gesellt, welche zur völligen Vereiterung des Auges führen kann. Punktförmige oder streifenförmige Blutungen in der Haut und in den Schleimhäuten sind in verschiedenen Epidemien ungleich häufig. Mitunter sieht man im Verlaufe der Krankheit unterhalb der Bubonen sich Lymphgefässentzündungen entwickeln, im Bereich derselben Blasen aufschiessen, neue Bubonen in verschiedenen Körpergegenden sich den alten hinzugesellen.

Der Verlauf der Pesterkrankung ist, je nach dem Organ, welches befallen wurde, insofern verschieden, als manche Fälle von Hautpest und Drüsenpest ziemlich milde und gutartig ohne bedeutende Krankheitszeichen verlaufen können, während die Lungenpest in der Regel unter schwersten Erscheinungen rasch zum Tode führt. Unter den Bubonen pflegen die Halsbubonen den übelsten Krankheitsverlauf zu bedingen; bei ihnen erfolgt der Tod häufig durch Erstickung. Es giebt auch Fälle, in welchen vor jeglichen Zeichen einer Localisirung, sogar ehe den Kranken ihr Leiden zum Bewusstsein kommt, der Tod blitzschnell eintritt. Der dritte oder auch wohl der vierte Krankheitstag bringt zumeist einen Abfall des Fiebers und sehr häufig zugleich den Tod. Wenn der Kranke den dritten oder vierten Tag übersteht, so kann er entweder auch fernerhin fieberfrei bleiben, um zu genesen, oder das Fieber beginnt aufs Neue und verläuft wie bis dahin ohne oder mit Nachlässen weiter. Am 6. und am 9. Krankheitstage zeigen sich dann fast regelmässig wieder tiefe Einschnitte der Temperatur- und Pulscurve, sodass eine längere Krankheitsdauer, welche sich ausnahmsweise selbst über die zweite Woche hinaus erstreckt, durch Nachschübe bedingt erscheint, die sich auch im Auftreten neuer secundärer Bubonen kundgeben können. Die Körperwärme pflegt im Fieber 39—40° C., oft aber auch weniger zu betragen; ein Ansteigen oder Verweilen auf 41° C. und mehr wird namentlich im Beginn der Krankheit oder eines Nachschubes nicht selten beobachtet. Vor dem Tode pflegt die Körperwärme mit dem schnellen Verfall der Kräfte rasch zu sinken oder auch wohl plötzlich abzufallen; sie kann jedoch auch noch steigen und selbst in der Leiche 42° C. und mehr betragen.

Der geschilderte Gang des Pestfiebers wird in manchen Fällen durch hinzutretende anderweitige Infectionen gestört; noch häufiger schliessen sich der eigentlichen Pesterkrankung andere Infectionen mit dem durch sie bedingten Fieber an, so namentlich Infectionen mit Streptokokken, Staphylokokken, Pneumokokken oder Influenzabacillen.

Der Tod kann den Krankheitsverlauf zu irgend einer Zeit unterbrechen; in den mit Genesung endigenden Fällen kann der Abfall aller Krankheitserscheinungen plötzlich oder allmählich erfolgen. Todesursache pflegt, wo nicht Erstickung durch Halsbubonen oder durch Lungenentzündung eintritt, die allmählich oder plötzlich eintretende Lähmung des Blutkreislaufs zu sein.

Des Ausganges in Genesung erfreuen sich 10 bis höchstens etwa 40 pCt. der Erkrankten. Er erfolgt nach der Entfieberung bei Drüsenpestkranken unter allmählicher Zertheilung oder annähernd ebenso häufig unter Vereiterung des Bubo; bei Karbunkelkranken unter rascher oder langsamer Abstossung der brandigen Gewebe.

Die Genesung zieht sich in den schweren Fällen lange hin. Ein plötzlicher Herztod kann scheinbar Geheilte noch früh oder spät wegraffen. Im Eiterfieber sterben viele; an später Pestmeningitis einige. Secundäre Infectionen, besonders der Luftwege, begünstigt durch mangelhafte Pflege und unsaubere Umgebung, tödten zahlreiche Reconvalescenten. Noch nach Wochen und Monaten gehen manche in fortschreitendem Siechthum an langwieriger Eiterung, an fortschreitender

Entartung innerer Organe oder an zunehmender Blutverarmung zu Grunde.

Unter den Nachkrankheiten spielen Lähmungen im Bereiche der verschiedensten Nervengebiete eine grosse Rolle.

Die allgemeine Prognose der Pestkrankheit ist bei der grossen Tödtlichkeit schlecht. Im einzelnen Falle ist sie nie mit Sicherheit zu stellen. Man kann sagen, dass, wer nach dem 3. oder 6. Tage fieberfrei ist, wahrscheinlich genesen wird, falls nicht schwere Complicationen bestehen.

Frühzeitiges Auftreten der Bubonen ist verhältnissmässig günstig; durchaus ungünstig sind blutiges Erbrechen, Blutharnen, Petechien, nachträgliches [1]) Ausbrechen von Furunkeln und Karbunkeln, Mandeldiphtherie. Singultus kündet den nahen Tod an. Von Lungenpest genesen wenige. Vorherbestandene chronische Krankheiten der Lunge und anderer Eingeweide nehmen die Aussicht auf Genesung fast ganz. Die Sterblichkeit der Schwindsüchtigen, der Syphilitischen, der Säufer pflegt in Pestläufen ausserordentlich gesteigert zu sein.

Zweimalige Erkrankung an der Pest gehört zu den Ausnahmen. Der zweite Anfall endet meistens tödtlich.

Die Diagnose der Pest ist innerhalb der Epidemie aus dem schnell ausgebildeten schweren fieberhaften Allgemeinleiden in den meisten Fällen leicht zu stellen, wenn die Ausbildung eines örtlichen Krankheitsherdes in Lymphdrüsen, auf der Haut, in der Lunge hinzutritt, und wenn überdies die rauschartige Benommenheit des Kranken, der wankende Gang, der elende, ausserordentlich weiche Puls, die Injection des Auges, die weissgetünchte Zunge berücksichtigt werden. Ausserhalb der Epidemie bleibt sie selbst im ausgebildeten Krankheitsfall eine Wahrscheinlichkeitsdiagnose, welche Milzbrand, bösartige Wechselfieber oder Typhus, gewöhnliche Pneumonie mit in Betracht zu ziehen hat. Die leichteren Fälle mit geringen örtlichen und allgemeinen Krankheitszeichen und die schwersten, bei welchen der Tod vor der Bildung irgend eines örtlichen Krankheitsproducts eintritt, entgehen der Diagnose, wenn nicht die bakteriologische Untersuchung am Kranken oder an der Leiche hinzutritt.

Ueberhaupt schützt vor Fehldiagnosen allein der Nachweis des Pesterregers, dessen Eigenschaften daher an dieser Stelle ebenfalls kurz besprochen werden sollen.

Der Pesterreger ist ein Bacillus ohne Eigenbewegung, der in Form und Grösse je nach den äusseren Entwickelungsbedingungen, der Beschaffenheit des Nährbodens und dergleichen ziemlich beträchtliche

---

1) Secundäre (metastatische) Furunkel, Karbunkel u. s. w.   Verf.

Verschiedenheiten aufweist. In der Regel erscheint er als kurzes, an den Enden abgerundetes Stäbchen, dessen Länge etwa zwei- bis dreimal die Breite übertrifft. Nicht selten ist aber auch der Unterschied zwischen Länge und Breite so gering, dass die Stäbchenform wenig hervortritt.

Die Pestbazillen lassen sich in Ausstrichpräparaten leicht mit den gebräuchlichen Anilinfarben färben. Dabei nehmen die äusseren Theile des Bacillenkörpers und namentlich die Enden vielfach die Farbe stärker auf als die Mitte (Polfärbung), eine Erscheinung, welche besonders bei vorsichtiger Färbung mit Methylenblau hervortritt. Nach der Gram'schen Methode lassen sich die Pestbacillen nicht färben.

Die künstliche Züchtung der Pestbacillen gelingt bei Luftzutritt auf und in den gebräuchlichen Nährböden und Nährflüssigkeiten (Agar-Agar, erstarrtem Blutserum, Gelatine, Bouillon u. s. w.) leicht; bei Luftabschluss bleibt dagegen das Wachsthum aus. In zuckerhaltigen Nährböden rufen die Pestbacillen keine mit Gasentwickelung einhergehende Gährung hervor. Ihr Wachsthum ist bei Temperaturen zwischen etwa 25 und 37° C. annähernd gleich gut. Zwischen 10 und 15° C. ist es zwar verlangsamt, aber noch kräftig und selbst bei einer Temperatur von etwa 5° C. ist es noch nicht ganz aufgehoben. Wenn die für die Kultur benutzte Aussaat dem pestkranken Körper oder der Pestleiche entnommen war, so ist das Wachsthum selbst bei günstigen Wärmegraden ein langsames. Auf der Oberfläche von erstarrtem Agar z. B., das bei 37° C. gehalten wurde, zeigen sich unter solchen Umständen die ersten, mit blossem Auge eben wahrnehmbaren Anfänge der Colonienbildung nicht vor Ablauf von 24 Stunden, und zur vollen Entwickelung bedarf es eines Zeitraumes von zweimal bis dreimal 24 Stunden. Die Oberflächenkultur besteht dann aus zarten, bei Lupenbetrachtung durchsichtigen, kleinen, tröpfchenartigen Colonien, welche wenig Neigung zum Zusammenfliessen haben. In Bouillon gezüchtet, wachsen die Pestbacillen vielfach in Form von mehr oder weniger langen streptokokkenähnlichen Ketten. Auf sehr trockenem Agar, namentlich aber auf Agar mit 2- bis 3proc. Kochsalzgehalte gezüchtet, bilden die Pestbacillen schon in ein bis zwei Tagen zahlreiche, ganz auffällige Involutionsformen, grosse kugelige oder unregelmässig gestaltete Gebilde, welche sich grösstentheils nur mangelhaft mit Anilinfarben färben lassen.

Dauerformen der Pestbacillen sind nicht bekannt. In Flüssigkeiten sterben die Bacillen schon bei einer Erwärmung auf 55—60° C. in zehn Minuten ab. Die Siedehitze tödtet sie sofort. An Leinwand und dergleichen angetrocknet, können sie sich in unserem Klima mehrere Wochen lebensfähig erhalten.

Die Pestbacillen finden sich in allen Krankheitsprodukten des Lebenden und meistens im ganzen Körper des an der Pest Verstorbenen. Der Saft und die Gewebe frischer Bubonen und Karbunkel, das entzündliche Exsudat in der Lunge enthalten die Bacillen in ungeheurer Menge. Im Inhalte der spontan aufbrechenden oder bei eingetretener Reife angeschnittenen Bubonen werden sie nur ausnahmsweise gefunden, so dass sie in Fällen von Drüsenpest, die in Genesung endigen, durch Incision des frischen Bubo gewonnen werden müssten. Doch geben diese Fälle am wenigsten Anlass zu diagnostischen Zweifeln und Irrthümern. Die Blasen und Karbunkel liefern, wenn sie eingespritzt werden, leicht das Material für die bacteriologische Diagnose. In den weitaus meisten Fällen von Lungenpest giebt der Auswurf, der stets zahllose Pestbacillen enthält, das sichere diagnostische Mittel. Fehlt der Auswurf, so giebt die Section oder eine Punction der Lunge an der Leiche den Aufschluss, falls er nicht schon vorher aus der bacteriologischen Untersuchung des Blutes gewonnen war. Diese Blutuntersuchung sollte in keinem Pestfall unterlassen werden, da sie immer leicht auszuführen und oft entscheidend ist. Bei den allermeisten Pestkranken, welche sterben, findet man während der letzten Lebensstunden, mitunter schon Tage vorher, im Blutstropfen, welcher durch einen Nadelstich von irgend einer Hautstelle gewonnen wird, die Bacillen spärlich oder zahlreich. Aus den normalen Absonderungen, aus Speichel, Schweiss, Harn, Milch, Menstrualblut, Lochien sind sie schwerer und weniger häufig zu gewinnen. Massenhaft und regelmässig erscheinen sie im terminalen Lungenödem.

War die bacteriologische Untersuchung beim Lebenden aus irgend einem Grunde unausführbar oder erfolglos, so ist sie an der Leiche stets leicht und sicher, besonders wenn man die Untersuchung von Gewebsschnitten, Culturen und den Impfversuch an einer Ratte oder Maus der mikroskopischen Prüfung hinzugefügt. Ausser den primären Localisationen in der Haut, in den Drüsen und in der Lunge bieten Blut, Milz, Lungenhypostasen, Galle, Duralflüssigkeit besonders geeignete Objecte für den Nachweis des Bacillus.

Ueberhaupt stellt erst die Leicheneröffnung viele Pestfälle, welche während des Lebens unerkannt oder unsicher blieben, klar. Der anatomische Befund pflegt gleichmässiger und deshalb charakteristischer zu sein als das Krankheitsbild. Neben den Primärläsionen, den speckig oder markig geschwollenen Lymphdrüsen mit sulziger, oft blutiger, weit reichender Durchtränkung der Nachbargewebe in dem einen Falle, dem Karbunkel mit tiefgreifender Infiltration seiner Unterlage im anderen Falle, den lobulären oder lobären Verdichtungen der Lunge im dritten Falle, findet man fast in jeder Leiche eine weiche geschwollene Milz, lackfarbenes Blut und wohl ausnahmslos Blutaustritte in verschiedenen Organen, besonders reichlich im Magen, im Dünndarm und Coecum, in den Nierenbecken u. s. w., ferner hier und da herdförmige Necrosen und hochgradige parenchymatöse Entartungen der drüsigen Eingeweide, besonders der Leber.

In der Behandlung der Pestkranken ist das Wichtigste die Sorge für ein gutes Lager, für frische Luft, für kühle Waschungen. Der grosse Durst der Kranken soll unbeschränkt gelöscht werden. Frisches Wasser, säuerliche Getränke, Milch nehmen die Kranken am liebsten. Geistige Getränke widerrathen viele Aerzte bei ausgesprochener Depression des Hirnes und der lebenswichtigen Centren.

Eine Reinigung der Verdauungsorgane durch Ricinusöl oder ähnliche milde Mittel wird von vielen Aerzten empfohlen und erscheint zweckmässig auf Grund des Leichenbefundes, der gerade an mechanisch gereizten und durch Kothstauung beschwerten Darmtheilen gehäufte Blutaustritte ergiebt. Ueber die Wirksamkeit herzerregender Mittel in der Pest sind die Aerzte nicht einig.

Ausbrennen oder Ausätzen der etwa vorhandenen Pestpustel, Einreibungen von grauer Salbe, Sublimat- oder Carbolwasserumschläge über Lymphgefässentzündungen oder Bubonen erscheinen zweckmässig. Die weitere Behandlung der Bubonen geschieht nach chirurgischen Grundsätzen. Bei Kranken mit Lungenpest ist die Einathmung einer 1 proc. Carbolkalkwasserzerstäubung zu versuchen.

Der wichtigste Schutz für Wärter und Aerzte bildet peinlichste Reinlichkeit. Die grosse Gefahr der Ansteckung durch das Sputum der Lungenpestkranken und durch die Lungenödemflüssigkeit der Sterbenden ist besonders zu vergegenwärtigen.

Die Desinfection hat sich auf alle Abgänge des Patienten und auf die mit ihm in Berührung gekommenen Gegenstände zu erstrecken. Von chemischen Desinfectionsmitteln eignen sich besonders verdünnte Carbolsäurelösung (3 pCt.), auf die Hälfte verdünntes Cresolwasser sowie Chlorkalklösung.

Als vorbeugendes Mittel wird — namentlich zum Schutze von Aerzten und Krankenpflegern — die Impfung mit abgetödteten Pestkulturen, die sogenannte aktive Immunisirung, in Frage kommen. Diese Pest-Schutzimpfung ist, wie die in Indien ausgeführten Massenimpfungen gezeigt haben, ungefährlich und verleiht einen, wenn auch nicht sicheren, so doch unverkennbaren Schutz gegen die Infektion. Zu berücksichtigen ist dabei allerdings, dass, soweit die Thierversuche ein Urtheil gestatten, die Impfung ihre schützende Wirkung erst nach 7 Tagen entfaltet.

Man hat nach Analogie des Diphtherie-Serums auch das Serum hochgradig gegen Pestbacillen immunisirter Thiere sowohl zu Vorbeugungs- als auch zu Heilzwecken empfohlen. Trotz seiner im

Thierversuche deutlich hervortretenden specifischen Eigenschaften hat aber das Pestserum bei der Menschenpest bisher allgemein anerkannte Erfolge nicht zu erzielen vermocht.

Epidemiologisches. In der Einleitung ist bereits darauf hingewiesen worden, dass die Pest nach erfolgter Einschleppung sich zunächst langsam ausbreitet. Vielfach handelt es sich anfänglich nur um Fälle in den Familien der zuerst Erkrankten und bei Personen, welche bei der Pflege oder bei Besuchen der Kranken sich ansteckten. Bald aber pflegen, zunächst immer noch in geringer Zahl, in benachbarten Häusern oder in entlegeneren Quartieren Pesterkrankungen auch bei solchen Personen aufzutreten, bei welchen eine Beziehung zu früher Erkrankten in keiner Weise sich nachweisen lässt. So nistet die Seuche, wenn sie einen günstigen Boden findet und sich selbst überlassen bleibt, im Laufe von Wochen und Monaten allmählich sich ein, nimmt dann aber nicht selten verhältnissmässig schnell zu, um nach Erreichung ihres Höhepunktes wiederum erst schneller, dann langsamer abzunehmen. Ihr Erlöschen ist oft nur ein scheinbares; nach einer Ruhezeit von Wochen oder Monaten beginnt nicht selten eine neue Epidemie und auch dieser können weitere folgen.

Epidemien von so plötzlicher Entwickelung, wie sie bei der asiatischen Cholera und beim Abdominaltyphus in Folge des Hineingelangens der Krankheitskeime in das Trink- und Brauchwasser zu Stande kommen können, werden bei der Pest nicht beobachtet.

Ein wichtiger Zug in dem Verhalten der Pest ist ihre Neigung, sich an einzelne Häuser zu heften und in diesen besonders verheerend aufzutreten. Wenn solche von der Seuche bevorzugten Häuser geräumt werden, so pflegen unter den anderweitig untergebrachten Bewohnern weitere Infectionen auszubleiben.

Für die Verbreitung der Pest kommt in erster Linie die Uebertragung des Krankheitskeimes vom Menschen zum Menschen in Betracht. Diese Uebertragung kann sowohl unmittelbar erfolgen, als auch in der Weise, dass mit den Kranken in Berührung gekommene Wäsche- und Kleidungsstücke und sonstige Gebrauchsgegenstände die Zwischenträger abgeben.

Auf welchen Wegen die Krankheitserreger den Körper verlassen, ist bereits früher dargelegt. Die Ansteckungsgefahr ist im Allgemeinen gering bei den leichteren Fällen von Drüsenpest, bei welchen die Pestkeime zunächst in den geschwollenen Drüsen zurückgehalten werden. Dies ändert sich auch kaum, wenn die Bubonen in Erweichung übergehen und aufbrechen; denn in der Regel sind die Pestbacillen unter solchen Umständen bereits abgestorben. Ganz anders ist die An-

steckungsfähigkeit der schweren septicämischen Fälle von Drüsenpest
zu beurtheilen, bei welchen die Krankheitskeime noch während des
Lebens mit den verschiedenen Körperabsonderungen ausgeschieden
werden können, namentlich aber kurz vor dem Tode massenhaft im
Lungenödem erscheinen. Am gefährlichsten sind endlich die
Lungenpestkranken, und zwar durch ihr massenhaft Pestbacillen enthaltendes Sputum, welches beim Husten und
selbst schon beim Sprechen in Form feinster Tröpfchen in
die Luft gelangt.

Die von Kranken ausgeschiedenen Pestkeime finden dann wieder
bei Gesunden durch kleinste, meistens unbemerkt bleibende Epidermis-
Verletzungen, unbedeutende Kratzwunden, Flohstiche und dergleichen
ihren Eingang in die Lymphbahnen; in anderen Fällen nisten sie sich
zunächst in der Schleimhaut der Mund- oder Rachenhöhle oder auf den
Tonsillen ein, können auch vom Conjunktivalsack aus in die Nasenhöhle
gelangen oder werden endlich mit der Athmungsluft oder von der Mundhöhle aus in die Bronchien aspirirt.

Dass diesen verschiedenartigen Infectionen vom Menschen zum
Menschen da besonders Thür oder Thor geöffnet ist, wo eine unreinliche
Bevölkerung in engen, dunklen und überfüllten Wohnungen haust, liegt
auf der Hand. Wo Licht und Luft reichlich vorhanden sind,
und Reinlichkeit herrscht, findet die Pest erfahrungsgemäss keinen rechten Boden für eine epidemische Verbreitung.

Die mittelbare und unmittelbare Ansteckung im menschlichen
Verkehr bildet aber nicht den einzigen Weg, auf dem die Pestkeime sich
verbreiten. Manche Erscheinungen im Auftreten und Fortschreiten der
Seuche werden erst verständlich durch die Thatsache, dass auch gewisse in der Umgebung des Menschen lebende Thiere von mörderischen
Epidemien heimgesucht werden können. Vor Allem kommen hier die
Ratten in Betracht, welche auch der Pestinfection vom Magendarm-
kanal aus in höchstem Maasse zugänglich sind. Da sie die Gewohnheit
haben, ihre erkrankten oder verendeten Artgenossen anzunagen, so verbreitet sich die Pest unter ihnen, wenn sie erst einmal ausgebrochen ist,
überaus leicht.

Die Pestratten sind aber nicht nur für ihresgleichen gefährlich.
Mit ihren Ausscheidungen, die in grossen Mengen Pestbacillen enthalten,
können um so leichter die menschlichen Wohnungen inficirt werden, als
pestkranke Ratten erfahrungsgemäss die Scheu vor dem Menschen verlieren, aus ihren Schlupfwinkeln hervorkommen und nicht selten in den
Wohnungen verenden. Eine ähnliche Rolle können, wenn auch offenbar
in geringerem Maasse, anscheinend die Mäuse spielen.

Durch jene zum Theil unterirdischen und ganz uncontrolirbaren Verbindungen wird uns das erwähnte scheinbar zusammenhangslose Auftreten neuer Pestherde erklärlich, nicht minder auch die ausgesprochene Neigung der Pest, in übervölkerten engen Quartieren sich festzusetzen und selbst mit Unterbrechungen sich zu erhalten.

Wenn die vorstehenden Ausführungen zur Förderung des Verständnisses von dem Wesen und der Verbreitungsweise der Pest beitragen, so ist ihr Zweck erreicht. Mögen sie vor Allem den Aerzten, falls die Seuche auch nach Deutschland verschleppt werden sollte, die richtige Beurtheilung der ersten Fälle erleichtern, damit dieselben alsbald zur Anzeige gelangen. Dabei braucht wohl kaum hervorgehoben zu werden, dass bei der ausserordentlichen Tragweite, welche der Feststellung des Ausbruches der Pest an einem Orte zukommt, die endgültige Diagnose in den ersten Fällen nur im Einvernehmen mit dem zuständigen Medicinalbeamten und auf Grund verlässlicher bakteriologischer Untersuchung ausgesprochen werden darf.

Anlage 6.

Belehrung über das Wesen und die Verbreitungsweise der Pest.

(Für Laien.)

1. Die Pest ist eine ansteckende Krankheit, welche in Deutschland niemals von selbst entsteht, sondern stets aus anderen Ländern eingeschleppt wird. Sie wird in allen Fällen hervorgerufen durch das Eindringen eines, für das blosse Auge unsichtbaren Krankheitskeimes, des sogenannten Pestbacillus, in den Körper.

2. Die Pestkrankheit beginnt in der Regel einige Tage nach erfolgter Ansteckung mit mehr oder weniger heftigen Fiebererscheinungen. Viele Kranke verfallen bald in rauschartige Umnebelung der Sinne und tiefe Theilnahmlosigkeit; andere werfen sich unter Irrereden rastlos auf ihrem Lager umher und sind nur mit Mühe im Bette zu halten. Häufig wird Erbrechen beobachtet.

In schweren Fällen pflegt schon am dritten bis fünften Tage nach schnellem Verfalle der Kräfte der Tod einzutreten.

3. Man kann zwei Formen der Pestkrankheit unterscheiden, die Drüsenpest und die Lungenpest[1]).

---

1) Also abweichend von der für Aerzte bestimmten Belehrung nur zwei Formen. Unter Ziffer 4 der vorstehenden Belehrung für Laien ist gleichwohl der primären Pestpustel gedacht, — allerdings nur in Beziehung zum primären Bubo, der sich von ihr aus entwickelt.

Bei der Drüsenpest kommt es im Beginne der Krankheit zu sehr schmerzhafter Anschwellung einer oder mehrerer Lymphdrüsen, sogenannten Bubonen. Am häufigsten betroffen sind die Drüsen der Schenkelbeuge, dann die Achseldrüsen, die Halslymphdrüsen, die Nackendrüsen u. s. w.

Ausnahmsweise sind die geschwollenen Drüsen äusserlich nicht nachzuweisen, weil sie in der Tiefe des Körpers liegen.

Die Drüsenpest verläuft oft in wenigen Tagen tödtlich, während in anderen Fällen unter allmählicher Verkleinerung oder unter Vereiterung der Drüsen langsam Genesung erfolgt.

Weit bösartiger noch als die Drüsenpest und fast immer tödtlich ist die Lungenpest. Sie verläuft unter den Erscheinungen einer schweren Lungenentzündung mit Auswurf, welcher häufig reichlich, oft blutig und von flüssiger oder zäher Beschaffenheit ist.

4. Das Eindringen des Pestkeimes in den Körper erfolgt bei der Drüsenpest von der Oberfläche des Körpers aus. In verhältnissmässig seltenen Fällen entsteht auf der Haut als erste Krankheitserscheinung eine schmerzhafte Blase, die sehr bald in ein Geschwür sich umzuwandeln pflegt. In der Regel aber lässt sich die Stelle, wo der Krankheitskeim eingedrungen ist, nicht nachweisen. Die unbedeutendsten Kratzwunden, Hautrisse, Hautabschürfungen, Flohstiche und dergleichen können dem Pestkeim als Eintrittspforte dienen.

Die Lungenpest kommt dadurch zu Stande, dass der Pestkeim durch den Mund oder durch die Nase in die Luftwege gelangt.

5. Jeder Pestkranke bedeutet für seine Umgebung Gefahr. Besonders gefährlich aber ist der Lungenpestkranke, dessen Lungenauswurf bei jedem Hustenanfalle, ja beim Sprechen in feinste Theilchen verspritzt wird und dadurch die Pestkeime verbreitet.

Auch von den Pestleichen aus kann bei Vernachlässigung der erforderlichen Vorsichtsmaassregeln die Ansteckung leicht erfolgen.

6. Durch Kleidungsstücke, Leib- und Bettwäsche, Betten, Lumpen und dergleichen, welche mit Pestkranken und ihren Absonderungen in Berührung gekommen sind, kann die Seuche ebenfalls verschleppt werden.

7. In hohem Maasse sind bei der Verbreitung des Pestkeimes die Ratten betheiligt. Diese Thiere sind der Ansteckung überaus zugänglich; sie kommen vor dem Tode aus ihren Schlupfwinkeln hervor und verschleppen den Krankheitskeim innerhalb der menschlichen Wohnungen und von Haus zu Haus. Dasselbe gilt in geringerem Grade auch von den Mäusen.

8. Unreinlichkeit sowie überfüllte, dunkle und feuchte Wohnungen begünstigen ganz besonders die Verbreitung der Pest. Die Insassen

reinlicher, heller und gut gelüfteter, dem Ungeziefer unzugänglicher Wohnungen pflegen von der Pest verschont zu bleiben.

In jedem der Drüsen- oder Lungenpest auch nur verdächtigen Krankheitsfall ist sofort ein Arzt zuzuziehen, sowie Anzeige an die zuständige Behörde zu erstatten. Je früher die Krankheit richtig erkannt wird, um so besser ist es für den Kranken, und um so sicherer wird eine Weiterverbreitung der Seuche verhütet werden.

Schlusswort.

Ein Ueberblick über die im Deutschen Reiche zur Bekämpfung gemeingefährlicher Krankheiten und ganz besonders zur Bekämpfung der Pest erlassenen Gesetze und Vorschriften zeigt uns einen bis in die Einzelheiten gründlichst ausgearbeiteten Mobilmachungsplan, dessen Durchführbarkeit im gegebenen Falle innerhalb der geordneten und sicher gefügten Staatswesen des Deutschen Reiches und im Hinblick auf die hohe Culturstufe seiner Bewohner von vornherein ebenso gewiss erscheint, — wie der Erfolg. Da die Pest als Seuche nie explosionsartig, wie z. B. die Cholera, auftritt, sondern sich allmählich aus wenigen ersten Fällen „anspinnt“, so ist ausschlaggebend für die Pestbekämpfung ein sicheres Arbeiten des für Feststellung und Ausschaltung jedes einzelnen Pestfalles, namentlich der ersten Fälle vorgesehenen Apparates, in dem Laien, Krankenpfleger, praktische und beamtete Aerzte, bacteriologisch geschulte und mit dem Pesterreger vertraute Fachleute, Polizei-, Landes- und Reichsbehörden zusammenwirken. Es steht zu erwarten, dass dieser Apparat, welcher an der deutschen Seeküste sich bereits bewährt hat, im gegebenen Falle auch im Binnenlande nicht versagen wird. Soweit es die gesundheitliche Sicherheit des Reiches nothwendig macht, ist eine Unterordnung der Wünsche und persönlichen Rechte des Einzelnen unter das öffentliche Interesse vorgesehen, und die beamteten Aerzte und die Polizeibehörden sind mit entsprechenden Befugnissen ausgestattet.

Von grundsätzlicher Bedeutung ist hierbei das Gesetz, betreffend die Bekämpfung gemeingefährlicher Krankheiten,

vom 30. Juni 1900, weil es das gleichartige Zusammenwirken aller deutscher Bundesstaaten in und mit dem Reich
(Reichskanzler, Reichsgesundheitsamt, Reichsgesundheitsrath)
nicht nur mit Bezug auf die Durchführung, sondern auch mit
Bezug auf den weiteren Ausbau des gross angelegten Mobil-
machungsplanes gegen die Pest — wie gegen gemeingefährliche Krankheiten überhaupt — sichert.

Im deutschen Heere und in der deutschen Marine sind
die zur Bekämpfung der Infectionskrankheiten erforderlichen
Maassnahmen grundsätzlich und in den Einzelheiten geregelt
und ihre Durchführung im gegebenen Falle durch die ganze
Organisation, Ordnung und Disciplin gesichert. Diese für die
Bekämpfung der übrigen Infectionskrankheiten gegebenen Vorschriften und Weisungen sind mit der Kenntniss der Ueber-
tragungsweise und des Gesammtvorganges der Pest, der
innerhalb des deutschen Reiches, für seine Seeküsten und im
überseeischen Verkehr (durch internationale Abmachung) vorgesehenen Maassnahmen auch für die Pestabwehr und Pestbekämpfung im Heer bezw. in der Marine anwendbar.

Erklärung der Abbildungen.[1])

Tafel I.

Fig. 1. Gelatine-Strichkultur nach 1 Tage; Ausläufer einer Strichkultur nebst zwei einzelnen Colonien bei 70facher Vergrösserung; zur Veranschaulichung der homogen erscheinenden Randzone und zonenartiger Uebereinanderschichtungen.

Fig. 2. Gelatine-Strichkultur nach 1 Tage, Klatschpräparat mit wässeriger Methylenblaulösung gefärbt; zur Veranschaulichung der Form (vorzugsweise grosse, lange, vielfach zu Fäden auswachsende Bacillen) und der Lagerung der Bacillen in der homogenen Randzone. 1000fache Vergrösserung.

Tafel II.

Fig. 3. Agar-Kultur nach 1 Tage; von dem Rande einer Strichkultur im Petri-Schälchen mittelst Klatschpräparates dargestellt, kürzere und längere Formen mit geringer Neigung zur Fadenbildung. 1000fache Vergrösserung (vergl. Fig. 5 u. 6).

Fig. 4. Kultur auf Agar mit 3 pCt. Kochsalz. Involutionsformen, zusammengestellt aus mehreren Gesichtsfeldern zur Veranschaulichung der Verschiedenartigkeit der Formen. 1000fache Vergrösserung.

Tafel III.

Fig. 5. Eintägige Bouillon-Kultur; Kettenbildungen (ein einziges Gesichtsfeld). 1000fache Vergrösserung.

Fig. 6. Eintägige Kultur auf Löffler'schem Serum; auffallend kurze Formen mit noch geringerer Neigung zur Fadenbildung, als die Agar-Kulturen. 1000fache Vergrösserung.

Tafel IV.

Fig. 7. Blutausstrich, nach Romanowsky (Kossel) gefärbt, von einer an Pestsepticämie eingegangenen Ratte. Polfärbung. 1000fache Vergrösserung.

Fig. 8. Ausstrichpräparat aus dem Safte eines hämorrhagischen Submental-Bubo einer von der Nase aus mit Pest inficirten Ratte. Färbung des Präparats wie bei Fig. 7. Sehr dünner Ausstrich; Massenhaftigkeit der Pol-gefärbten Pestbacillen. 1000fache Vergrösserung.

---

1) Die Abbildungen sind hergestellt nach Zeichnungen, welche der Verfasser getreu nach dem mikroskopischen Bilde von eigenen Präparaten angefertigt hat.

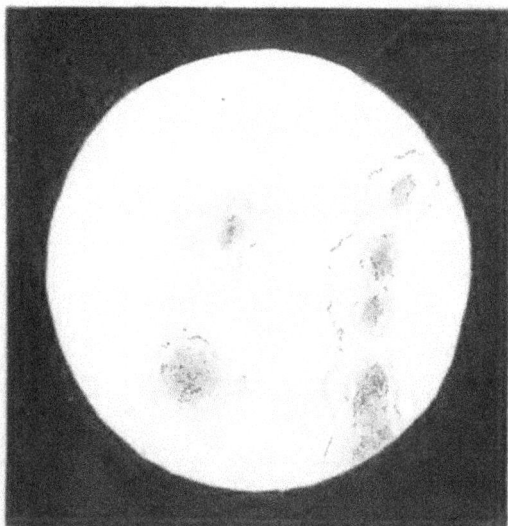

1

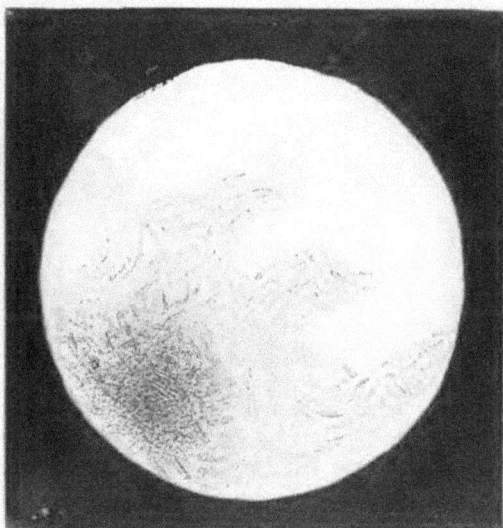

2

Lichtdruck von Albert Frisch, Berlin W.

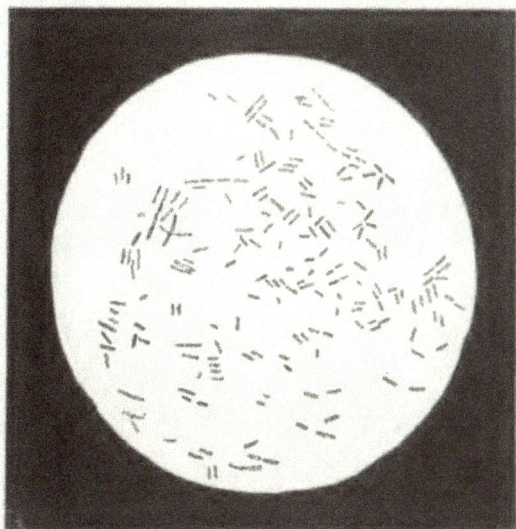

3

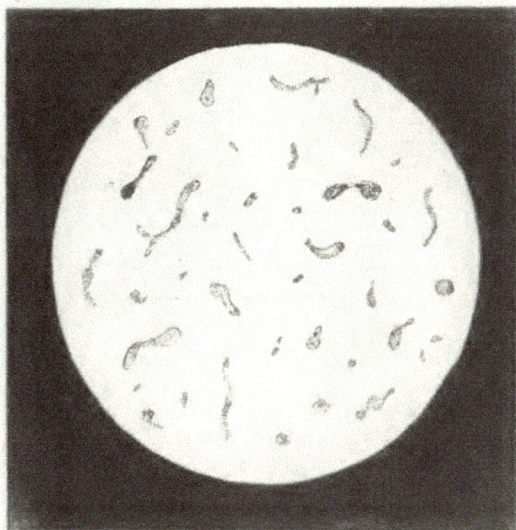

4

Lichtdruck von Albert Frisch, Berlin W.

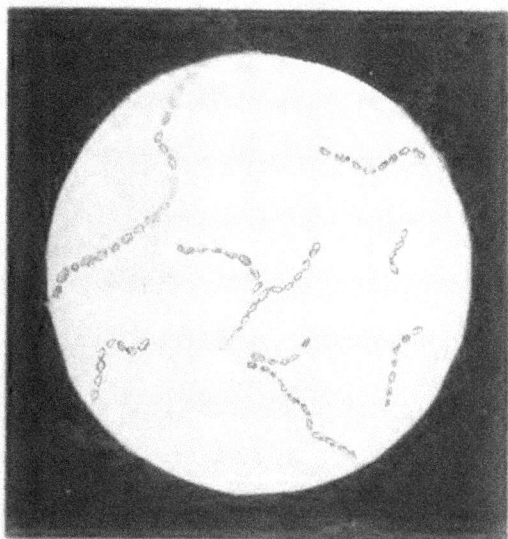

5

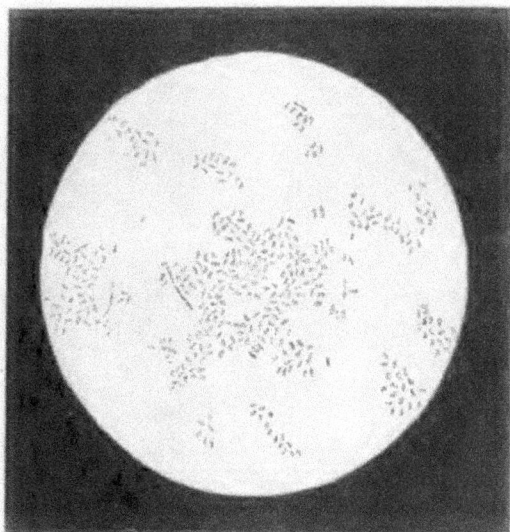

6

Lichtdruck von Albert Frisch, Berlin W.

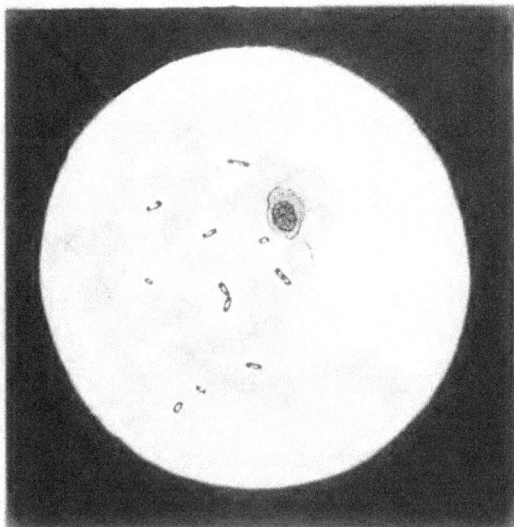

7

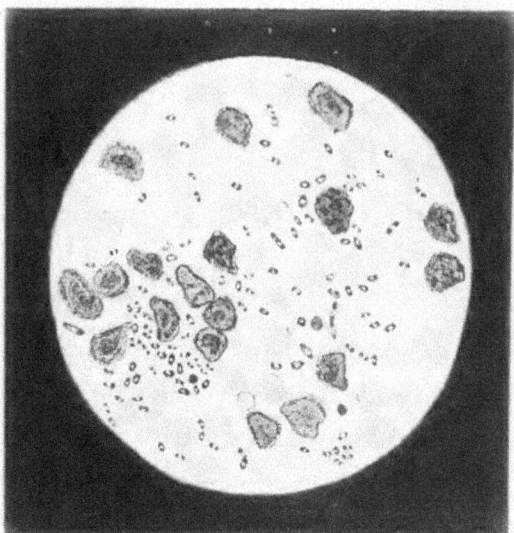

8

Lichtdruck von Albert Frisch, Berlin W.